看護学生のための

臨床判断に必要な

臨床
推論

全項目講義動画つき

8 Step でわかる演習つき

監修 道又元裕　編集 露木菜緒　清水孝宏

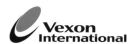

Vexon
International

監修・編集・執筆者一覧

監修

道又元裕 　　一般社団法人 Critical Care Research Institute (CCRI)

編集

露木菜緒 　　一般社団法人 Critical Care Research Institute (CCRI)
　　　　　　　集中ケア認定看護師

清水孝宏 　　一般社団法人 Critical Care Research Institute (CCRI)
　　　　　　　クリティカルケア認定看護師

執筆（※執筆順）

道又元裕 　　前掲

濱本実也 　　公立陶生病院 集中治療室 看護師長
　　　　　　　集中ケア認定看護師

露木菜緒 　　前掲

清水孝宏 　　前掲

山形泰士 　　東京医科歯科大学病院 看護部
　　　　　　　集中ケア認定看護師

後藤順一 　　河北総合病院
　　　　　　　急性・重症患者看護専門看護師

櫻本秀明 　　日本赤十字九州国際看護大学
　　　　　　　クリティカルケア・災害看護領域教授

大城祐樹 　　医療法人伯鳳会東京曳舟病院 看護部
　　　　　　　集中ケア認定看護師

塚原大輔 　　株式会社キュアメド 代表取締役
　　　　　　　クリティカルケア認定看護師

清水　祐 　　医療法人伯鳳会東京曳舟病院 看護部 教育研究支援室室長
　　　　　　　集中ケア認定看護師

平井　亮 　　京都市立病院 看護部管理室 教育担当 副看護師長

表紙・本文デザイン：サンルクス株式会社
本文DTP：サンルクス株式会社

序
〜臨床推論への誘い〜

　看護学生の方々は、基礎教育の過程でさまざまな知識を学び、その知識を統合・活用しながら臨地実習を実践することが期待されます．臨床の看護師は看護過程を実践するために患者が有する健康上の問題をどのように見出し、それに対応する看護ケアの方法を判断・決定するために何を拠り所にしているのでしょうか。たとえば、科学的根拠(EBM、EBN：evidence based medicine、nursing)による知見、または、さまざまな分野において解説している教科書(成書)とその類、あるいは、これまで皆で積み重ねてきた経験の結果である臨床知、はたまた「直感」、いずれでしょうか。いずれにしても、その拠り所を用いて問題と実践の方法を導き出すまでに、何らかの思考を働かせているに違いありません．

　看護過程は、問題解決学習を基軸として，看護師が臨床で働く場合の看護的な思考と行動のパターンを様式化して、看護を目指す人や、自らの提供している看護ケアの質を高めようとする人にとって、その目指すべき境地を標準化し、具体的に示すことができるよう考案されました。

　その看護過程は、ヘルスケア、看護ケアを必要としている健康上の問題を有する人に可能な限り最良で最善のケアを提供するために的確なアセスメントを行い、そのうえでどのような計画と実践が望ましいのかを論理的に導き出す一連の思考と行動の経緯です。その経緯は看護記録として言語化表現し、納得できる説明付けが必要となります。

　その一連の過程に用いられる客観的思考方法のひとつが臨床推論といわれるもので、決して新しい特別な思考方法ではありません。

　臨床推論は、臨床判断の根拠となるもので、臨床で遭遇するさまざまな事柄について、さまざまな知識や経験に基づいて分析を行い、理解・解釈を試みる思考(考える)の過程・作業を意味しています。ゆえに臨床判断とは、臨床推論の結果として下した判断ということになります。

　このたび、看護学生の皆様が臨床判断能力を養うために臨床推論を学べることを目的としたe-ラーニング教材を作成するとともに、その学びをより円滑に進めていけるようセットでテキストを編纂しました。

　看護過程を展開する際に臨床判断の精度を高めるべく客観的思考を学ぶためのテキストとして、多くの看護学生の方々が活用してくださることを願います。

2023年2月吉日

道又元裕

目次

演　習　　事例による臨床推論の進め方

●本書は、e-ラーニング教材「√ Nurse（ルートナース）」（日本看護学校協議会 S-QUE研究会 共同開発、
　https://rootnurse.com/）における「臨床推論」コースの講義内容に即した内容となっておりますが、
　書籍化にあたり、講義内容を一部再編集・再構成しています。
●本書に記載されている検査項目の基準値について、実際は、検査法によって数値が異なってくるこ
　とをご承知おきください。
●本書に記載されている事例は、執筆者の臨床知にもとづき作成したもので、登場する人物、名称等
　はすべて架空のものです。

本書の使い方

本書は、2022年度からの改正看護基礎教育カリキュラムでも重点の1つとされている「臨床判断能力」の礎となる「臨床推論」について、考え方の基本、および必要な知識・技術を網羅的に、わかりやすく解説しています。

改正カリキュラム
対応！
(90分×30コマ)

使い方1 看護実習に使える

実習のあらゆる場面で「臨床推論」を活かす術が学べます。実習前対策にも最適！

使い方2 臨床に出てからも使える

今の臨床に即した実践的・具体的な内容で、現場に出てからも繰り返し活用できます！

使い方3

事例で身につく

臨床推論の段階的思考過程(8Step)を事例で学ぶことができます！

臨床推論の進め方を、Step1～8の段階的思考過程で学ぶことができます。

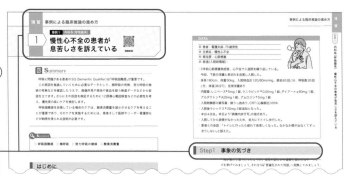

使い方4 講義動画と合わせて学べる

本書は、eラーニング教材「√Nurse（ルートナース）」（日本看護学校協議会 S-QUE研究会 共同開発、https://rootnurse.com/）における「臨床推論」コースの講義内容に即しています。

動画の見方①

お使いのブラウザに下記のURLを入力するか、右の二次元バーコードを読み込むことで、メニューのトップに入ります。希望の動画を選択し、動画を再生します。

https://vexon.jp/clinical_reasoning/index.html

＊このURLへのリンクを禁じます

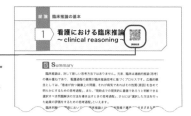

動画の見方②

各項目の冒頭にある二次元バーコードを読み取ることでも、該当の講義動画が視聴できます。

二次元バーコードの読み取りについて

【閲覧環境】
- パソコン(WindowsまたはMacintosh)
- Android OS搭載の
  スマートフォン/タブレット端末
- iOS搭載のiPhone/iPadなど

- OSのバージョン、再生環境、通信回線の状況によっては、動画が再生されないことがありますが、ご了承ください。
- 各種のパソコン・端末のOSやアプリの操作に関しては、弊社では一切サポートいたしません。
- 通信費などは、ご自身でご負担ください。
- パソコンや端末の使用に関して何らかの損害が生じたとしても、自己責任でご対処ください。
- QRコードリーダーの設定で、OSの標準ブラウザを選択することをお勧めします。
- 動画の配信については、予期しない事情により停止する可能性があります。

臨床推論の基本

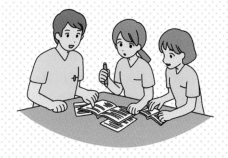

総 論 臨床推論の基本

1 看護における臨床推論 ～clinical reasoning～

講義動画

📋 Summary

　臨床推論は、決して新しい思考方法ではありません。元来、臨床は連続的推論（思考）の積み重ねであり、看護過程の展開が臨床推論思考に基づくプロセスです。広義的概念としては、「患者が持つ健康上の問題、それが病気であればその性質（原因）を含めて明らかにするための思考過程」、また、「現時点での現実的に最善であろうと判断できる選択すべき問題解決の方法を導き出すときの思考過程」、さらには「選択した方法を行った結果の評価をするための思考過程」といえます。

　臨床判断との関係においては、臨床推論とは、臨床現場で遭遇するさまざまな事柄について、さまざまな知識や経験に基づいて解釈や分析を行い、理解・解釈を試みる思考（考える）の過程・作業を意味します。つまり、臨床判断とは、臨床推論の結果として下した判断のことを意味します。臨床判断の根拠が臨床推論であり、臨床推論は臨床判断をするために必要な思考方法です。

🔑 Keyword

▷ 臨床推論　　▷ 仮説思考　　▷ 連続的仮説　　▷ 臨床行為の理由付け　　▷ 臨床判断

はじめに

　臨床推論とは何かというと、「臨床行為の理由付け（clinical reasoning）」というように表現できます。現実的には、看護行為（判断）に客観的根拠を示すことで、それは、連続的に行われる仮説思考（hypothesis thinking）です。
　本項では、その臨床推論と臨床判断の概観を学んでいただくために、その全体にかかわる知識を看護との関連から総括した形で解説します。

看護とは

　日本看護協会は看護の概念を次のように記しています。「看護とは、あらゆ

る場であらゆる年代の個人および家族、集団、コミュニティを対象に、対象がどのような健康状態であっても、独自にまたは他と協働して行われるケアの総体である。看護には、健康増進および疾病予防、病気や障害を有する人々あるいは死に臨む人々のケアが含まれる（JNA：日本看護協会訳、2002年）」。

　また、米国看護師協会（ANA：American Nurses Association）は、「看護とは、現にある、あるいは、これから起こる可能性のある健康に関連した問題に対する人間の反応を判断（診断）し、それに対して看護行為を行うこと（ANA）」としています。

臨床推論とは

1 臨床推論は新しい思考方法か？

　臨床推論は、決して新しい思考方法ではありません。元来、臨床は連続的推論（思考）の積み重ねであり、看護過程の展開が臨床推論思考に基づくプロセスです。

　一方、毎日の日常も連続推論（思考）の積み重ねです。例えば、不特定の仕事をしている誰かは、「今日は、あそこで、あれして、これして、仕事を終えたら、あそこで誰々と何時に会って、その後、一緒に食事して……そうだ、今日はいつもより仕事を効率的にして、誰々と会う時刻に遅刻しないようにしないと……職場から最も早く到着する電車の経路は何だろう。待てよ、あそこまで電車で行って、そこからは歩いたほうが近いかも……調べてみよう」というような一連の思考と判断をしているはずです。

2 臨床推論を活用した看護行動の有益性

　では、臨床推論という思考を行ったときの看護行動は、どのような有益性があるのでしょうか。一般的には**表1**のようなことが挙げられます。

表1 臨床推論を活用した看護行動の有益性

- 患者の有する健康問題を発見する確率が向上する➡臨床判断能力の向上
- 患者の有する健康問題を高い精度で判断できる➡優先度の判断（緊急度、重症度、要介入度）
- 患者の有する健康問題を多角的に検証することが可能となる
- 患者の有する健康問題に適切に速やかに対応できる
- 患者の有する健康問題を客観的に説明（言語化）できる
- すべての関係者への適切なレコメンデーション（適正な情報提供）
- 看護ケア実践の質向上

3 〈事例でみる〉臨床推論を活用した看護行動の有益性

　　　　　ここで、臨床場面における臨床推論思考に基づき、看護師が臨床判断を行って行動している例を示しましょう。

> **例** 新人看護師がある患者の採血を行った。
> まもなく吐気、顔面蒼白となった！

● 新人看護師がある患者の採血を行いました。

● そのとき、患者が吐気、顔面蒼白となりました。

● 患者は、術後3日目、リハビリテーションを明日開始予定です。

● 新人看護師が採血後、患者がベッドから立ち上がったとき、状態が急変しました（急変：病状などの様子が急に変わる（悪化する）こと）。

● 患者は顔面蒼白で、吐気を伴い、すぐさま虚脱*状態となりました。新人看護師は、患者をただちにベッドに移動し、仰臥位にしました。

● ただちに、血圧値と脈拍数の測定を行いました。血圧値は収縮期血圧60mmHg/拡張期血圧40mmHg、脈拍数40回/分でした。

● そこで、新人看護師は先輩看護師に応援要請しました！

　　　　　このような場面でも、新人看護師は、何らかの臨床推論を働かせた臨床判断を行っていました。新人看護師は、このような患者の変化から何を考え臨床判断し、どのような行動を取ったのでしょうか。この新人看護師の判断（考え）と行動の意味については、後ほど（p.17～）解説します。

　　　　　一般に看護師は看護ケアを実践するために何を考えて行動しているのでしょうか。

　　　　　例えば、臨床知（経験知）、はたまた「感（直感）」や「第六感」、種々の解説書（教書、成書など）、あるいは科学的根拠（EBM：evidence based medicine、EBN：evidence based nursing）の知見、もしかすると啓示（神がかり）、思いつきなどということもあるのでしょうか。

　　　　　いずれにしても、何らかの拠り所を用いて問題と実践の方法を導き出すまでに、何らかの思考（考え）を働かせているに違いありません。つまり、いずれの看護師も考えて、行動（看護実践）する、またはしているはずです。この「考えて」が臨床推論です（**図1**）。

用語解説

＊虚脱：急激な循環機能の低下により正常な判断能力が失われ極度の無気力状態となり、また、自律神経や運動機能をはじめとした身体調整機能の著しい低下により、正常な生活行動を極度にできない脱力化した状態を指す。

看護を実践するために……

いずれにしても、何らかの拠り所を用いて問題と実践の方法を導き出すまでに、何らかの思考(考え)を働かせている

つまり、
考えて、行動(看護)する・している。
この「考えて」が臨床推論である

図1 臨床推論とは

臨床推論と看護過程

1 臨床とは

　臨床とは、医学・歯学・看護学等の医療分野における「現場」を意味します。最近では、心理学・教育学・社会学・法学等の学問領域においても教育・カウンセリングその他の介入を行う「現場」という意味で用いられています。つまり、臨床とは「現場を重視する立場」を指すことばです。したがって、医療・看護界においては、病気(疾病・疾患)を有する人の傍に行くことであり、病気を有する人(患者)を実際に診察・治療・看護などをすることが臨床です。

2 臨床推論と看護過程

　臨床推論とは、従来は「医師が診断や治療を決定するための思考プロセス」を示してきました。

　看護師は医師のように診断や治療を決定するわけではありませんが、患者の症状などから健康状態、健康に関する反応を把握、理解して患者個々に応じた「看護過程」を展開するために臨床推論が必要であり、むしろ不可欠な連続的仮説の思考プロセスといえます。

3 看護過程とは

　看護過程は、患者から得られた健康に関わるデータ、それを情報に変換、統合してアセスメントを行い、患者が有する健康上の問題を判断します。次に、その問題に対応した看護ケアの実践計画を立案し、それを実践(看護行為)し、その結果について、効果などを評価することを意味します(**図2**)。

4 連続的仮説(continuous hypothesis)とは

　仮説(hypothesis)とは、一定の現象を統一的に説明できるように設けた

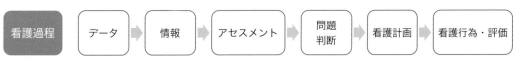

看護過程　データ ➡ 情報 ➡ アセスメント ➡ 問題判断 ➡ 看護計画 ➡ 看護行為・評価

図2 看護過程とは

仮定を意味します。または、一般にある事柄を理由付けるための仮の見解、さまざまな事柄の間の関係が実際には確かめられていない場合にそれを統一的に説明するための理論的な仮定であるといえます。つまり、仮説(仮定)から理論的に導き出した結果が観察・計算・実験などで検証されると、仮説の域を脱して一定の限界内で妥当性ある法則や理論となります。

　では、妥当性とはどのような意味があるのでしょうか。妥当性とは、概念、結論、または測定が十分に根拠があり、求めている対象に正確に対応している可能性が高い主な範囲を示すことを意味します。したがって、連続的仮説と看護過程の関係性を表現するならば、看護過程を実践(臨床判断)するということは、それにかかわる人々が納得できるような根拠ある理由付けのもと、統一的な説明できる仮説(仮定)から始まり、それは連続的に行われるものということができます。

　連続的仮説は看護実践の場でも日常的に行っている思考です。例えば、以下のような思考はどうでしょうか。

連続的仮説の例

● 患者〇〇さん、発熱してきているな～、37.5℃か。
● 37.5℃以上の発熱時にクーリングの指示が医師から出ていたけど、今はけっこう寒がっているな～。保温したほうがいいかも。
● これから30分後に全身清拭の予定がされていたけど、体温の変化など〇〇さんの全身の状態を観察、判断して決めよう。
● 今、必要なのは無駄に酸素消費量を高めず、さらに疲労させることは避けて安静を優先させ、体温が上がり切るまで保温をしようかな。
● 呼吸回数は異常を示す重要なサインだから、もう一度測定しておこう。
● このことは、すぐにリーダー看護師に報告、相談しよう。

　このように、臨床でも仮説的な思考を連続的に行っていることがわかります。

5 思考プロセスとは

　思考プロセスとは、人間の知的作用の総称ともいわれます。看護師が患者の健康問題を解決する目的の達成に向けて看護活動をするうえでの本質的な問題を発見し、解決していくためにさまざまな知識をめぐらせながら考える(思考の)過程(プロセス)です。つまり、知的作用による患者が有する問題を解決するアプローチ(過程、手順、方法)の1つです。

6 思考とは

思考とは、考え、思いめぐらすことです。これらに関連する言葉を以下に

示します。

- **概念**：物事の本質的な特徴を一般化、普遍化(共通化)
- **判断**：判定
- **推理**：既知をもとに筋道を追って新しい知識・結論を導き出すこと
- **悟性的**：論理的・科学的思考・客観的思考
- **理性的**：概念的思考の能力
- **論理的**：推理の仕方や論証の筋道が法則的であること
- **科学的**：物事を実証的・論理的・体系的(統一的)に考えること。単に思考によって論証するのでなく、経験的事実の観察・実験によって証明すること
- **客観的**：特定の個人的主観の考えや評価から独立して普遍性を有すること
- **実証的**：事実によって証明すること
- **普遍性**：すべてのものに通ずる性質(一般性)

7 推論とは

推論とは、推理・推察(推測)によって論を進めることで、推理とはあらかじめ知られていること(既知)をもとに筋道を追って新しい知識・結論を導き出すことです。看護過程に用いる問題表現をするうえで活用されます。

推察とは、既知の事柄をもとに、現在の状況と未知の事について見当をつける(仮説)ことです。仮説とは、一定の現象を統一的に説明できるように設けた仮定です。論とは、ある物事について筋道を立てて意見、見解、考えなどを述べることです。筋道とは、ある物事を行う順序・手続きのことで、物事と物事との続き具合(文脈)を意味します(**表2**)。

表2 推論とは

推論とは、推理・推察(推測)によって論を進めること

推理とは？	● あらかじめ知られていることをもとに筋道を追って新しい知識・結論を導き出すこと 【看護過程に用いる問題表現】 　対象：実在する問題を明らかにする 　対象：リスク型(可能性)問題を明らかにする(将来を予期：仮説)
推察とは？	● 既知の事柄をもとに、現在の状況と未知の事について見当をつける(仮説) ● 仮説：一定の現象を統一的に説明できるように設けた仮定
論とは？	● ある物事について筋道を立てて述べること(意見、見解、考え)
筋道とは？	● ある物事を行う順序・手続き ● 物事と物事との続き具合(文脈)

再び・臨床推論とは

では、臨床推論とは何かというと、「臨床行為の理由付け(clinical reasoning)」というように表現できます。現実的には、看護行為(判断)に客観的根拠を示すことで、それは、連続的に行われる仮説思考(hypothesis thinking)なわけです(**図3**)。

臨床推論において最も重要な点は、普遍的に納得できる客観的説明を論理的に言語化することです(**図4**)。

1 言語化する意味とは

では、言語化する意味とはどのようなことでしょうか。

言語化することは、言語化能力の育成(development language ability)につながり、看護過程を説明する責任(accountability)を負うことが可能となります。また、ケアプロセスの形式化(formalization care process)を客観的にし、さまざまな情報をチーム内で共有(information sharing)しやすくします。さらには、臨床教育・学習上の共通言語(common language)を創造するのに貢献することが大いに期待できます(**表3**)。

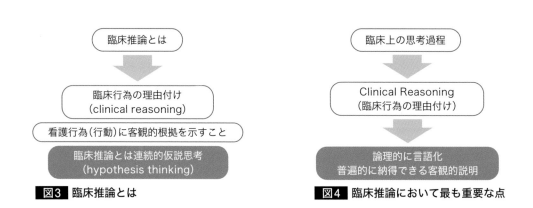

図3 臨床推論とは

図4 臨床推論において最も重要な点

表3 言語化する意味とは

- 言語化能力の育成(development language ability)
- 看護過程における説明責任(accountability)
- ケアプロセス*の形式化(formalization care process)
- チーム内の情報共有(information sharing)
- 臨床教育・学習上の共通言語(common language)

＊ケアプロセス：入院から退院までの診療・看護を実践していく過程において、診療と看護間やその他チームとの間における業務の伝達プロセスやチーム医療の実態を指す。

考えて判断し、行動することが看護すること！

> その(臨床)判断の根拠が臨床推論
>
> 臨床推論は臨床判断をするために必要な
> 思考方法

- 臨床推論とは、臨床現場で遭遇するさまざまな事柄について知識や経験に基づいて解釈や分析を行い、理解・解釈を試みる思考(考える)の過程・作業を意味する。
- 臨床判断とは、臨床推論の結果として下した判断のことを意味する。

図5 臨床推論と臨床判断

2 臨床推論と臨床判断

　考えて判断し、行動することが看護することです。その(臨床)判断の根拠が臨床推論で、臨床推論は臨床判断をするために必要な思考方法です。つまり、臨床推論とは、臨床現場で遭遇するさまざまな事柄についてさまざまな知識や経験に基づいて解釈や分析を行い、理解・解釈を試みる思考(考える)の過程・作業を意味します。一方、臨床判断とは、臨床推論の結果として下した判断のことを意味します(**図5**)。

臨床判断の根拠と要素

1 臨床判断における根拠の意味

　臨床判断における根拠とは、「看護師の臨床活動において、評価(アセスメント)や看護ケアの方法などを選択する理由」を意味します。

　臨床判断は、患者中心の医療を実践・提供することを目的とします。EBP(evidence based practice)による質の高い臨床研究の結果を科学的な根拠として臨床判断の材料とすることが望ましいです。しかし、それはあくまで1つの要素で基本的な理論や看護師の臨床実践能力、施設の設備・環境、患者・家族の価値観や意向などの要素も統合することによって、目の前の患者にとって最も有益となる評価や看護ケアの方針に関する臨床判断を行うことが不可欠(臨床行為は完全ではないことが大前提)です。

2 臨床推論から判断する要素(clinical decision making)

　以下に示す4つの項目は、臨床推論に基づき判断可能な要素です。患者に関わる健康問題の推定とケア方針、予後推定などが挙げられます。

①患者の健康上の問題が健康に関わる範疇のどのような問題に属しているかを分類する(判断の推定ないし確定)

②患者の健康上の問題を抽出する(問題リスト作成)：仮定

③患者の健康上の問題を現状のまま放置した場合の患者の予後を推定する

（予後推定）

④複数の選択枝の中から、患者の予後を最も大きく改善すると予想される
ものを選択（ケア方針決定）

事例の「その後」からみる 臨床推論に基づく臨床判断

それでは、前述の「新人看護師がある患者の採血を行った。まもなく吐気、
顔面蒼白となった」例（p.10）について、その後、どのようになり、どのように
臨床推論に基づく臨床判断がなされたかを解説しましょう。

先輩看護師はすぐに駆けつけてくれました

- 新人看護師は、先ほどの血圧値と脈拍数の変化を報告しました。
- 先輩看護師は、その報告を聞いてただちに血圧を再測定し、脈拍数も確認しました。
- そして、CRT（毛細血管再充満時間）を確認した後に「ドクターコールします」と言いました。
- 同時に、呼吸回数の確認、経皮的酸素飽和度測定後、医師へバイタルサインなどの報告とともに、加えて医師へ臨床現場に来るよう要請をしました。
- その後すぐさま、先輩看護師は患者の下肢の挙上を1分間行い、新人看護師に血圧測定を行うよう指示し、血圧値を確認して下肢を元に戻しました。

医師もすぐに駆けつけてくれました

- 医師がその場に到着し、先輩看護師に「PLR（下肢挙上）の反応はありましたか」と尋ねました。
- 先輩看護師は、血圧値の測定結果を報告し、「PLR反応は陽性です」と答えました。
- 医師はそれを聞き、「PLR反応が陽性なのですね」と反復しました。
- 医師は、「では、おそらく〇〇〇〇反射性の〇〇〇〇だと思います」と言い、「それでは一応、細胞外液（ラクテック®）を500mL輸液しましょう」と言いました。
- 輸液後、患者の血圧は急速に回復し、吐気も消失、顔色も回復しました。

　　この場面でも、医療者は臨床推論を働かせながら臨床判断を行っていることが伺えます。
　　新人看護師は、このような患者の変化から何を考え臨床判断し、どのような行動を取ったのでしょうか。そして、新人看護師の判断（考え）と行動の意味は何でしょうか。

1 新人看護師と先輩看護師の思考と判断、行動

新人看護師、先輩看護師の思考と判断、行動をそれぞれ**図6**にまとめます。

新人看護師は？

1. 判断の推定ないし確定
➡顔面蒼白、吐気、虚脱状態➡急変の可能性、または急変の実在
➡基準値からの大幅逸脱血圧測定：血圧60mmHg/40mmHg、脈拍40回/分

2. 問題リスト作成：仮定
➡立位に伴う病状の急変

3. 予後推定
➡不明

4. ケア方針決定
➡立位から仰臥位、患者の傍から離れずに応援（先輩）要請

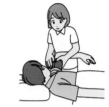

先輩看護師は？

1. 判断の推定ないし確定
➡血圧を再度測定、脈拍数測定、CRTの確認を行い、そして、ドクターコール
➡呼吸数測定、経皮的酸素飽和度測定
➡CRT
➡下肢の挙上
➡臥位から立位に伴う自律神経反射の変調：起立性低血圧（血管迷走神経反射性のショック？）の可能性
➡ショック（術後出血性、敗血症性）の可能性

2. 問題リスト作成：仮定
➡立位に伴う病状の急変：ショック状態の可能性

3. 予後推定
➡不明、または、放置したままでは重篤化するリスクも否定できない。

4. ケア方針決定
➡医師の要請
医師はPLR反応の陽性を確認し、細胞外液の輸液療法を指示

一般的治療：細胞外液（乳酸リンゲル液、生理食塩水など）の点滴静注。必要があれば硫酸アトロピン静注

図6 新人看護師、先輩看護師の思考と判断、行動

用語解説

【平均血圧値と脈拍数測定の意義】
- 血圧
血圧の急激な低下：ショック（急性全身性循環障害）
平均血圧の計算：心臓以外の重要臓器の血液灌流圧を反映
  - 平均血圧＝（最高血圧－最低血圧）÷3＋最低血圧
  - 平均血圧＝（最高血圧＋最低血圧×2）÷3
    （60－40）÷3＋60≒47
  平均血圧60〜65mmHg未満：末梢臓器虚血状態
- 脈圧：（収縮期血圧－拡張期血圧）
脈圧の狭小化：循環血液量
- 呼吸回数：25回以上を頻呼吸
呼吸回数の増加は急変の最も重要なサイン

【ブランチテスト】
末梢循環の評価方法の1つ。毛細血管再充満時間（capillary refilling time（CRT））の観察を行う。

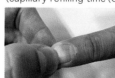

- 爪を圧迫し、爪が白くなったところで手を離す。皮膚の色がピンク色に変わって毛細血管が再び充満するまでの時間を観察する。
- 2秒以上で末梢循環不全を示唆する。
- 皮膚蒼白・冷汗・冷感がなくてもCRTで2秒以上は末梢循環不全と判断される。

2 看護師の臨床推論と判断の例

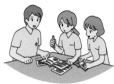

看護師が行う臨床推論と判断について、ほかの場面も見てみましょう。

1. 看護師のミーティングから①

・看護師A

「肺炎で入院された患者Aさんですが、呼吸回数がときどき25回/分以上になります。つまり、頻呼吸になることもあるけれど、経皮的酸素飽和度の状態も改善してきていますね。この調子なら来週退院でしょうか?」

・看護師B

「そうですね。検査データも白血球数、CRPも下がってきていますね」

・看護師C(3日間の休日後に出勤)

(電子カルテを見ながら)「そうかなあ。胸部X線の所見では右肺上葉の無気肺がまだあるよ。ほら、これを見て」

2. 看護師のミーティングから②

・看護師C

「白血球数はそれほど高値ではないけれど、分画では、好中球の割合が高く、桿状核球数がまだ10%以上だよ。ということは、まだ肺炎の改善度も100%とはいえないから油断大敵だね」

「それから、さっきAさんのところへ行ってきたとき、確認したら、まだ咳がうまくできないと言っていてね。咳嗽力弱いのかな」

「体位調整は今どうしているんだっけ?」

用語解説

【下肢挙上:passive leg raising test(PLR)】

- 輸液に反応する患者は、30～90秒以内に体位の変動の影響を受ける。
- 下肢を30～45°挙上させることにより静脈還流量を一過性に増加させ、一回拍出量の変化を測定する。
- PLR陽性であれば輸液負荷が有効
  一回拍出量が10～15%以上増加する。
  ➡輸液反応性がある

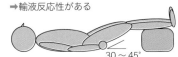

30～45°

【起立性低血圧】

- 急に立ち上がったり、起き上がったときに血圧が低下し、軽い意識障害、立ちくらみを起こす。
- 健常者でもあるが、症状が強く病的な場合に起立性低血圧という。
- 脳への血液循環が減少することによって起こり、めまい(回転性ではない)や吐き気が起こり、意識がなくなることもある。

【ショックのベッドサイド簡便スケール】

- 脈圧比(proportional pulse pressure:PPP)
  ➡脈圧(収縮期血圧−拡張期血圧)÷収縮期血圧、または×100
  基準値:>0.4(40)、≦0.4(40)
  0.25未満➡心係数 2.2L/分/m² 未満である可能性が高い
  →0.33(33)
- ショック指数(shock index:SI)➡重篤なショックの指標
  ショック指数=脈拍数(回/分)/収縮期血圧(mmHg)
  低酸素症や循環不全で特異的に1.0以上に上昇
  (基準値 0.5～0.9)
  通常では脈拍に比べて収縮期血圧の絶対値は大きい!
  →0.66

【血管迷走神経反射】

- 副交感神経の1つである迷走神経が反射的に作用し(血管迷走神経反射:急激な末梢血管拡張)、長時間の立位や座位、強い痛み、疲れ、ストレスなどをきっかけとして生じる。
- 心拍数の減少や血圧の低下を指す。
- 顔面蒼白、気分不快、冷や汗、めまいなどの症状が数分間続き、最終的には失神に至ることもある。

・看護師A

「入院してきたときは、左右の側臥位を2時間ごとくらいにしていましたね」

「ここ最近は、とくに決めていなくて、Aさんに任せていますね」

・看護師B

「臥位でいる時間が長いような気もするかな」

3. 看護師のミーティングから③

・看護師C

「そうなんだ。では、この右肺上葉の無気肺を改善するための体位調整を積極的にやってみましょうか」

・看護師A

「では、初期のように2時間ごとの側臥位で」

・看護師B

「座位の時間も多くしてもらったほうがいいかもしれないですね」

・看護師C

「そうだね。側臥位は右側臥位の時間を長く、座位の時間も多くしてもらい、深呼吸練習もしましょうか」

4. 看護師のミーティングから④

・看護師C

「右肺上葉の分岐部の方向と角度から判断すると最も効果的な体位は座位なので、できれば優先させる体位は座位だね。それから、腹式呼吸をうまくできるようにしないとだね。座位になるだけでも、横隔膜が下降して肺の容積も増えるから、深呼吸や効果的に咳嗽もしやすくなるかもしれないね」

「機能的残気量も増えて、それによって呼吸回数も安定するといいね」

「でも、Aさんの座位の時間を長くすることでの疲労も考慮しないといけないから、Aさんが疲れないよう、よく観察して本人としっかり相談しながらケアを進めていきましょうか」

5. 看護師のミーティングから⑤

① 判断の推定ないし確定

・白血球像➡細菌性肺炎の鎮静化に至っていない可能性

・X線画像：右肺上葉の無気肺

・低咳嗽力

・現在の呼吸ケアにおける有効性の疑義

② 問題リスト作成：仮定

・無気肺部の無効な気道クリアランス

③ 予後推定

・肺炎の再燃の可能性

| 表4 | 呼吸ケアのための体位の決定 |

● 期待する状態：回避したい、カイゼンしたい対象
● 患者の健康障害の種類と構造：疾病の種類と発現部位など
● 関連するメカニズムの確認：呼吸機能(肺気量分画)、酸素代謝、循環動態など(気道クリアランス低下、換気・ガス交換障害、荷重側肺障害、換気-血流比不均等分布)
● 現状と予測される問題の整理：放置・対症療法を行った場合の弊害
● 現実的な制限(身体・精神状態、環境など)
● 最もカイゼンする方法の抽出(仮説)

● 意図的(意図的に問題解決思考を持った)経験(subject)を育成
● 論理的思考の育成(science)

➡臨床判断能力の向上
➡問題発見・解決能力の向上
看護師に普遍的に求められる最も重要な能力

| 図7 | 臨床推論を実践する意義

そもそも、元来が……
決して新しい方法ではありません！

臨床は推論(思考)の積み重ねです。
その結果が臨床判断です！

| 図8 | 臨床推論は新しい思考方法か？

・有効換気の低下の可能性
④ ケア方針決定
　・病変部をターゲットにした体位調整(肺気量分画を考慮した体位調整、有効な体位ドレナージ)(表4)

臨床推論の有益性と意義

　　それでは、これまで解説してきた内容をまとめ、臨床推論の有益性と意義について記述します。臨床推論を活用した看護行動の有益性については先述(p.9、表1)しましたが、今一度確認しておきましょう。
　　そして、臨床推論に基づく臨床判断は、看護師に普遍的に求められる最も重要な能力です(図7)。臨床推論という思考方法は、決して新しい方法ではありません。臨床は推論(思考)の積み重ねであり、その結果が臨床判断です(図8)。そして、いつでも推論の積み重ねなのです。しかし、臨床推論に基づく臨床判断は完全なものではありません。表5にその視座を記述します。

表5 臨床は推論の積み重ね

- 臨床の答えは患者しか持っていない
- 臨床は持続的な仮説を証明する推論の連続にすぎない
- 臨床はいつでも仮説的推論にすぎず、臨床はわからないことだらけ
- 臨床は「確信」と思った先に落とし穴が待っているときがある
- 臨床は落とし穴に落ちないために、この先に何があるかわからないという臆病性が必要である
- 臨床は臆病を脱出した途端に落とし穴に落ちることが多い
- 臨床は常に最も最悪な状態を否定しないと同時に可能性を順次否定して確信に迫る思考作業を連続的に行う
- 臨床は患者から発せられる言語的(医療面接など)、非言語性のメッセージ(行動観察・視診・身体診察)を受け取り、診断(判断)を教えてもらう

おわりに

　　　臨床推論に基づく臨床判断は完全ではないけれども、臨床推論を前提とした臨床判断は、臨床判断の中で、「かもしれない」の信頼度を高める可能性と信頼度の高い共有性を担保してくれることが、活用しだいでは大いに期待できます。

（道又元裕）

学生への応援メッセージ

　　　実際の臨床では問診、そして、バイタルサイン、身体所見、さまざまな検査をふまえ、それを分析・統合しながら、いま自身が持っている知識を総動員し、推論(仮説)することで患者の健康上の問題やそれに対するケアを考え、判断(臨床判断)していくことで、その精度が高まります。それって、誰が喜ぶって、それは患者さんです。それが看護師の仕事です。

引用・参考文献

1) 道又元裕：看護は臨床推論を日々の実践にどう活かすか，石松伸一監，実践につよくなる看護の臨床推論．学研メディカル秀潤社，2014．
2) 野村英樹：やさしい臨床推論とその指導法．日内会誌 97：1717-1722，2008．
3) 塩田星児：容疑者を絞り込め！ 名探偵の臨床推論を身につける．総合医学社，2014．
4) 大西弘高：The 臨床推論 研修医よ，診断のプロをめざそう！．南山堂，2012．

2-1 臨床判断のための推論思考①
～問題発見・解決のための論理的思考～

講義動画

📝 Summary

　思考とは、外部からのデータをデータと認識し、それを情報に変換し、その情報と脳に保有している既知の情報(知識)とを統合し、調理・加工(アセスメント)して、それを認識(理解)することです。

　思考プロセスとは、人間の知的作用の総称です。看護師が患者の健康問題を解決する目的の達成に向けて看護活動をするうえでの本質的な問題を発見するための知的作用です。また、問題解決していくためにさまざまな知識を巡らしながら考える(思考の)過程(プロセス)です。思考プロセスは、知的作用による問題解決アプローチ(過程、手順、方法)の1つです。

　看護過程における思考とは、「思考者である看護師が対象とする人(患者、家族を含む)に関して何らかの意味を得る(理解)ために、その人が有するデータと情報を既存の知識を用いて自身の脳で加工すること」といえます。また、論理的とは、主張が根拠に支えられているという論理構造が成立していて、根拠から主張を導き出すプロセスである論理が適正であることです。また、支える根拠(拠り所)は明確で納得でき合理的であることが必要です。しかし、論理は時として、非現実的な論理だけで終わってしまうこともあることを知っておかなければなりません。したがって、看護過程における論理は形式的論理だけではなく現実的に妥当で、論理の思考は現実的に展開(推論)することが望ましいといえます。

▷思考・思考プロセス　▷論理(的)思考　▷突き合わせて・比べること
▷区別化のための水準統一　▷区別化のための基準設定　▷重なりのない区別化

はじめに

　　看護過程における思考とは、「思考者である看護師が対象とする人(患者、家族を含む)に関して何らかの意味を得る(理解)ために、その人が有するデータと情報を既存の知識を用いて自身の脳で加工すること」といえます。

本項では、看護過程における思考と思考プロセス、論理的思考とそのメカニズムなどについて概説します。

看護過程における思考とは

看護師は、いつも考えながら(思考)行動しています。例えば、このような場合も何かしらの思考をしています。

看護師の思考の例

- 入院したばかりの患者Aさんは、少しそわそわしたように見えるな〜。
- どうしたんだろう?
- 不安そうな表情にも見えるし……
- ご家族が先ほど面会にきていたけど、どこかへ行ったのかな?
- 何か困っていることが、あるのかな?
- そわそわとした行動と不安そうな表情は、患者Aさんにとって不都合なことがあるのかもしれない。
- 患者Aさん本人に確認してみたほうがいいかな?
- それとも、ご家族が戻ってきてからがいいかな?

つまり、患者Aさんについて何らかの意味を得る(理解)ために、患者Aさんの表情、行動、病気のこと、入院した病室、ベッド、身の回りの環境など、さまざまなデータと情報を知識を用いて自身の脳で加工しています。このように、連続的に何かしらの思考をしていることがほとんどだと思います。

思考とは

思考とは、考え、思いめぐらすことを意味しています。思考に関連した用語には、概念、判断、推理、悟性的、理性的(作用)などがあります(総論、p.13参照)。

思考プロセスとは

思考プロセスとは、人間の知的作用の総称です。看護師が患者の健康問題を解決する目的の達成に向けて看護活動をするうえでの本質的な問題を発見するための知的作用です。また、問題解決していくためにさまざまな知識を巡らせながら考える(思考の)過程(プロセス)です。思考プロセスは、知的作

用による問題解決アプローチ(過程、手順、方法)の1つです。

　ここで、思考プロセスの一例を示します。

　例えば、突然、このような人と遭遇したらどうしますか(situation)。

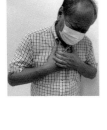

・あなたは、病院の廊下を歩いています。

・廊下の角を曲がりました。

・すると、左の写真のような姿、行動をしている人と遭遇しました。

・とても苦しそうな表情をしているように見えます。

・突然の予期せぬ事態に遭遇したあなたはどうしますか(situation)？

　このような場面に遭遇したら、あなたは、きっと瞬間的にさまざまな思いが頭に浮かぶでしょう。

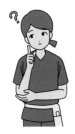

・え、この人、何か変かも。

・普通とは違うな。

・この人は、いったいどうしたんだろうか？

・いま、何が起こっているのだろうか？

・自分(あなた)はどういう行動を取るべきか？

・えっ、どうしよう？

　この答えを求めるための頭脳作業が思考、思考過程(プロセス)です。思考とは、外部からのデータをデータと認識し、それを情報に変換し、その情報と脳に保有している既知の情報(知識)とを統合し、調理・加工(アセスメント)して、それを認識(理解)することです(図1)。

　この場合の思考は、遭遇した人の特徴の整理から始まるのが通常です。写真をみると、この人は、とても苦しそうな表情です。とても痛いかもしれません。両手で胸を押さえていなければならないほどですから。

　次に、頭の中にある既存の知識と照合し、このような表情や行動の特徴を満たすものを想起(過去の記憶を思い起こすこと)します。何らかの病気かもしれないと考えます。既知の内容にもよりますが、例えば、一般的には次のような疾病が仮説として浮上するかもしれません。

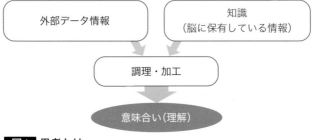

図1 思考とは

① 心臓関連：心筋虚血？ 不整脈？
② 大血管関連：胸部大動脈瘤・解離？
③ 縦隔関連：縦隔炎？
④ 呼吸器関連：胸膜炎？
⑤ 消化器関連：食道炎？

　このような疾病が仮説として浮上した場合、①と②の可能性があり得ると思考し、判断したら、その時のあなたは、どのような行動を取るでしょうか。

　おそらく、一般的には、その苦しそうにしている人に近寄って、緊急的対処が必要ならただちに臥位にして、医療者を呼ぶ行動を取るでしょう。一方、この人の症状が苦痛や苦しそうな症状が仮にとても軽そうならどうでしょうか。①と②の順位は下がっていたかもしれませんね。

　ということで、看護過程における思考とは、いずれにしても「思考対象に関して何らかの意味合い(理解)を得るために頭の中で、対象の特徴などをすでにある知識を加えて加工すること」といえます。

　思考とは外部の情報収集と既知の知識(内部情報)を頭の中で加工する作業で、思考対象に対して合理的な答えをもたらそうとする行為は外部情報の収集とそれをもとにした既知の情報を整理するだけなのです。

看護過程における思考の仕組み(メカニズム)とは

1 突き合わせて・比べること

　看護過程における思考の仕組み(メカニズム)は、①外部からのデータ、情報と②既存の知識を調理・加工(アセスメント)することですが、調理・加工であるアセスメントは、外部情報と既存の知識を「突き合わせて・比べること」です(図2)。

　例えば、呼吸困難感(主観)、努力呼吸、チアノーゼという状態(データ)を呈する患者が目の前にいる場合、おそらくデータに基づく情報への変換は、

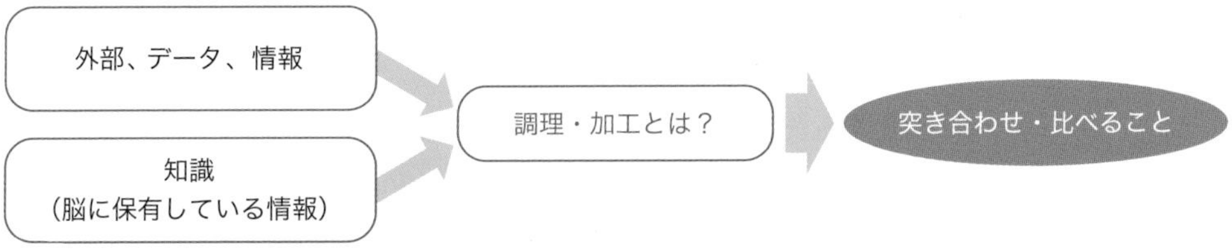

外部、データ、情報

知識
(脳に保有している情報)

調理・加工とは？

突き合わせ・比べること

図2 看護過程における思考の仕組み(メカニズム)とは？ ①

(突然の)呼吸困難、急性呼吸障害(不全)かもしれないと考えると思います。その原因となる疾病に関する既存の知識は何か、その中で超緊急性疾患は何かを想起するでしょう。

例えば、①気道異物、②アナフィラキシー、③急性喉頭蓋炎、④緊張性気胸、⑤肺塞栓症、⑥心タンポナーデなどが浮上します。これらの思考もデータから情報への変換、変換情報(突然の呼吸系の変調、障害)とそれをもたらす可能性があり、その中でも可能性の高い原因疾病を既存の知識から抽出し、それらを突き合わせて、比べながら仮説を導き出すわけです。

また、次のような例はどうでしょうか。

例

- データ：体温38.5℃、呼吸困難感(呼吸回数30回/分)、SpO₂86%、
  PCR陽性、Dダイマー陽性・高値(〇〇)
  胸部CT：スリガラス状陰影の存在、両側性で形状が円形、肺胸膜下末梢側に存在
- 情報：新型コロナウイルス感染症、呼吸不全(SpO₂90%以下：低酸素血症)
- 既存の知識：新型コロナウイルス感染症
    病態と対応の理解 ➡ 軽症、中等症、重症の鑑別知識
- アセスメントは？
・新型コロナウイルス感染症で、重症度は中等症以上だろう。
・新型コロナウイルス感染症病室へ緊急隔離入院が必要であろう。
・その後、ただちに適正な酸素療法をはじめとした全身管理の必要性があるだろう。
・また、急変対応の準備(気管挿管など)やICU(集中治療室)での人工呼吸管理の必要性もあるかもしれない。

この例も先と同様に突き合わせと比べる思考を行って、仮説を導き出しているわけです。また、突き合わせと比べるという思考の過程においては、同じ部分と違う部分を見きわめながら思考作業を進めていることが多いと思います(図3)。同じ部分と違う部分の見きわめには、同じか違うかの認識の集積が思考対象の理解、判断となり、それには、区別化するための知識が不可欠となります(図4)。

② 区別化のために水準の統一(ディメンション)が必要

区別化するためには、データや情報の整理が必要です。それには、ある一定の水準の統一(ディメンション：dimension*)が必要です。また、そのほうが、論理的に思考しやすくなります(図5)。

例えば、「ニューヨークと日本で一番好きなところは？」という質問があっ

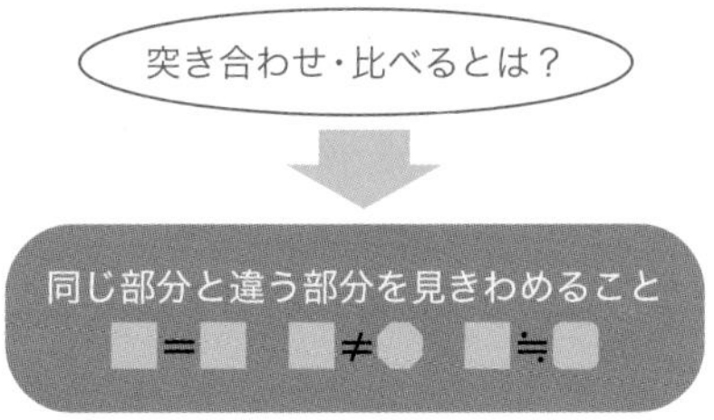

突き合わせ・比べるとは？

同じ部分と違う部分を見きわめること
■＝■　■≠●　■≒■

図3 看護過程における思考の仕組み（メカニズム）とは？②

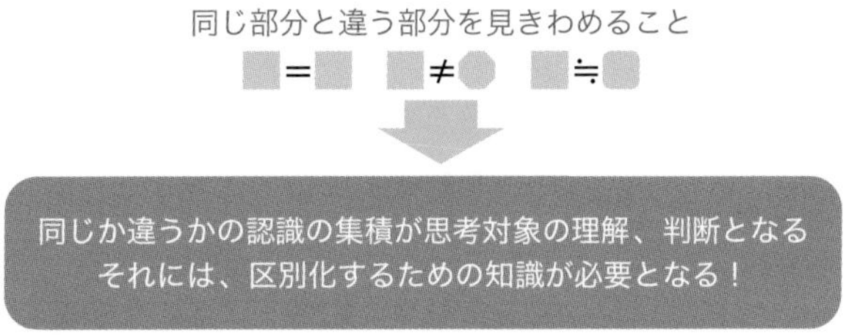

同じ部分と違う部分を見きわめること
■＝■　■≠●　■≒■

同じか違うかの認識の集積が思考対象の理解、判断となる
それには、区別化するための知識が必要となる！

図4 看護過程における思考の仕組み（メカニズム）とは？③

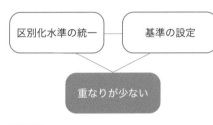

区別化水準の統一　基準の設定

重なりが少ない

- 区別化水準（ディメンションの統一）
- 基準（クライテリア）の設定
- 重なりがなく、全体を網羅（MECE）

＊MECE（ミーシー）：Mutually（お互いに）、Exclusive（重複せず）、Collectively（全体に）、Exhaustive（漏れがない）

図5 区別化には水準（ディメンション）の統一が必要

たとしましょう。この質問は、都市と国という対象は統一性に欠けています。

では、次の質問の場合はどうでしょうか。「ニューヨークと東京とローマで一番好きなところは？」。この質問ならば、対象を水準統一した形で整理しているといえます。

次に、「血圧の状態と痛みの状態は病気を評価するためにどちらが重要か？」という質問はどうでしょうか。これもまた、2つの対象を水準統一していません。血圧の状態であれば、収縮期血圧値と拡張期血圧値を対象に、痛みの状態であれば、急性の痛みか慢性的な痛みかを対象にすると対象を水準統一化できます。しかし、例えばある時点の平均血圧と痛みの程度の関係を評価することは可能です。

3 区別化には基準設定が必要

区別化には、ある基準の設定が必要になってきます。例えば、東京都と福岡市の新型コロナ感染症の感染者数を比較するといっても、単にその数を比較しても、人口数も違うのですから、あまり意味のある比較とはいえません。したがって、この比較をする場合には、例えば東京都と福岡市の新型コロナ感染症の感染者数を人口10万人比で比較するのであれば、基準が設定され

用語解説

＊dimension：（長さ・幅・厚さの）寸法、面積、広がり、容積、大きさ、規模、範囲、程度、重要性、（問題などの）面、様相、特質

ているので客観的な比較が可能となります。

　看護との関連においては、例えば血圧の状態であれば、収縮期血圧値が基準値を超える場合の比較を、あるいは、痛みの状態であれば痛みのスケールがいくつ以上を示す場合の比較をするといったことが、ある基準を設定した突き合わせと比べることになります。

4 区別化には重なりがないことが必要

　区別化には重なりがないことが必要です。例えば、東京都の新型コロナ感染症の感染者数を「今月から過去3か月」と「今月から未来3か月」で比較するという場合には、設定が重なり合ってしまっていることがわかります。重なり合わない設定をするためには、東京都の新型コロナ感染症の感染者数を「今月から過去3か月」と「来月から未来3か月」で比較するという設定が必要になります。

　先に記述した東京都と福岡市の新型コロナ感染症の感染者数を人口10万人比で比較する場合も、いつからいつまでというように時間間隔の設定が必要となります。したがって、看護関連の例としては、血圧の状態であれば、いつからいつまでの収縮期血圧値を、痛みの状態であれば、いつからいつまでの痛みのスケールの比較をするといったようになります。

　このように思考の仕組みとは、できるだけディメンション(水準)、基準設定、重なりのないようにデータを整理することが重要になります。それによって、より客観的な形式化が可能となります。

　区別化するための水準統一では、例えばバナナと野菜ではなく、バナナとリンゴというように重なりがないように、そのうえで、基準の設定は食べ物の中で、果物で好きなものは何かというようになるわけです。看護関連の例を挙げると、区別化のための水準統一は脳卒中と心疾患ではなく、脳血管疾患と心疾患というように重なりのない設定を、基準の設定では、どちらの死亡率が高いか(人口10万人あたり/日本)、可能なら期間の設定もあるとよいでしょう(図6)。

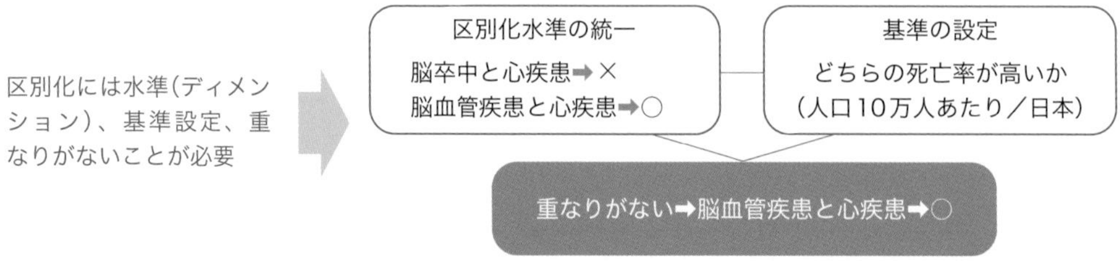

区別化には水準(ディメンション)、基準設定、重なりがないことが必要 ➡

区別化水準の統一
脳卒中と心疾患 ➡ ×
脳血管疾患と心疾患 ➡ ○

基準の設定
どちらの死亡率が高いか
(人口10万人あたり/日本)

重なりがない ➡ 脳血管疾患と心疾患 ➡ ○

図6 区別化には水準(ディメンション)、基準設定、重なりがないことが必要

思考の成果とは何か（識別した結果）

　思考の仕組みとは、できるだけディメンション（水準）、基準設定、重なりのないようにデータを整理することが重要でした。それによって、対象（事象）の識別がより鮮明にできるようになります。つまり、他の事象と比較することで、その違い（同一性含め）を明らかにして、その事象らしさは何であるのか、どのようなものであるのかなどの認識（理解）をするわけです。

　しかし、この思考作業には、先にも述べましたが的確な識別のための知識の裏付けが必要になります。したがって、事象を識別するという思考は、属人性に左右されます。つまり、誰がその思考作業をするのかということです。例えば、思考者によって知識の差や性格の違い、価値観の差もあります。知識であれば、それが不十分なら、わからないということになります。価値観であれば、利害や行動で成果も変わってしまう可能性も否定できません。ゆえに、的確な識別のための知識を備えること、その知識を適切に活用するためには、偏見を持たない思考が重要になります。

看護過程における思考（論理的思考：ロジカルシンキング）

　論理とは、根拠に基づいて主張（結論）が成立していることです。また、論理的とは、推理の仕方や論証の筋道が法則的であることです。これらによって組み立てられたものを論理構造といい、それらを拠り所に思考者の見解を表現することが主張です。

　例えば、「虚血性心疾患は心臓の血管の病気である。したがって、虚血性心疾患は脳血管の病気ではない」。根拠となるのが、「虚血性心疾患は心臓の血管の病気である」、主張（結論）が「虚血性心疾患は脳血管の病気ではない」ということになります。

　論理的思考プロセスとしては、虚血性心疾患は心臓の血管の病気だから、「したがって」、「虚血性心疾患は脳血管の病気ではない」と表現できます。

　では、このような思考の例はどうでしょうか。

①根拠➡私が今までにケアした手術後の患者は皆、術後3日目から食事を摂取した。

②主張（結論）➡手術後の患者は皆、術後3日目から食事を摂取できるだろう。

　この例では、①と②の間に「したがって」と入ると、そのように思考したという「論理」が伺えます。しかし、この論理は、客観的な正しさに欠けている論理です。論理とは、客観的正しさを担保するための1つの必要条件に過ぎず十分条件ではありません。それでも、論理とは客観的正しさを担保するた

めに必要不可欠な思考です。

論理構造が成立するためには「命題が少なくとも2つ」必要

論理構造が成立するためには「命題が少なくとも2つ」必要です。2つの「命題」の一方が「根拠」で、もう一方が「主張(結論)」という関係にあります。命題とは、真偽を判定することのできる「文」または、「式」を意味します。文とは、一般に主語と述語を有する文を意味します。

例えば、脈拍数、血圧、痛みなどの1つの単語だけは、命題ではなく、論理構造を成しません。つまり、脈拍数が増加しただけでは、命題が1つだけなので論理構造を成しません(原因という根拠は探ることは可能ではありますが)。

主語と述語を有する文の例としては、①患者の(四肢の)痛みが強くなった、②患者の脈拍数が増加したという2つの命題であれば、一方が根拠で、もう一方が主張(結論)という関係が成立します。

例えば、①患者の四肢の痛みが強くなったら、患者の脈拍数が増加した。②患者の脈拍数が増加したら、患者の四肢の痛みが強くなった。

では、その根拠の背景には、どのようなメカニズムが考えられるのでしょうか。①と②について考察してみましょう。

①患者の四肢の痛みが強くなったのは、内因性のカテコールアミンの産生量が増加したので、$\alpha 1$、2の作用によって末梢血管が収縮し、$\beta 1$の作用によって、患者の脈拍数が増加した。

②脈拍数が増加するのは、内因性のカテコールアミンの産生量が増加し、$\beta 1$作用によるもので、また、$\alpha 1$、2の作用によって末梢血管が収縮し、患者の(四肢の)痛みが強くなった。

しかし、②の命題は、説明は可能ではあるものの、それが真のメカニズムかというと、少し無理があるかもしれません。

論理的であるということは何か

論理的であるということは何かというと、論理によって根拠から主張が導かれている場合において、その思考は論理的であるということになります。しかし、あくまで論理的という条件を満たしているだけで、その論理が真か否かは十分に検討する必要があります。

臨床においては、研究結果から急変患者の多くはバイタルサインの1つである呼吸回数の増加を認め、ゆえに患者の急変サイン(徴候)を知るには、バ

イタルサインの1つである呼吸回数を測定することが重要であるという、いわば常識になっている見解があります。しかし、この見解も完全な論理で真かと問われると、必ずしも完全ではありません。つまり、覆すことのできない事実とまでは言い切れない見解であり、今後、さらなる検討課題が残されています。

すなわち、理想的には、論理的であるということは何かというと、主張が根拠に支えられているという論理構造が成立していて、根拠から主張を導き出すプロセスである論理が適正であることです。また、支える根拠(拠り所)は明確で納得でき合理的であることが必要です。しかし、論理は時として、非現実的な論理だけで終わってしまうこともあることを知っておかなければなりません。したがって、論理は形式的論理だけではなく現実的に妥当で、論理の思考は現実的に展開(推論)することが望ましいといえます[1]。

おわりに

看護過程の実践は、理屈どおりにいくことのほうが少ないかもしれません。しかし、それでも患者が有する問題とその背景にあるものについての適切な推理や筋道が通った思考に基づく論証をすることで、客観的な知を拠り所にした看護実践の場面が多くなるはずです。その推理や思考の精度を高めるためには、知識の裏付けが必要になります。その知識を適切に活用しながら思考し、臨床判断の精度を高めることが必要です。

(道又元裕)

学生への応援メッセージ

思考、思考プロセス、論理、論理的思考について学びました。でも考えるって、どういうことかと考えると難しいですね。おそらく「考える」とは、正解がない問いに対する答えを探すことで、人はそれを続けていくのでしょう。

看護実践の場面における臨床判断は、正解か不正解かわからないけれども、判断と実践が求められることが少なくありません。だからこそ、少しでも自信を持って判断して実践できる論理的思考を身につけておきたいものですね。

■ 引用・参考文献
   1) 波頭亮：思考・論理・分析ー「正しく考え、正しく分かること」の理論と実践ー. 産業能率大学出版部, 2021.

2-2 臨床判断のための推論思考②
～臨床判断のための推論の方法～

講義動画

Summary

　推論を進めていくためには、何らからの思考方法を用いて推論をすることが効率的です。

　臨床判断を得るための推論の方法には、ヒューリスティック、パターン認識、帰納法、演繹法、徹底的検証法などがあります。それぞれにメリット、デメリットがあり、命題の難易度によってその方法を用いることが効率的です。

▷臨床推論　▷仮説思考　▷連続的仮説　▷臨床行為の理由付け　▷臨床判断

はじめに

　臨床推論を進めるためには、物事(事象)を結論と根拠に分け、その論理的なつながりを捉えながら物事を理解する思考である論理的思考(ロジカルシンキング)が必要です。論理的思考は、物事(事象)を論理的に捉えながら考えることにより、聞き手にもわかりやすく伝えることができ、また、患者の問題解決の際にも原因特定や解決策の立案に効果的な思考プロセスです。その思考プロセスに確からしさを高めることができる推論的思考を看護過程にも活用する、また、活用しだいで、看護過程の精度を高めることが期待できます。

　本項では、臨床判断を得るための推論の方法に関連した知識を中心に概説します。

論理の展開(推論)

　論理展開とは、臨床における論理展開データを頭の中で情報へ変換し、それを加工して「論理」形成・構築することです。また、主張と結論を導き出す

中心的頭脳作業ともいえます。

そして、ある命題を前提に論理展開を行い、主張・結論を導き出す思考行動を「推論」といいます。推論は、論理展開によって成立するので、ゆえに論理展開とは推論、推論は論理展開ということになります。

推論とは、論理展開が最も端的に必要とするのが推論であり、それは「思考によってある命題から次の段階の命題を得ること」です。「心室細動は心停止に分類されるので、心室細動は致死性不整脈である」または、「心室細動は致死性不整脈なので、心室細動は心停止に含まれる」などもその一例です。また、推論の価値は、確からしさと距離（かけ離れていない程度）によって、その精度が判断できます。

以下のような命題の例はどうでしょうか。

命題の例

● ピーナッツをたくさん食べると → 鼻血が出る？
● チョコレートをたくさん食べると → 鼻血が出る？
● ゆえにピーナッツやチョコレートをたくさん食べると → 鼻血が出る？
● 興奮すると → 鼻血が出る？
● 甘い食べ物をたくさん食べると → 糖尿病になる？
● 放射線を照射されると → 鼻血が出る？
● 末梢から中枢に向けて身体を清拭すると → 末梢循環が良くなる？

これらのいずれの命題も科学的根拠が確かめられていませんし、既知による推論を駆使しても確かさのある根拠にはたどり着けそうもありません。では、次の命題はどうでしょうか。

命題の例

● 「うちはがん家系」、だから（ゆえに）、「きっと私もがんになる」

この命題に関して既知の推論を行うと、2017年時点のデータでは、男性が一生涯に何らかのがんになる確率は65.5％、女性は50.2％。日本人男性の3人に2人ががんになる時代です。しかし、遺伝性のがんは5％程度です。したがって、「うちはがん家系だからきっと私もがんになる」などと言う人がいるけれど、遺伝性のがんは全体の5％程度で、統計学的観点においては例外的といえるでしょう。

次の例はどうでしょうか。

```
例
```

- 患者Aは右足の親指が数日前から疼くように痛い → 症状、主観
- 患者Aの右足の親指は赤く腫れていて、熱感がある → 症状、客観的
- 患者Aの右足の親指の底部がただれている部分がある → 症状、客観的

- 患者Aの右足の足背は浮腫んでいる → 症状、客観的
- 患者Aの体温は38.8℃である → 症状、客観的
- 患者Aは池の掃除を数日前に裸足で行った → 原因？ 背景要因？
- 患者Aは糖尿病があるという → 基礎疾患原因？

　　　これらのデータ、情報から推察すると、何らかの感染、敗血症、糖尿病性足病変、蜂窩織炎、破傷風が推論仮説できそうです。しかし、いずれの結論(仮説)を導き出しても、その妥当な根拠が必要になってきます。つまり、推論の価値とは、「確からしさ」が重要になります。

臨床判断のための推論の方法

　　　推論を進めていくためには、何らかの思考方法を用いて推論をすることが効率的です。臨床判断を得るための推論の方法を表1に示します。臨床においては、対象によって、それぞれの特徴(表2)を踏まえて、推論思考に用いています。

表1 臨床判断のための推論の方法(develop the ability reasoning for clinical judgment)

- ヒューリスティック(heuristic)：「発見的手法」、「経験則」
  必ずしも正しい答えではないが、経験や先入観によって直感的に、ある程度正解に近いような答えを得ることができる思考法
- パターン認識(pattern recognition)：「自然情報処理のひとつ」
  さまざまな情報を含むデータの中から、一定の規則や意味を持つ対象を選別して取り出す処理
- 帰納法
  観察や経験によって得られた知識を積み重ねることでAならばBになるという法則を見つけ結論を導き出す方法
- 演繹法
  前提となる既存の理論をもとに、仮説を立ててそれを論理的に検討することで結論を得る方法。AはB、BはC、のとき、AはC。➡三段論法
- 徹底的検証法
  さまざまな方法を用いて、さまざまな角度から考えられる知識を集結、検討し結論を得る方法

表2 臨床判断のための推論の方法：それぞれの特徴

	徹底的検証法	演繹法	帰納法	パターン認識	ヒューリスティック（経験的）
特徴	● 正しさ・正当性を立証 ● 疑念を晴らす	鑑別診断・判断	複数事象の共通事項から判断	キーワードからの類推	● 経験値 ● 先入観
判断速度	遅	遅	遅〜速	超速	超速
精度	安定	安定〜やや不安定	やや不安定	不安定	やや安定〜不安定
検査・精査	多	多	少	少	超少
稀な状態の判断	強	弱	弱	超弱	やや強〜弱

論理展開の方法論〜帰納法と演繹法〜

　ここでは、(仮説)帰納法と(仮説)演繹法を解説します。(仮説)帰納法と(仮説)演繹法は、論理の結論の客観的正しさ、確からしさ、信憑性を担保することに敵った方法といわれています。両者は命題形式、判断事項、結論の正当性の性質や効力も異なる方法です。

1 帰納法

　帰納法は、実証科学的な妥当性を示す推論思考方法です。具体的には、複数の観察事象の共通事項を抽出し、その共通事項を結論として一般命題化する論理展開方法です(観察事象のサンプリング、各観察事象に共通する事項の抽出)。

　帰納法による証明の例を**図1**に示します。織田信長、豊臣秀吉、徳川家康というそれぞれの事例はすでに死亡していることが共通事象であり、仮説としては、これら3名は人間に属するので、人間は皆死ぬという推論仮説が成り立ち、この仮説はおそらくは正しいと考えられるということになります。このような推論思考方法が帰納法による証明です。

　次の例はどうでしょうか。

①患者Aは手術直後数時間で発熱した。

②患者Bは手術直後数時間で発熱した。

③患者Cは手術直後数時間で発熱した。

④患者Dは手術直後数時間で発熱した。

⑤患者Eは手術直後数時間で発熱した。

　①〜⑤のような事象では、すべてが手術直後数時間において発熱したという共通事象が事実として確認されたので、手術直後数時間の患者は発熱する

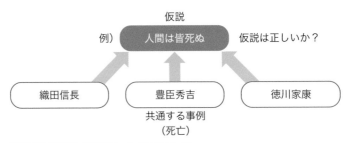

図1 (仮説)帰納法による証明の例

可能性が高いという推論思考が成立します。

　この推論思考の結論的仮説としては、新たに手術直後数時間の患者がいた場合、同様の事象が確認されるということになりますが、実際にはそうかもしれないけれども、そうではない患者もいる可能性も十分に考えられます。したがって、可能性はなくはないが「真」ではないことになり、推論仮説の確からしさとしては、低い確からしさといえます。この場合には、推論仮説に得られた結論とは、異なる、つまり、例外事象の可能性を検討する必要があります。

　では次の例は、どうでしょうか。

①患者Aは手術直後から創痛を訴えた。

②患者Aは手術1日後にも創痛を訴えた。

③患者Aは手術2日後にも創痛を訴えた。

④患者Aは手術3日後にも創痛を訴えた。

⑤患者Aは手術4日後にも創痛を訴えた。

　したがって(だから)、患者Aは手術後5日後も創痛を訴える可能性が高いといえます。しかし、その可能性は、なくはないが「真」とはいえなさそうです。

　(仮説)帰納法は、結論の判断材料が個別具体的な現実的な現実事象の集合で、観察事象をサンプリングで集めている推論思考方法です。

　臨床においては、この方法は日常的に活用されていて、多くの事象は適切な場合が多いのですが、すべての事象において当てはめるのは、確からしさという点ではリスクが高い方法であるともいえます。結論から導き出される一般化命題は、純粋な論理的な「真」であることはきわめて稀であるともいわれています。

2 演繹法

　演繹法は、既存の命題を大前提と照らし合わせて意味ある関係を判断し、その意味ある関係の中で成立する必然的命題を結論として導き出す論理展開です。

　具体的には、AはBであるという既存の命題があるならば、大前提として、BはCである。結論としては、「AはB」と「BはC」の意味ある関係から判断し

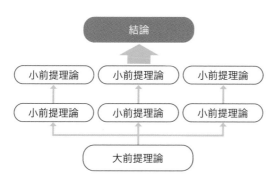

図2 (仮説)演繹法による証明：構造

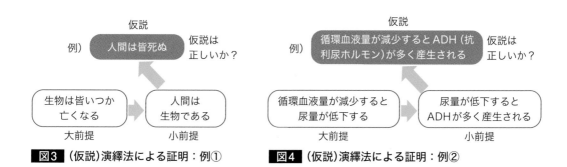

図3 (仮説)演繹法による証明：例①　　**図4** (仮説)演繹法による証明：例②

表3 帰納法と演繹法のメリット・デメリット

	(仮説)帰納法	(仮説)演繹法
メリット	結論が正しいかどうかは統計情報が示してくれるので、例示後に短時間で結論を導き出せる	仮定を1つずつ真実か検証するために導き出された結論は、より強い説得力を有する
デメリット	導き出された結論はあくまで統計論にすぎない 一部のものですべての結論を導くため、必ずしも正しい結論にならない(結論がどこまでも推論となってしまう)	一般的原則に偏見や誤りがあると結論が誤ったものになる 1つずつ順序立てていくので、時間がかかり、1つでも理論が破綻したら、その先にある結論へはたどり着けない

　て、AはCであるということになります。これが、いわゆる「三段論法」という思考方法です。

　演繹法の構造を**図2**に示します。また、演繹法の証明の例を**図3**、**4**に示します。**表3**に、帰納法と演繹法のメリット、デメリットを示します。

論理の分析

　構造的理解とは、ある事象の構成要素と、構成要素間のつながり方や関係性を明らかにすることです。

論理の分析を行うにあたっては、論理に必要な関連する知識が必要であるとともに、その知識の理解度は、幅広く深く、的確に理解していることが必要です（構造的理解（解釈））。構造的理解の対義語は、表層的理解、コスメティック（cosmetic）理解などが該当します。cosmeticとは、「化粧用の」、「美顔用の」、「ぼろ隠しの」、「外づらだけの」などの意味があります。つまり、論理の分析は、コスメティックな表層的（superficial）理解ではなく、構造的な理解が必要です。

論理の分析は、先述のように、「事象の識別」をして「構成要素」と「構成要素間のつながり方や関係」を関連づけられることが「構造化」です。つまり、これも先述のように物事や事象を「上位」の対象と「下位」の対象に要素分解し、さらにこれを詳細化することを意味しています。これは、例えば、人間を「男性」「女性」と要素分解し、さらに「男性」を「年齢が30歳未満」、「年齢が30歳以上」と分解するようにすることです。また、事象であれば「尿量が低下している」を、その要因に関して「発熱が持続している」、「飲水量が低下している」と要素分解するようなものです。

看護を実践（展開）するための看護過程

ここまで、推論、論理、論理的、論理展開、論理展開の方法、論理的分析、構造的理解などについて学んできました。ここで再び、看護過程における思考を認識し、看護を実践（展開）するための看護過程を整理しておきましょう。

1 看護過程における思考とは

看護過程における思考とは、思考者である看護師が対象とする人（患者、家族を含む）に関して何らかの意味を得る（理解）ために、その人が有するデータと情報を知識を用いて自身の脳で加工することです。

そのためには、物事（事象）を結論と根拠に分け、その論理的なつながりを捉えながら物事を理解する思考である論理的思考（ロジカルシンキング）が必要です。論理的思考は、物事（事象）を論理的に捉えながら考えることにより、聞き手にもわかりやすく伝えることができ、また、患者の問題解決の際にも原因特定や解決策の立案に効果的な思考プロセスです。

その思考プロセスに確からしさを高めることができる推論的思考を看護過程にも活用する、また、活用しだいで、看護過程の精度を高めることが期待できます。

2 看護過程の整理

　総論1でも示しましたが(p.11参照)、看護過程のプロセスを図5に改めて示すとともに、それぞれの要素についてもまとめます。

1)データと情報収集

　看護過程の実践(展開)においては、患者の健康問題を明確化する目的に現存するデータを確認し、意味付けされた情報を収集、整理、整頓します(下記例)。そして、それを分析(アセスメント)し、「現在、実在する問題」、「潜在的な問題」、「予測(リスク型：可能性)される問題」のいずれかなのかを見当付け(仮説)します。

例)

・医療面接(問診、インタビュー)：病歴(既往歴)、家族構成など
・バイタルサインの測定・フィジカルイグザミネーション
・症状・状態変化の確認

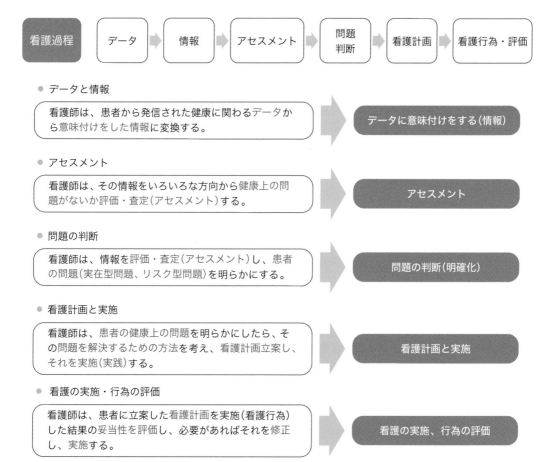

図5　看護過程のプロセスとそれぞれの要素

・バイタルサインの基準値や健康時の状態との比較

・健康な状態からの逸脱性の認識

①データ（data）とは

　データとは、基礎的な事実や資料をさす言葉で、何らかの付加価値を与えなければ、意味を持つものではありません。つまり、単なる数字、符号、事実でしかありません。その他、データについて説明しているいくつかの例を以下に示します。

・情報処理や考察によって付加価値を与える前のもの

・複数個の事象や数値の集合　※個々のデータ＝datum（デイタム、データム）

・伝達、解釈、処理などに適するように形式化、符号化されたもの

・再度情報として解釈できるもの

・それをもとにして、情報化し、さらに既知の知識と照らし合わせて整理整頓（推理、推論）し、結論を導き出す、または行動を決定（臨床判断）するための事実または資料

②情報（information）とは

　意味のあるデータが「情報」といえます。つまり、データから構成された意味や意義であり、判断を下したり行動を起こしたりするために必要な種々のデータを知識化したものです。それを通して何らかの知識が得られるようなもの、あるいはそれを通して既知の知識をさらに意味あるものにします。

2）アセスメント（assessment）とは

　評価や査定を指す英語の「assessment」が語源で、「人やものごとを客観的に評価・分析すること」という意味です。データ・情報をもとに既知（既存の知識）と統合（整理整頓）し、状況を正しく評価・分析することです。適切な対応、問題解決を行うための根拠となります。

　つまり、「主観的データ・情報・客観的データ・情報をもとに、分析・結合、判断・評価し、意見（考え、考察）・印象などを記述する」ことです。また、「現状判断」、「原因の特定、根拠」、「今後について予測」などもアセスメントに含まれます。

3）看護過程の枠組みの整理

　看護過程の枠組みを改めて整理すると以下のようになります。

・**データと情報収集**：医療サービスを受ける人の現在の健康問題、または潜在的な問題、予測される問題を把握するために、現存するデータを確認し、意味付けされた情報を収集、整理、整頓する。医療面接、フィジカルイグザミネーション、バイタルサイン、病歴（既往歴）、家族構成など。

・**看護診断（判断）**：問題の特定（実在型問題、リスク型看護問題）。収集した情報が適切であることを確認、情報を分析し、問題を特定する。

・**看護計画、目標設定**：問題解決のために、行動計画を作成する（必要時患

　者とともに）。
・**看護介入**：目標に到達するための、看護行為や患者の自己努力。
・**看護評価**：どのような成果が得られたか、あるいは看護計画を変更する必要はないかなど評価を行う（必要時患者とともに）。

3 看護過程の客観性と信頼性

　看護過程は、専門的な知識体系に基づき、ヘルスケア、看護ケアを必要としている対象者個々に的確、適切に提供するための連続的な系統的思考と組織的実践です。

　精度の高い看護過程を展開するには、普遍的に誰もが納得できる客観的かつ信頼性のあるアセスメント、問題の明確化、問題を改善するための計画、ゴールの設定、実践が望まれます。看護過程は、医療サービスを受ける個のMedical record（カルテ、診療録）の一部である客観的な看護記録として記載する場合が多いです。

おわりに

　臨床推論を進めていくには、物事（事象）を結論と根拠に分け、その論理的なつながりを捉えながら物事を理解する思考である論理的思考（ロジカルシンキング）が必要です。論理的思考を看護過程にも活用する、また、活用しだいで、看護過程の精度を高めることが期待できます。

（道又元裕）

学生への応援メッセージ

　看護過程の実践は、日常的に何気なくこなしていることが多いかもしれません。しかし、改めて知識として整理したうえで、意図的に論理的思考を働かせて臨床実践をできるようになるとよいと思います。

MEMO

各　論

臨床推論の知識と技術

1 インタビュー（問診）と アセスメント

講義動画

Summary

　フィジカルアセスメント（physical assessment）とは患者を観察し、可能ならばインタビュー（interview）によって健康歴の主観的情報を聞き、観察と科学的な検査、さらに身体診査であるフィジカルイグザミネーション（physical examination）を行い、これらの情報を統合して、患者の健康問題について評価することです。

　フィジカルアセスメントは、通常3つのステップによって構成され、それは別々に、あるいはほぼ並行して行われることもあります。3つのステップは、基本情報を得るインタビューと一般状態の観察、種々の検査データによるスクリーニング（ステップ1）、次に系統的インタビューによるシステムレビュー（ステップ2）、さらに身体を医療者のスキルによって診査する系統的フィジカルイグザミネーション（ステップ3）によって構成されます。

　フィジカルイグザミネーションは視診、触診、打診、聴診、嗅診によって構成され、その主な目的は①患者の健康状態のベースラインのデータ収集、②既往歴などから補足データの確認、あるいは反論、③医学判断の確認と確定、④患者の健康状態の変化および治療方法に関する臨床判断、⑤治療・ケアの生理学的アウトカムの評価です。

Keyword

▷インタビュー（問診、医療面接）　▷フィジカルアセスメント
▷フィジカルイグザミネーション　▷問診モデル　▷SQ（Semantic Qualifier）

はじめに

　アセスメントとは患者を観察し、可能ならばインタビューによって健康歴の主観的情報を聞き、観察と科学的な検査、さらにフィジカルイグザミネーション（身体診査）を行い、これらの情報を統合して、患者の健康問題について評価することです。本項では、インタビューおよびフィジカルアセスメントの概要について概説します。

系統的なフィジカルアセスメント項目

フィジカルアセスメントを構成する項目は3つあり、1つ目はインタビューで、同じ意味を持つ用語として問診、または医療面接があります。2つ目は、身体のフィジカルイグザミネーション（身体診査）です。フィジカルイグザミネーションは、一般的に体表面、呼吸器系、循環器系、腹部・消化器系、感覚器系、脳神経系、運動系（姿勢の保持・脊髄・小脳反射）というように系統的に行います。この項目は、必ずしも定まったものではなく、成書などによって系の分類が異なっている場合もあります。3つ目は心理・社会的状態のアセスメントです（表1）。

表1　系統的なフィジカルアセスメント項目

1. インタビュー（問診）
2. 身体のフィジカルイグザミネーション
1.体表面
2.呼吸器系
3.循環器系
4.腹部・消化器系
5.感覚器系
6.脳神経系
7.運動系（姿勢の保持・脊髄・小脳反射）
3. 心理・社会的状態のアセスメント

フィジカルアセスメントの要素

医療界、または看護界でいうフィジカルアセスメントは、身体について評価することで、アセスメントは、心理社会面などを含んだ全人的評価です。

フィジカルアセスメントは、診療の一部で、診察の一部です。診療とは、診察と治療で、診察は医師が患者の身体を調べて、病状・病因などを探ることを意味します。しかし、広義的な意味合いとしては、診断はしませんが、看護師およびその他のコメディカルが患者身体の異常の有無を確認するために評価する場合も含まれます。

フィジカルアセスメントは、患者が健康状態について、例えば痛みの状態を主観的な形で述べたりする（愁訴など）主観的情報があります。また、一般状態の観察やツール（痛みのスケールなど）を用いた情報、検査データから得られた客観的情報があります。これらは、インタビュー（問診）などによっても得ることができます。加えて、よりアセスメントの精度が高まる系統的に行うフィジカルイグザミネーション（身体診査）があります。

診 察

　診察とは、前述内容も含めて整理すると以下のようにまとめることができます。

　診察とは、医師・歯科医師、その他の医療系国家資格者が患者の病状を判断するために、質問をしたり身体を調べたりすることです。調べるとは、問診のほか、視診、触診、打診、聴診、および数々の臨床検査によって病気を見きわめることです。また、診察は医療行為の1つです。さらに診察は、医療系国家資格者以外は行うことができません。医師・歯科医師は診察や検査の結果をもとに医学的診断を行い、治療方針を決定します。看護師は、これらによって看護ケアの方針を決定します。

フィジカルアセスメントとフィジカルイグザミネーションの関係

　フィジカルイグザミネーションは、フィジカルアセスメントの枠組みの中に位置づけられ、視診、触診、打診、聴診、嗅診、バイタルサイン(vital sign)の観察と測定、経皮的酸素飽和度(SpO$_2$)の測定などの手技・行為を含みます。フィジカルアセスメントは、フィジカルイグザミネーションなど、患者から得られたさまざまなデータと情報の統合と推論仮説による評価、査定、臨床判断(結論)のことを意味します(図1)。

フィジカルアセスメントテクニック

　フィジカルアセスメントの技術・方法(テクニック)としては、前日のインタビュー(問診)、と視診、触診、打診、聴診、嗅診による系統的フィジカルイグザミネーションがあります。

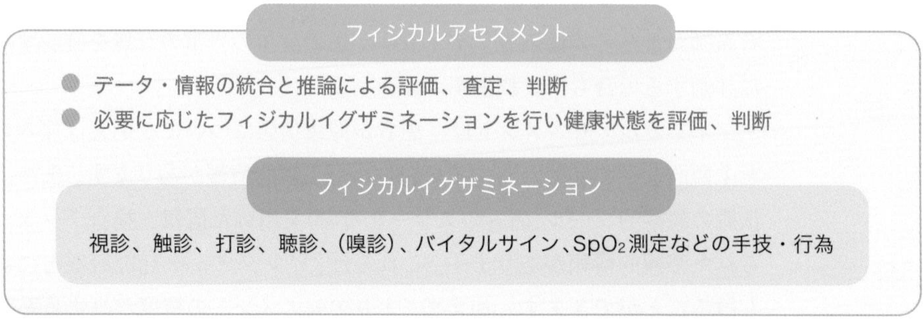

フィジカルアセスメント
- データ・情報の統合と推論による評価、査定、判断
- 必要に応じたフィジカルイグザミネーションを行い健康状態を評価、判断

フィジカルイグザミネーション
視診、触診、打診、聴診、(嗅診)、バイタルサイン、SpO$_2$測定などの手技・行為

図1 フィジカルアセスメントとフィジカルイグザミネーションの概念図

フィジカルアセスメントの一般的流れ

　フィジカルアセスメントは、通常3つのステップによって構成され、それは別々に、あるいはほぼ並行して行われることもあります（図2）。

　3つのステップは、基本情報を得るインタビューと一般状態の観察、種々の検査データによるスクリーニング（ステップ1）、次に系統的インタビューによるシステムレビュー（ステップ2）、さらに身体を医療者のスキルによって診査する系統的フィジカルイグザミネーション（ステップ3）によって構成されます。フィジカルイグザミネーションは視診、触診、打診、聴診、嗅診によって構成されます。それらから得られた情報を心理・社会的状況や日常的ライフスタイル（日常生活習慣）の因子とそれへの影響を統合した分析、解釈、推論と仮説によってキュア・ケア（治療・ケア）の方針が決定されます。

　フィジカルアセスメントの主な目的は①患者の健康状態のベースラインのデータ収集、②既往歴などから補足データの確認、あるいは反論、③医学判断の確認と確定、④患者の健康状態の変化および治療・ケア方法に関する臨床判断、⑤治療・ケアの生理学的アウトカムの評価などです。

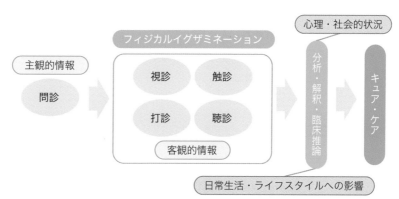

図2 フィジカルアセスメントの一般的な流れ

フィジカルアセスメントの原則

　系統的フィジカルイグザミネーションは、head to toe（頭からつま先まで）の順を追って診査することが原則です。しかし、優先したい部位が定まっている場合では、そこから審査する場合もあります（図3）。

①上肢
②頭頸部・顔
③胸部・背部
④腹部
⑤直腸・肛門・生殖器
⑥下肢
⑦筋・骨格系
⑧神経系

図3 head to toeの順序

フィジカルアセスメントのポイント

　目の前の患者をフィジカルアセスメントする際には、緊急事態か否かを確認することが最優先されます。また、重症度においても推察する必要があります。

　緊急度と重症度は必ずしも相関するわけではありません。緊急度は、生命の危険度を時間的に規定したもので、ただちに改善しないと生命が危うい状態を緊急度が高いと判断できます。一方、重症度は、患者の生命予後や機能の予後を示すもので、ただちに改善すべき状態もありますが、必ずしもそれを最優先にしなくてもよい状態もあります。

インタビュー（問診、医療面接）

　問診とは、英語においては①medical examination by interview、②questioning of conditionと表記されます。

　インタビューと問診は、実は厳密にいうと完全に同一のものではありません。インタビューとは単に面接（面会）、問診とは診断の助けとするために病歴・病状などを質問することです。つまり、インタビューのカテゴリーに問診（医療面接）が含まれるので、一般に医療界でいうインタビューは問診の意味を指します。

問診とは

　問診とは、診断・判断の手がかりを得るために患者に直接、現在の自覚症状や既往歴、受療歴、家族歴、アレルギー歴、渡航歴などを聞くことです。視診とともに臨床医学の出発点とされ、人間の医学と獣医学などとの本質的な差異ともいえます。問診のほか、視診、触診、打診、聴診、嗅診および数々の臨床検査によって病気を見きわめることが「診察」です。医療面接単独の場合と身体診察を合わせながら行うことがあります。問診は、患者に合わせた問診（診方、聴き方）が必要です。

問診のポイント

　問診は、一般的には自己紹介から始まり、患者に対してopen-ended question（開放型質問）、促進、共感、closed question（閉鎖型質問）、要約などがあります。その際、患者の訴えを聞き、その後必要な情報を聞き出すために質問を加えるなどします。患者と医療者のストレスを減らすためにも、

長々と非効率的な質問をするのではなく、効率的に定式化されたコミュニケーションの方法が重要です。臨床で用いられる質問方法としては、open-ended question、closed questionの他に、neutral question（中立的質問）、focused-question（重点的質問）、multiple choice question（多項目質問）があります。

問診前から始まるアセスメントに必要な要素

問診の前には、VABCDE（バイタルサインや年齢、背景、主訴、罹病期間、性別）など問診表を用いて事前に得られるデータがあります。また、そのデータを基に実際の問診において症状、所見を抽象度の高い医療用語に置き換えた情報にする準備性が必要です。そのうえで、健康上の問題、特徴、原因のヒントとなる重要なことばを専門用語に置き換えた表現・表記をします。さらに、患者の置かれている疾病、状態の現在の病期を推察することも重要です。一方、診断や判断する思考は、さまざまなデータを情報に変換し、アセスメントし、浮上した健康上の問題を最も重篤な疾患の可能性を残しながら、可能性の少ない健康上の問題を引き算式に除外していきます（表2）。

表2 問診前から始まるアセスメントに必要な要素

1. VABCDE：診察前データ（問診票などから得られるデータ） ① V：Vital（バイタルサイン） ② A：Age（年齢） ③ B：Back ground（背景） ④ C：Chief complaint（主訴） ⑤ D：Duration（罹病期間） ⑥ E：Sex（性別）
2. SQ（Semantic Qualifier） 症状、所見を抽象度の高い医療用語に置き換えた情報
3. illness script（病期のシナリオ）
4. 引き算（診断、判断）➡ 除外

主訴を評価するための問診モデル

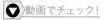
▼動画でチェック！

Closed question　OPQRSTT
（例：開腹術後、数日後）

以下に、主訴を評価するための問診モデルとその例を示します。問診モデルであるSAMPLE（**表3**）の中でS、P、Eは当然ですが、A、M、Lは疾病、日常生活習慣の関わりにおいて、非常に重要なデータ、情報です。

OPQRSTTは、現症について問診する際の方法の1つです（**表**

49

表3 SAMPLE	表4 OPQRSTT
S：Sign（症状） A：Allergy 　（アレルギーの有無） M：Medication（薬歴） P：Past medical history 　（既往歴） L：Last meal 　（最後に摂取した食事） E：Event 　（何が起きたのか）	1.　O：Onset（発症様式） 　　　症状はいつから始まったか？ 2.　P：Provocative（誘発因子） 　　　何をしていたときか？ 原因は？ 安静時・運動時？ 3.　Q：Quality（性質）とQuantity（程度） 　　　どのような痛みか？ その程度は？ 　　　1〜10尺度（一番痛いときを「10」） 4.　R：Region（部位）とRadiation（放散） 　　　痛みの部位は？ 1か所か？ 全体か？ 5.　S：Severity（重症度） 　　　我慢できる痛みか？ じっとしていられないほどか？ 　　　他の症状は？ 6.　T：Timing（時間的要素） 　　　突然？ 徐々に出現？ どのくらい続いているか？ 7.　T：Treatment（治療歴：過去の受療歴） 　　　これまでにどんな治療を受けたことがあるか？
	短時間で効果的な問診手順：4→6→3→5→2→1→7

4)。現症に関しては、診断に直結する情報であるため、より詳しく適切な情報収集が必要となります。問診時に効率的に行う場合には、4→6→3→5→2→1→7の手順で行います。

semantic qualifier（SQ）

1 SQとは　semantic qualifier（SQ）は、重要な意味を持つKeywordを抽出し、患者の訴えなどを客観的に整理整頓します。以下に、例を挙げます。

> **SQの例**
>
> ➡ 1か月ほど前から1日の中で繰り返し突発的なひどい頭痛が出現するという30代男性の患者。さまざまな愁訴があるとすると……
>
> ・まずは主訴を抽出したsemantic qualifierを整理する
> ・頭痛は頭痛として捉えることができる
> ・どのように→「繰り返して、突発的に」＝「発作性」
> ・さらに詳細な情報を聞くために、患者に答えを選んでもらう閉鎖的、または直接的質問（Closed or dired questions）を用いてもよい（通常は、「はい」「いいえ」で答えられるような聞き方で行う）

・その結果、どのあたりが痛いのかというと眼窩部、前頭部に限局していることが多いことがわかった

2 SQの整理整頓

では、上記例のSQを整理してみましょう。

痛みの程度は、激烈な痛みで、刺される、えぐられるよう、引き裂かれるよう、焼けつくようなどと表現されます。本例の場合、ひどい痛みであることは重要な点ですが、いずれにせよ、まずはSQは「発作性の眼窩、前頭部痛」と整理できます。さらに、閉鎖的質問によって涙流、鼻水、鼻づまりを伴うことが多いことや発作が起こる前に何らかの前ぶれを感じることもわかりました。

さらに整理を進めてみましょう。

頭痛は、一般的に片頭痛、緊張型頭痛、群発性頭痛およびその他の三叉神経・自律神経性頭痛、その他の一次性頭痛（咳嗽性頭痛、労作性頭痛など）と他の疾患に由来する二次性頭痛に分類されます。

二次性のものかどうかを精査する必要がありますが、一次性の範疇で推論を行うとすれば、拍動痛を伴う片頭痛、慢性的な筋緊張を伴う緊張型頭痛とは異なっているように推察されます。眼窩、前頭部に限局した発作性の激しい頭痛が1か月前から出現し、その際に涙流、鼻水、鼻づまりを伴うという特徴からすると「群発性頭痛」（表5）が浮上します。

3 SQの重要性

患者が発した主観的な訴えやそれに付随した修飾語や比喩的な表現などの情報から、できるだけ客観的な情報として整理することが重要です。整理の過程では物事を文脈的に捉え、理解する思考が必要です。それによって、患者が有する健康にかかわる問題を探り出したり、評価したり、容態の変化に

表5 群発性頭痛（cluster headache）

- ある一定の期間連日、しかも深夜から明け方のほぼ一定の時間に眼周囲の自律神経症状を伴って起こる激しい頭痛である
- 20～30歳代の男性に圧倒的に多い（男：女＝5：1）
- 群発期と寛解期を示す反復発作型（85％）と、寛解期の認められない慢性型（15％）がある
- 本疾患をはじめ、慢性発作性片側性頭痛、反復発作性片側性頭痛、持続性片側性頭痛などは比較的短時間持続型という特徴を有し、しかも三叉神経領域の激しい痛みと自律神経症状を伴うため三叉・自律神経頭痛と一括呼称される
- 群発頭痛の発生機序は不明である

表6 臨床推論の基本・SQのまとめ

- 症状、所見を抽象度の高い医療用語に置き換えた情報(整理・整頓)
- それらを組み合わせた医学的な重要と思われるキーフレーズ、キーワードを作成
- 患者が発信したデータから意味ある重要な現象(キーフレーズ、キーワードなど)、データを抽出し、医学的あるいは、看護学的に客観的思考に基づいて概ねの推論を行うために普遍化した用語に置き換える

気づけるなど、医師にも客観的かつ普遍的な情報を提示することができます。

例えば、「昨夜から1日の中で繰り返し、急に頭が締め付けられるように痛くなるようになった。横になったり、テレビを見ているときなどに急に頭が痛くなる。それ以降、毎日朝、膝や足の付け根も痛くなる。また、右手と左手がしびれた感じになるという男性がいた場合には、頭が痛い→頭痛、昨夜から→急性発症、1日の中で繰り返し突発的→発作性、横になり、テレビを見ているときに→安静時発症、右手と左手→両側性、膝関節と股関節→大関節」などと整理できます。

臨床推論の基本となるSQのまとめを**表6**に示します。

フィジカルイグザミネーション

フィジカルイグザミネーションには、視診、打診、触診、聴診、嗅診があります。ここでは、視診、打診、触診、聴診の基本について説明します。

1 視診

あらゆる部分をさまざまな角度から観察し、身体各部の状況や異常の有無を把握します。また、表情や動作から意識や認知機能を知ることができます。視診から得られる情報を**図4**に示します。

2 打診

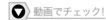

打診の基本手技

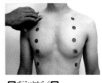

打診の音の違い

打診は、打診部位の下にある組織の状態を評価します。打診時の音や動き、振動の伝わり方で気体、液体、個体成分かを評価します。主な打診音として濁音、共鳴音(清音)、鼓音があります。打診は実施した部位の5〜7cm下の組織までの評価が限界です。手技の実際を動画で示します。

打診音の分類と音の特徴として、絶対的濁音(Flat)は心臓が直接、前胸壁に接している部分で聴取されます。濁音(Dull)は肝臓や心臓などの実質臓器で聴かれます。異常時は無気肺、胸水、腹水、胸膜炎、心嚢液貯留などが考えられます。清音・共鳴音(Resonant)は大きく澄んだ音で、正常肺野で聴かれます。鼓音(Tynpanitic)は大きい音で太鼓様の音です。胃や腸管などで聴かれます。異常な鼓音として、実質臓器の空洞化や、嚢胞、気胸、肺気腫などが考えられます。音の違いのイメージを動画で確認してみましょう。

● **体型・体格**

・体型を判断：肥満、やせ型 など
・体格を判断：脂肪型、肥満、 筋肉質など

● **姿勢**

・患者の自然に保っている姿勢も、 視診から得られる情報としては重 要である
・例）腹痛や腰痛など痛みがあれば背 筋を伸ばした姿勢を保持すること は困難である

● **成長発達段階**

・小児、発達段階にある世代では年 齢相応の身長と体重であるかどう かは視診からも理解できる

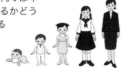

● **麻痺**

・四肢のいずれかに麻痺があれば麻痺側 上肢は屈曲し、下肢は伸展する
・四肢のいずれかに振戦があれば一定の 姿勢を保持することは困難となる

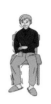

● **歩行**　● **動作**　● **意識状態や注意力**

・歩行の速さや立ち上がる動作を視診することで身体能力 をある程度把握できる
・傾眠状態などの意識状態の悪化も視診により観察できる
・注意力の欠如も視診から得られる大切な情報となる
・注意力の欠如は認知症や精神疾患、不安を抱える患者な どに認められる特徴的な症状である

● **表情**　● **顔色**

・痛みがあれば眉間にしわを寄せることが多く、表情の変化から不安に気 づくときがある
・ショックのような重篤な病態では顔面蒼白や口唇にチアノーゼを認める
・外観や身なりから衛生状態や健康問題を知ることができる

● **皮膚の色や状態**

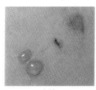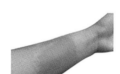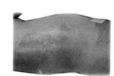

水泡　　　接触皮膚炎　　　側腹部の発赤　　レイノー現象

・視診は皮膚色や状態を観察することができる
・例として、水泡や発赤、接触皮膚炎、レイノー現象などが視診により把握できる
・その他、全身の浮腫や身体各部の色調の変化、腫脹なども視診により観察できる

図4 視診から得られる情報

3 触診　　触診では、手掌や手背、手指を用い触れた臓器、組織や腫瘤の形状、拍動、 振動、温冷覚を観察します。触れた臓器、組織や腫瘤が感じる痛みなどの 症状を確認します。臓器、組織の異常所見や痛みなどの症状を総合的に判

動画でチェック！

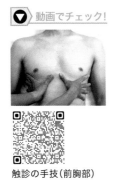

触診の手技（前胸部）

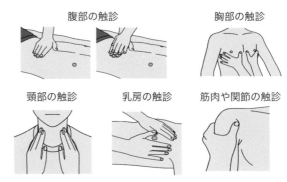

図5 触診による手技の違い

腹部の触診　胸部の触診　頸部の触診　乳房の触診　筋肉や関節の触診

断し診断の一助となります。触診をする前にその目的と、痛みがある部位をあらかじめ確認しておき、痛みのある部位は最後に触診します。触診は異常な所見を探しに行くという意識を持ちながら、ていねい、かつ患者の表情を観察しながら行います。触診する手は必ず温めます。

触診を行う部位により触知する臓器や組織が異なります。そのため触診する手や指の使い方、圧迫する力の加減など触診の手技は異なります（図5）。

4 聴診

動画でチェック！

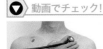

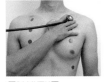

聴診の手技（前胸部）

聴診器を用い、身体の内部で生じる音を聴き分けるのが聴診です。聴診された音から正常、異常を判断します。主に心音・肺音・腸音・血管雑音などを聴取します。

聴診器の各部分の名称を図6に示します。イヤーピース、耳管、チューブ、シャフト、膜面（ダイヤフラム面ともいう）、ベル面という構成になっています。聴診器の耳孔への正しい入れ方として、イヤーピースは外側を向いた位置で外耳孔に入れます。正しい例と悪い例を図7に示します。

聴診器には、膜型（膜面）とベル型（ベル面）があります（図8）。膜型で聴診すると高音成分の音が聴取しやすくなります。肺音、Ⅰ音・Ⅱ音の心音、心雑音や血管雑音、腸蠕動音などが高音成分です。ベル型で聴診すると低音

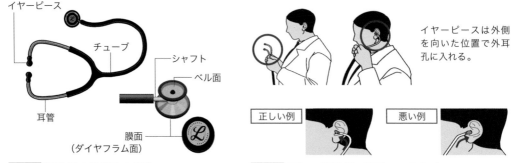

イヤーピース
チューブ
シャフト
ベル面
耳管
膜面
（ダイヤフラム面）

図6 聴診器の各部位の名称

イヤーピースは外側を向いた位置で外耳孔に入れる。

正しい例　悪い例

図7 正しい聴診器の耳孔への入れ方

型	音域	特徴	聴取部位
膜型 （膜面）	高音成分	聴診器の膜全体をやや強く押し付けて聴診する	肺音、心音（Ⅰ音、Ⅱ音） 心雑音、血管雑音、 腸蠕動音
ベル型 （ベル面）	低音成分	膜型よりもやさしく、やわらかく密着させる	心音（Ⅲ音、Ⅳ音）

図8 膜型（膜面）とベル型（ベル面）の違い

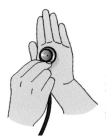

冷たいままの聴診器を患者にあてると患者に不快感を与える.
聴診する前には手のひらなど体温で必ず温めてから聴診する.

図9 聴診前に必ず行うこと：
聴診器を温める

はさみ法　　　かぶせ法

手のひらすべてでかぶせる

図10 聴診器の持ち方

成分が聴取しやすくなります。Ⅲ音・Ⅳ音の心音は低音成分です。膜型で聴診する場合は、聴診器の膜を体壁に跡が残るくらいしっかりと密着させて聴診します。ベル型での聴診は膜型での聴診よりもやさしく、やわらかく体壁に密着させて聴診します。

　冷たいままの聴診器を患者にあてると患者に不快感を与えます。聴診する前には手のひらなど体温で必ず温めてから行います（図9）。

　聴診器の正しい持ち方には、はさみ法とかぶせ法があります。かぶせ法は手のひらすべてでかぶせる方法もあります（図10）。

フィジカルイグザミネーション実施時の注意点

　フィジカルイグザミネーション実施においては、ただ見ても、視えないことが多く、ただ触れても、感じないことが多く、診るための知識と意味と観点と目的を持つことが大切です。

フィジカルイグザミネーションの基本

　全身の診察を正確に系統的に効率的に行い、診察した所見を正しく記載します。**表7**にフィジカルイグザミネーションの実施における基本事項を記載します。

表7 【まとめ】フィジカルイグザミネーションの基本

- 患者の人権に配慮した診察ができる
- バイタルサイン、精神状態、皮膚の観察、表在リンパ節の診察など全身の観察ができ、記載できる
- 頭・頸部の診察（眼瞼・結膜、眼底、外耳道、鼻腔、口腔、咽頭の観察、甲状腺の触診を含む）ができ、記載できる
- 胸部の診察（乳房の診察を含む）ができ、記載できる
- 腹部（直腸診を含む）の診察ができ、記載できる
- 泌尿・生殖器の診察（産婦人科的診察を含む）ができ、記載できる
- 骨・関節・筋肉系の診察ができ、記載できる
- 神経学的診察ができ、記載できる
- 小児の診察（生理的所見と病的所見の鑑別を含む）ができる
- 精神面の診察ができ、記載できる

おわりに

　　　フィジカルアセスメントは、身体状況の目に見えるレベルを単に把握するだけにとどまらず、いま患者の身体にどんなことが起こっているのか、どんな状況にあるのかを得られたデータと情報から分析、評価していきます。また、フィジカルイグザミネーションの基本技術は、ていねいに集中して五感を働かせ、全身を診て評価することが大切です。個々の患者に相応した看護ケアを提供するためには、フィジカルアセスメントは不可欠であり、臨床推論の主を占めるのがフィジカルアセスメントです。

（道又元裕）

学生への応援メッセージ

　　　フィジカルアセスメントの精度を高めるためには、正常と異常とを区別するための解剖生理、疾病、病態などに関する基本的知識を得るための幅広い学習と技術の訓練を重ねることなしではできないことを、看護実践に卓越した看護師は知っています。

2-1 バイタルサインの生理とアセスメント①
意識・呼吸

講義動画

 Summary

　バイタルサインは、血圧、脈拍、呼吸など容易に計測できるものですが、これだけで患者の緊急度を判断し、状態変化（悪化）を察知し、さらに病態把握の糸口になる、非常に重要な情報です。評価する際は「異常値→変化→代償→推論」と、決まった方向から読み進めることで、見落としを防ぐことができます。意識を確認する場合には、統一した評価指標を用いて、日常のケアの中で評価することが異常の発見には有用です。また、呼吸は、意識して評価しなければ異常を見逃す（変化に気づかない）ことが多いため、臨床では呼吸数だけでなく、呼吸パターン、呼吸のリズムなど、フィジカルアセスメントを含めて観察し、SpO_2値と合わせて評価します。

Keyword

▷バイタルサイン　▷意識障害　▷呼吸　▷SpO_2

はじめに

　バイタルサイン（vital sign）とは、「vital：生きている」「sign：徴候」を示します。バイタルサインに異常があるということは、今まさに命の危機にある、あるいは危機に陥る兆しがあるということを示しています。そのため、バイタルサインを「読む（解釈・評価）」あるいは「判断（解釈）する」ことは、患者の命の危機を察知し、これを回避するうえで非常に重要だといえます。

　ここでは、主なバイタルサインのうち意識、呼吸、SpO_2をピックアップし、臨床推論につなげるために必要なミカタ（解釈・評価）や考え方について解説します。

バイタルサインからわかること

　看護師はバイタルサインの評価によって、患者の状態変化・悪化にいち早

く気づくことができます。また、ときに病態を教えてくれるのもバイタルサインです。

　例えば、急変(あるいは、急変の前段階)では、重症化とともにバイタルサインに変化が生じます。この変化を適切に判断(解釈)できれば、それ以上重篤な状態になる(急変に至る)前に、準備をして対応することが可能となります。あるいは、すでに把握している病態においては、バイタルサインによって患者毎に観察が可能な状態や範囲を示すことができます。

1 バイタルサインのミカタ

　では、どのようにバイタルサインを読み、生理学的に解釈すればよいのでしょうか。

　表1にバイタルサインのミカタ(解釈)を示します。1から順に確認しますが、著しい異常がある場合には、その時点で(次の解釈に移る前に)報告あるいは対応することが重要です。また、決まった方向(順序)で確実に読むことで、見逃しを防げます。

1)異常値をチェック

　すべてのバイタルサインの異常値を確認します。基準値(正常値)との比較です。異常値であることが異常、あるいは正常値であることが正常であるとは限りませんが、基準から逸脱した数値を把握することで、容易に「気づく」ことができます。

2)変化をチェック(患者特有の異常)

　患者の過去のデータ(測定値)と比較し、患者毎の変化を確認します。数値の変化が短時間で大きいほど、また症状が著しいほど緊急度が高い可能性があります。

3)相互の影響(代償反応)を評価

　生体に異常が発生したとき、機能を維持するために互いに補い合う働きをします(代償反応)。例えば、心臓からの一回拍出量が減少した場合に心拍出量を維持するために心拍数が増加したり、心機能が低下した場合に酸素の運搬量を維持しようと呼吸数が増加したりします。逆に、この変化がなけれ

表1 バイタルサインのミカタ(解釈)

1. 異常値をチェック
2. 変化をチェック(患者特有の異常)
3. 相互の影響(代償反応)を評価
4. 病態を踏まえた臨床推論

1から順に確認する。著しい異常がある場合には、その時点で(次の解釈に移る前に)報告あるいは対応する。

ば、本来あるはずの代償反応がないわけですから、異常(少なくとも、生体にとっては不利な状況)と判断できます。

4)病態を踏まえた臨床推論

　原疾患あるいは合併症のリスクなど、患者の病態を踏まえて評価します。例えば、出血の患者であれば出血の進行を、術後の呼吸器系の異常であれば合併症を、肺炎の患者であれば敗血症などの重篤な状態を、というように病態(予測される状態悪化を含めて)評価することで、患者に何が起きているのか推論します。

2 緊急度と重症度(図1)

　緊急度とは、重症度を時間的に規定した概念で、時間的な余裕の程度を表します。緊急度が高いとは、治療を行う時間的な余裕がないことを示しています。一方、重症度は生命や機能の予後を示す概念で、治療によって得られる効果・予後で評価します。重症度が高いとは、適切に治療を行っても生命予後が悪いことを示しています。

　このように、緊急度と重症度は異なります。例えば、窒息の場合、緊急度は非常に高いですが、窒息が解除されれば改善しますので重症度は低いといえます。緊急度が高い患者では、早期に適切な治療を行うことで、生命や臓器、身体の障害や損傷の危機を回避、または軽減できますので、早期に発見し速やかに対応することが非常に重要となります。この緊急度を臨床で判断する要となるのが、バイタルサイン(生理学的評価)です。

3 急変患者の評価

　患者が急変した場合、まずはバイタルサインを確認(生理学的評価を実施)します。ここで異常がある場合には、緊急度が高いと判断し、ただちに対応することが重要です。もし、異常がない場合には、症状や身体所見を詳細に確認する解剖学的評価を行います(図2)。とくに緊急度が高い場面では、バ

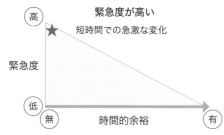

緊急度は、重症度を時間的に規定した概念。
時間的な余裕の程度で評価する。

重症度とは、生命予後や機能予後を示す概念。
治療によって得られる効果・予後で評価する。

図1 緊急度と重症度

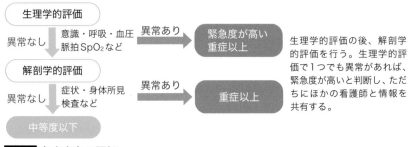

生理学的評価の後、解剖学的評価を行う。生理学的評価で1つでも異常があれば、緊急度が高いと判断し、ただちにほかの看護師と情報を共有する。

図2 急変患者の評価

イタルサインを評価する(解釈できる)ことの重要性が高まります。

意 識

　意識状態は、他のバイタルサインと異なり数値として観察できるものではありません。評価者が観察した内容を数値化したり、レベル分類したりすることで、継続的な評価が可能となります。一方、測定結果に評価者の判断が入りますので、その観察力や判断力によって結果が左右されるという問題があります。そのため、意識障害を評価するうえでは、正しい評価方法を理解することが重要です。

1 意識レベルの評価

　代表的な意識レベルの評価方法として、Japan Coma Scale (以下、JCS)と、Glasgow Coma Scale (以下、GCS)があります。意識レベルの確認は、日常的なケアの中で観察・評価することが重要です。それにより「いつもより反応が鈍い」「発語が少ない」「吸引時に手が異常な屈曲をした」など、患者の変化をいち早く察知できるようになります。

1) JCS(図3)

　開眼(開瞼)状況でレベルを大きく3段階に分類するもので、刺激をしなくても開眼する状態をⅠ桁、刺激により開眼する状態をⅡ桁、刺激しても開眼しない状態をⅢ桁と判断します。それぞれは、さらに3つにレベル分類されており、見当識障害の有無や開眼する刺激の強さ、刺激に対する動作や表情などによって評価します。数字が大きいほど、意識状態が悪いと判断します。見当識の確認では、「時、人、場所」の3つの内容を確認します。

2) GCS(図4)

　国際的に広く活用されているスケールで、開眼、言語、運動の3側面から評価します。それぞれ、4段階(1〜4点)、5段階(1〜5点)、6段階(1〜6点)の評価になっており、合計点は3〜15点となります。点数が低いほど、意

I	刺激しなくとも、覚醒している	0	意識清明
		1	ほぼ清明だが、はっきりしない
		2	見当識障害がある
		3	自分の名前、生年月日がいえない
II	刺激すると覚醒するが刺激をやめると眠り込む	10	普通の呼びかけで、容易に開眼する
		20	大声で呼びかけ、または揺さぶりで開眼する
		30	痛み刺激を加えつつ、呼びかけるとかろうじて開眼する
III	刺激しても覚醒しない	100	痛み刺激に対し、払いのける動作をする
		200	痛み刺激に対し、手足を動かしたり、顔をしかめたりする
		300	痛み刺激に対し、全く反応しない

その他、R（不穏）・I（糞便失禁）・A（自発性喪失）

開眼状況によって3つのレベルに大別し、そのうえでさらに3つの状態を確認する。例えば、痛み刺激に対して払いのける動作をする場合、JCS100と評価する。また、患者が失禁状態にある場合には、JCS100-Iと評価する。

図3 JCS（Japan Coma Scale）

開眼 Eye opening	自発開眼	4
	呼びかけで開眼	3
	痛み刺激で開眼	2
	開眼しない	1
最良言語反応 Best Verbal Response	見当識あり	5
	混乱した会話	4
	混乱した言葉	3
	意味不明の発声	2
	なし	1
最良運動反応 Best Motor Response	命令に従う	6
	疼痛部へ	5
	逃避	4
	異常屈曲	3
	伸展	2
	なし	1

開眼、言語反応、運動反応の3側面で評価する。呼びかけで開眼した場合でも、そのまま15秒以上開眼できているのであれば「4」と評価する。患者に麻痺がある場合は、健側で確認する。なお、痛み刺激を与える部位によっては運動反応を判断しにくいことがあり、必要であれば2か所で確認する。

図4 GCS（Glasgow Come Scale）

識状態が悪いと判断します。

2 意識障害の原因

意識障害の原因や発生機序は多様ですが、「脳（脳内病変）」あるいは「脳以外（全身的な代謝異常）」の2つに分けて考えるとわかりやすいです（**図5**）。前者は解剖学的に、後者は神経細胞レベルで生理学的に発生機序を捉えます。

1）脳（脳内病変）による意識障害

脳実質の損傷や病変などにより発生する意識障害で、多くは麻痺や失語など神経症状を伴います。一般的には意識障害も高度であり、臨床で見逃されることは少ないといえます。また、脳実質の障害のため、不可逆的な障害となることが多いです。

脳障害が脳幹に至った場合、瞳孔不同や呼吸障害などが発生し、特徴的な呼吸パターンを認めます（**図6**）。脳圧亢進により脳血流が低下した場合、生体は血流を維持しようと収縮期血圧を上昇させ結果的に徐脈を呈します。これをクッシング現象といいます。

2）脳以外（全身的な代謝異常）による意識障害

呼吸、循環、糖代謝、電解質異常などさまざまな原因により、脳循環やエネルギー代謝の過程に異常（障害）が生じて発生する意識障害です。

意識障害の原因を鑑別するツールとして、AIUEOTIPS（**表2**）があります。問診や他の身体所見を確認しながら、AIUEOTIPSに沿って原因を検索していくことで、漏れなく鑑別することができます。とくに、低血糖、低酸素、

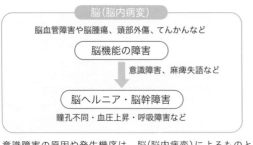

脳（脳内病変）	脳以外（全身的な代謝異常）

脳（脳内病変）

脳血管障害や脳腫瘍、頭部外傷、てんかんなど

脳機能の障害

↓ 意識障害、麻痺失語など

脳ヘルニア・脳幹障害

瞳孔不同・血圧上昇・呼吸障害など

脳以外（全身的な代謝異常）

循環障害：心不全、ショック、不整脈
呼吸障害：低酸素血症、窒息
糖代謝障害：低血糖、高血糖
電解質異常：Na、K、Mg異常
肝・腎障害：高アンモニア血症、腎不全 など

脳循環やエネルギー代謝の異常

↓ 意識障害＋原因に起因する所見

脳血流障害

意識障害の原因や発生機序は、脳（脳内病変）によるものと、脳以外（全身的な代謝異常）によるものに大別するとわかりやすい。前者は、脳実質の損傷や障害で神経症状を伴うことが多い。

図5 意識障害の原因と発生機序

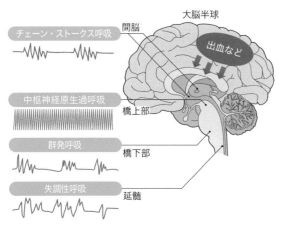

出血などによって脳圧が高まると、大脳半球から間脳、中脳、橋、延髄に圧がかかってくる。このとき、圧迫部位によって特徴的な呼吸パターンを示す。

図6 脳の障害と呼吸の変化

表2 AIUEOTIPS

A	Alcohol（急性アルコール中毒）
I	Insulin（低血糖・糖尿病性昏睡）
U	Uremia（尿毒症）
E	Endocrine（内分泌、電解質異常） Encephalopathy（脳症）
O	Overdose（薬物中毒） Oxygen（低酸素）
T	Trauma（頭部外傷） Temperature（低・高体温）
I	Infection（髄膜炎・脳炎）
P	Psychiatric（精神疾患） Porphyria（ポルフィリア）
S	Stroke（脳卒中） Seizure（痙攣） Shock（ショック）

鑑別診断を行う場合に、忘れている疾患がないかを確認するためのツールとして使用される。

電解質異常は、速やかに対応することで改善が期待できるため、見逃さないことが重要です。一方で、意識障害の原因は非常に多いため、原因検索に時間を要することもあります。とくに進行する意識障害では、原因検索よりも急変対応が優先されることがありますので、注意が必要です。

呼吸とSpO₂

1 呼吸のしくみ

口から外気を吸い込み、肺胞でガス交換を行うことを外呼吸といいます。酸素や二酸化炭素は、濃度が高いところから低いところへ移動（拡散）しますので、肺胞では酸素を取り込み、二酸化炭素を排出することができます。

取り込んだ酸素は血液中のヘモグロビンと結合し、組織の細胞に送られます。細胞ではエネルギー産生のために酸素が代謝され、その結果二酸化炭素が産生されます(内呼吸)。二酸化炭素は、再び血液を介して肺胞へ送られ、排出されます。この流れのどこかに異常がある場合、呼吸は変化します。例えば肺胞でのガス交換障害、血液での運搬機能の低下、細胞での酸素の取り込み障害など、さまざまな状況が考えられます。

呼吸数は次の3つの機能によって調整されています。

1)大脳皮質による調整

呼吸は意識(随意)と無意識(不随意)で管理されていますが、この意識的な呼吸の調整は大脳皮質で行われています。

2)化学受容体による調節

血液ガスデータが変化(pH低下、$PaCO_2$増加、PaO_2低下)すると、体は呼吸の深さや速さを変えて、データを正常に維持しようとします。具体的には、呼吸数や換気量が変化することになります。

3)伸展受容体による調節(反射)

吸気によって肺が膨張すると、これを感知して吸気を抑制し呼気に切り換えます。この反射をヘーリング・ブロイヤーといいます。

2 正常値

呼吸数の正常値(**図7**)は年齢によって異なりますが、成人した後は加齢による変化が小さいのが特徴です。頻呼吸では、補助呼吸筋を使用した「努力呼吸」になります。10回/分以下は徐呼吸であり、さらに呼吸が抑制されることも予測した対応が必要です。宮城(2009)[1]は、呼吸の評価において30回/分以上は要注意、40回/分以上あるいは6回以下は危険であることを述べています。

1)急変察知に有用な「呼吸数」の変化

呼吸数の評価は急変を察知するうえで非常に有用といわれています。たとえば、Lynnら(2011)[2]は、呼吸に関するパラメーターの変化から予期せぬ院内死亡のパターンを分析し、うっ血性心不全や敗血症の患者においては、

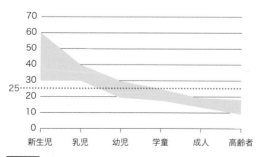

塗りつぶした範囲が、呼吸数の正常範囲の目安になる。幼児より幼い年では、正常であっても呼吸数が多いことがわかる。

図7 呼吸回数の正常値(基準値)

まず呼吸数が変化すること、SpO_2は当初はほとんど変化していないことを明らかにしています。急変のサインとしてSpO_2よりも呼吸数のほうが、より鋭敏で有用な指標となることがわかります。

臨床ガイドライン(CG50, 2014)においても、呼吸数は悪化している患者の最も敏感なマーカーであり、問題を示す最初の所見であることが示されています。

2)呼吸数の測定

呼吸を正しく把握するためには、30秒〜1分観察する必要があります。観察の際には、呼吸数だけでなく、呼吸パターンやリズムなども合わせて確認するようにしましょう。胸郭の動きや左右差、深さなどの観察を合わせれば、1分でも短いと感じるはずです。

通常、呼吸数が増える過程で、休止期が短くなります。吸気呼気の時間を維持するために、体は休止期から削っていくわけです。よって休止期が短い(ない)患者では頻呼吸を疑います。さらに呼吸数を増やすためには、吸気と呼気の時間を縮めるしかありません。その場合は補助呼吸筋を使った呼吸になります。

ところで、気道に問題があり、吸気や呼気が延長した場合には、頻呼吸にならない(なれない)場合があります。このような場合、多くは延長しているほうに障害(問題)を抱えています。たとえば、呼気が延長している患者は息が吐きにくい(呼気に問題がある)可能性があると判断できます。このような問題に気づくためにも、呼吸数だけでなく呼吸パターンなどを合わせて観察・評価することが重要です。

3 呼吸数と血液ガスデータ(酸塩基平衡)

低酸素血症(PaO_2低下)の際に、呼吸数が増えることは容易に想像がつくと思います。では、$PaCO_2$では、どうでしょうか?

呼吸は酸素化(PaO_2を取り込む)と同時に換気($PaCO_2$を排出)します。もし$PaCO_2$が上昇したら、$PaCO_2$を排出しようと呼吸数は増えます。呼吸数が増えると、$PaCO_2$は減少します。逆に、呼吸が抑制されれば$PaCO_2$は上昇します。

呼吸数に影響を与えるのは$PaCO_2$だけではありません。pHやHCO_3も呼吸数の増減に影響を与えます。この3つの関係は、天秤で表すとわかりやすいと思います(**図8**)。例えば代謝異常により天秤がどちらかに傾いた時、その調整を図ろうと呼吸数が変化して、$PaCO_2$をコントロールします。血液ガスデータの主な項目と基準値を**表3**に示します。

4 SpO_2

SpO_2の測定により、酸素化を評価します。SpO_2とPaO_2は**図9**に示すように関連しています。そのため測定値は、PaO_2を予測する際の目安となりま

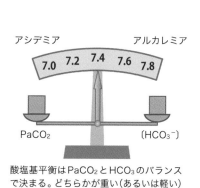

例：代謝性アシドーシス

アシデミア　　　アルカレミア
7.0　7.2　7.4　7.6　7.8
PaCO₂　　（HCO₃⁻） ← 減少した

アシデミア　　　アルカレミア
7.0　7.2　7.4　7.6　7.8
減らして
バランス
をとる → PaCO₂　　（HCO₃⁻）

例えば、HCO₃⁻が減少した場合、天秤は左に傾きアシドーシスになる。これを元に戻すため、呼吸数を増やし、PaCO₂を排出してバランスをとる。

アシデミア　　　アルカレミア
7.0　7.2　7.4　7.6　7.8
PaCO₂　　（HCO₃⁻）

酸塩基平衡はPaCO₂とHCO₃のバランスで決まる。どちらかが重い（あるいは軽い）と、重いほうへ傾く。

図8 呼吸数と酸塩基平衡

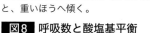

表3 血液ガスデータの基準値

項目（名称）	基準値	意味
pH（水素イオン指数）	7.35 〜 7.45	血液が酸性かアルカリ性かを判断する指標
PaCO₂（動脈血二酸化炭素分圧）	35 〜 45（mmHg）	血液中の二酸化炭素の量（圧）、換気の評価指標
PaO₂（動脈血酸素分圧）	80 〜 108（mmHg）	血液中の酸素の量（圧）、酸素化の評価指標
SaO₂（動脈血酸素飽和度）	96 〜 99（%）	酸素と結合しているヘモグロビンの割合
HCO₃⁻（重炭酸イオン）	22 〜 26（mEq/L）	血液中の重炭酸イオンの量

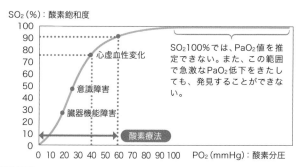

SO₂100%では、PaO₂値を推定できない。また、この範囲で急激なPaO₂低下をきたしても、発見することができない。

SpO₂とPaO₂の関係は、このようなS字カーブを描く。
一般的に、PaO₂60mmHgのときにSpO₂90％といわれ、これ以下が酸素療法の適応になる。つまり、SpO₂90％に近づいた患者では、酸素投与の準備が必要になる。

図9 酸素解離曲線

す。ただし、低酸素血症に至る前に、体は呼吸数を増加させSpO₂を維持しようと働きます。SpO₂低下の前に呼吸数が増加することが予測されますので、患者のアセスメントを行う際には、単に数値を読むだけでなく、同時に呼吸状態を評価することが重要です。

　SpO₂の測定は、状態の評価や異常の早期発見が目的ですので、「異常で変化する値」で管理する必要があります。**図9**のように、SpO₂100%で管理している場合、どの程度のPaO₂であるのか推定することができません。つまり、

100％の範囲で急激に酸素化が低下しても気づけないことになります。臨床ではSpO$_2$100％での管理は避けたほうがよいといえます。

おわりに

バイタルサインの評価(生理学的評価)は、臨床で患者の状態変化を見抜くための最大の武器です。それぞれの値だけでなく、バイタルサインの相互の関連を読み解き、この武器を効果的に扱うための知識を蓄えましょう。

(濱本実也)

学生への応援メッセージ

学生だったころ、実習目標に「バイタルサインの測定と解釈」と書いて、指導者さんに「いつまで、バイタルサイン！」と、怒鳴られました。側にいた医師が「バイタルこそ重要なのだよ」と庇ってくれ、うるうるっ(先生、ごめんなさい。めんどうくさくて書いたのです)。看護師になり、臨床でバイタルサインを読めることの強みをひしひしと感じています。バイタルサインのない患者はいません。すべてに通ずる知識として、ぜひ学んでください。

■ 引用・参考文献

1) 宮城征四郎：私の推奨する呼吸器診断法 生命徴候の臨床的意義.呼吸, 28 (10)：1051-1053, 2009.

2) Lynn LA, Curry JP. Patterns of unexpected in-hospital deaths: a root cause analysis. Patient Saf Surg 11, 5 (1), 2011.

3) NICE CG50：Recognition of and response to acute illness in adults in hospital. National Institute of Clinical Excellence. Accessed 02 Feb 2014.

4) 田村直俊, 島津邦男：意識障害の病態生理—意識の神経機構と意識障害発現のメカニズム.JIM, 3 (7)：595-598, 1993.

2-2　バイタルサインの生理とアセスメント②
血圧、脈拍・心拍、体温、尿

講義動画

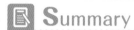

　血圧測定の際には、測定値以外に脈圧と平均血圧を算出します。これにより、心拍出量の推定や臓器血流を評価することができます。また、血圧、脈拍、尿量は、カテコラミンリリースを評価するうえで重要な所見であり、それぞれの相関関係を理解することで、重症化の際の変化の予測が可能となります。体温は、数値の評価よりも発熱や解熱過程の評価と発熱による患者への影響をアセスメントすることが重要です。体温が上昇すると心拍数も上昇しますが、心拍数上昇の程度（適切な相関の範囲）を理解することで、体温以外の原因にも気づくことができます。

▷血圧　▷脈拍　▷カテコラミンリリース　▷尿量　▷体温

はじめに

　　バイタルサインとは、患者の状態や病態を教えてくれる「生命徴候」です。血圧や脈拍など一般市民でも知っている測定値ですが、その解釈がどこまでできるのかによって、臨床での判断力は大きく異なります。ここでは、主なバイタルサインのうち血圧、脈拍、尿量、体温をピックアップし、臨床推論につなげるために必要なミカタや考え方について解説します。

循環のしくみ

　　循環動態の評価では、血圧、脈拍、尿量が非常に重要です。この関係を理解するため、循環のしくみについて整理しておきましょう。
　　心臓から拍出された血液は、動脈血として全身に送られ、各臓器に必要な酸素や栄養素を届けます。そして細胞で代謝されたのち静脈血として再び心臓に戻ってきます。心拍出量は状況に応じて、臓器への分布量（血流）を

変化させます。

1 心拍出量

1分間に心臓から全身に駆出される血液の量のことで、「一回拍出量×心拍数」が心拍出量となります。一回拍出量は、「前負荷」「収縮力」「後負荷」によって規定されますので、心拍出量を評価するためには、心拍数を加えたこの4つの評価が必要になります。4つの関係は、手押しポンプ(図1)でイメージすると理解しやすいと思います。

もし、ポンプを押しても水が十分に出ない場合、何が原因でしょうか?

そもそもポンプ内に十分に水が溜まっていない(前負荷が小さい)、またはポンプを押す力(収縮力)が弱い、あるいは出口が狭く(後負荷が大きく)出にくいのかもしれません。このように、心拍出量が少ない場合には、この4つを評価することで適切に対応することができます。通常、前負荷が大きいほど心臓の収縮力は高まり、後負荷が大きいほど一回拍出量は減少することになります。

2 血液の分布

エネルギー消費が高まると、これに対応するため心拍出量は増加します。運動時に脈拍が早くなるのはこのためです。また、血管平滑筋の収縮と拡張により、エネルギーを必要とする組織に流れるよう調整されます(図2)。

3 カテコラミンリリース

過度の精神的・身体的ストレスに曝されたとき、体は生命を維持するため

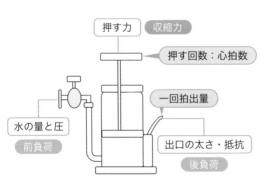

まず、ポンプの中に水を溜める。この溜める水の量を前負荷という。水が溜まったら、上からポンプを押す。そのときに出る水の量が一回拍出量である。
水の出やすさは、ポンプを押す力(収縮力)と、水の出口の太さや抵抗(後負荷)の影響を受ける。また、ポンプを押す回数が心拍数になる。

図1 心拍出量の調節:規定因子

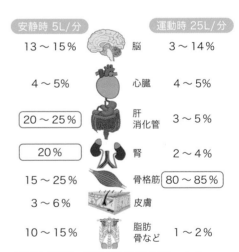

安静時 5L/分		運動時 25L/分
13〜15%	脳	3〜14%
4〜5%	心臓	4〜5%
20〜25%	肝 消化管	3〜5%
20%	腎	2〜4%
15〜25%	骨格筋	80〜85%
3〜6%	皮膚	
10〜15%	脂肪 骨など	1〜2%

安静時と運動時の臓器血流の変化を示している。
運動時には、心拍出量が増加し、骨格筋・皮膚の血管が拡張、他の臓器の血管が収縮することで、必要な組織に血流が流れるよう調整する。

図2 血液の配分

に内因性カテコラミンを放出(カテコラミンリリース)します。

　カテコラミンリリースが起こると、心臓・血管系を中心にバイタルサインが変化します。具体的には、末梢血管の収縮、心拍数の増加、血圧の上昇、尿量の減少などです。入江ら(2011)[1]は、カテコラミンリリースが起こる代表的な5病態(呼吸不全、心不全・循環不全、低血糖、発熱、疼痛や不安など)を示し、大脈圧を伴う血圧上昇(大脈圧≧収縮期血圧/2)がある場合、必ずカテコラミンリリースの病態を考える必要があると述べています。

血 圧

　血圧とは、心臓から拍出された血液が、動脈血を流れる際の圧力を示しています。心拍出量が多ければしっかりとした圧力がかかること、また血管が細い場合には抵抗となり圧力が高まることがイメージできると思います。つまり、血圧は「心拍出量」と「血管抵抗」によって規定されます。

　血圧測定では、収縮期血圧と拡張期血圧を測定しますが、さらに脈圧、平均血圧を算出し評価します。

1 脈圧

　収縮期血圧と拡張期血圧の差を脈圧といいます。脈圧は、一回拍出量を反映しているため、脈圧が小さい場合には、一回拍出量の低下を考えます。

2 平均血圧

　平均血圧は、拡張期血圧×(脈圧/3)で算出されます。収縮期血圧が高くても、平均血圧が低い場合には臓器血流が十分でない可能性があります。一般に、臓器障害を予防するためには平均血圧65mmHgが必要とされています。

3 基準値

　血圧の基準値を図3に示します。アセスメントでは、基準値との比較のあと、必ずその患者の前回値あるいは平均的な値との差(変化)も確認します。

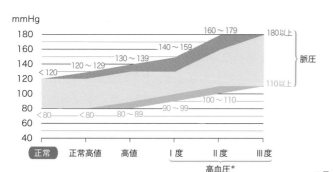

140〜90以上が高血圧となる(WHOも共通の基準)。例えば、血圧160/89など、収縮期血圧(Ⅱ度の高血圧)と拡張期血圧(高値)が異なる分類の値を示す場合には、より重症なほうで判断する。

図3 成人における血圧の正常値(基準値)

＊日本高血圧学会高血圧治療ガイドライン作成委員会編：高血圧治療ガイドライン2019, ライフサイエンス出版, 2019. を参考に作成

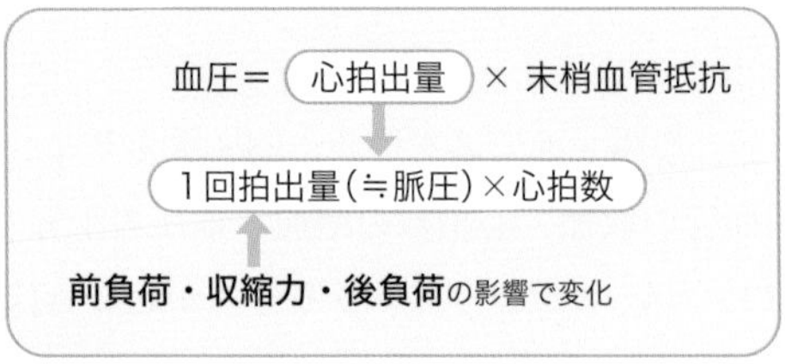

血圧 ＝ 心拍出量 × 末梢血管抵抗

↓

1回拍出量（≒脈圧）× 心拍数

↑

前負荷・収縮力・後負荷の影響で変化

血圧を評価する場合には、これらの全体を評価する。例えば、血圧が低い患者の末梢血管が収縮している場合には、著しく心拍出量が低下している可能性がある。脈圧が低下し、これを補うために頻脈になっていることが予測できる。また、その原因検索として、前負荷（循環血液量）の低下や心臓の収縮力の低下などを評価する。

図4 血圧を評価するということ

4 代償反応

血圧が低下するような事態に陥った場合、血圧を維持するために代償機構が働きます。例えば、末梢血管を収縮させ血管抵抗を上げたり、心拍数を増やすことで心拍出量を維持しようとしたりします。これらを確認したうえで、その患者の病態を推論（原因を検索）することが重要です。

血圧を評価するということは、単に数値だけを確認するのではなく、これらを評価することを示しています（**図4**）。

脈拍（心拍数）

心臓から拍出された血液が、末梢に流れた際に脈拍として触知されます。より中枢に近い部位のほうが、血圧低下などの際に触知しやすいため、血圧が測定できない場合に脈拍の触知部位で血圧を推定することがあります。例えば、頸動脈で触知できれば血圧は60mmHg以上、鼠径動脈で70mmHg以上、橈骨動脈で80mmHg以上といわれています。

1 測定時の観察

脈拍を測定する際には、数だけでなく、拍動の強さやリズム、触知部位による差を確認します。動脈の血流障害（狭窄、動脈硬化、動脈留置物による障害など）がある場合には、左右差などを認めます。また、触知の際には「冷感」「湿潤」「チアノーゼ」など皮膚の状態も観察します。これらは、ショック状態を評価するうえで、重要な所見となります。

2 基準値

脈拍の基準値を図5に示します。高度な徐脈・頻脈の場合には必ず症状を確認します。血圧低下などを認めない場合でも、患者が症状を訴えた場合には、ただちに報告し対応する必要があります。とくに脈拍が120回/分を超える場合には必ず自覚症状を確認しましょう。頻脈と死亡率は相関しているとの報告（Reunanen et al., 2000）[2]もあり、早期対応により重症化を防ぐことが重要です。また、不整脈を疑う場合には、心電図検査を検討します。徐脈・頻脈の主な原因を**表1**にまとめます。

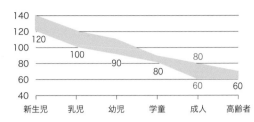

図5 脈拍の正常値（基準値）

成人の脈拍の正常値は60〜80回/分で、60回/分未満を徐脈、100回/分以上を頻脈という。代償反応による脈拍の増加は140回/分程度までであり、それ以上の場合は不整脈や心拍出量の低下を考える。

表1 徐脈・頻脈の主な原因

徐脈	頻脈
● 副交感神経優位：迷走神経反射、神経原性ショック、脳幹損傷など ● 心筋伝導障害：心筋梗塞、刺激伝導系の障害、低体温など ● 薬剤によるもの：β遮断薬、ジギタリス、Ca拮抗薬など	● カテコラミンリリース（交感神経の興奮）：出血・発熱・脱水、低酸素、血圧低下など ● 頻脈性不整脈：発作性上室頻拍、心房細動、心房粗動、心室頻拍、心室細動など ● 薬剤によるもの：抗コリン薬（副交感神経遮断）、β刺激薬など ● 内分泌疾患：甲状腺機能亢進症、褐色細胞腫など

徐脈・頻脈の患者では、これらの原因を検討する。また、相対的な徐脈（本来であれば頻脈を示すと考えられる病態において、頻脈を認めないような場合、例えば大量出血患者の脈拍が正常であるなど）の場合には、薬剤による影響（β遮断薬の内服など）を疑う。相対的な徐脈は、基準値からみれば正常だが、病態からみれば異常という判断になる。

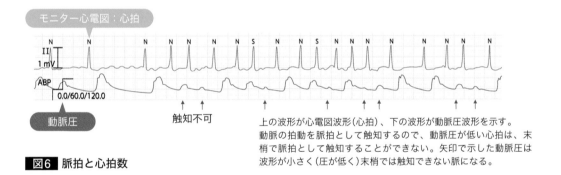

図6 脈拍と心拍数

上の波形が心電図波形（心拍）、下の波形が動脈圧波形を示す。動脈の拍動を脈拍として触知するので、動脈圧が低い心拍は、末梢で脈拍として触知することができない。矢印で示した動脈圧は波形が小さく（圧が低く）末梢では触知できない脈になる。

1）心拍数

　通常、心拍数と脈拍は同じ数になります。ただし、不整脈のある患者では、脈拍と心拍数が異なる場合があります。心拍数は、心臓の拍動のすべてをカウントできますが、脈拍は触知部位に一定の圧をもって流れてきた血液しか触知できないためです（**図6**）。

2）脈拍の異常

　脈拍は数と質で評価します。数の異常は徐脈・頻脈を、質の異常は大脈・小脈・速脈・遅脈などの触知や脈圧の異常、さらに脈拍の大きさの変化（異常）を指します（**図7**）。

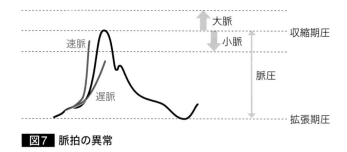

大脈
小脈
速脈
収縮期圧
遅脈
脈圧
拡張期圧

図7 脈拍の異常

● 交互脈：大小の脈が交互にみられる
● 奇脈：吸気時に脈拍が小さくなる

脈の立ち上がりや脈圧によって、脈波期の異常を判断する。速脈は大動脈弁閉鎖不全などで認め、遅脈は大動脈狭窄などの場合に認める。収縮期血圧が上昇する病態では大脈圧になり、逆に低下する病態では小脈圧になる。交互脈は重症心不全で、奇脈は心タンポナーデなどで認める。

尿 量

尿量は循環動態や腎機能によって変化し、体液の恒常性を維持し体液量を調整します。尿量の調整に関わる主な機序を**図8**に示します。①抗利尿ホルモン(ADH)の分泌、②レニン・アンギオテンシン・アルドステロン系の活性化、③腎蔵の働き(腎血流)により、尿量は基本的には血流量(循環血液量など)を反映して増減します。

1 基準値

1日の尿量は1,000〜2,000mLで、正常であっても、発汗や水分摂取量などによって変化します。また、入江ら(2011)[1]は、0.5〜1.0mL/kg/ h (または30mL/h)が正常範囲であると述べています。尿量によって以下のように呼ばれます。

・乏尿：400mL/day以下(0.5mL/kg/ h以下)
・無尿：100ｍL/day以下
・多尿：3,000mL/day以上

2 3つの腎不全(腎障害*)

腎の障害は、3つの方向から原因を検索します(**図9**)。とくにバイタルサインの評価として重要なのは、見落としが重大な後遺症につながる腎前性の原因です。

1)腎前性

大量出血やショック、心不全などの全身疾患により腎臓への血流が減少した場合のことをいいます。早期の発見と対応により、その後の機能不全を回避または軽減することができます。

2)腎性

腎臓での血流障害や、糸球体疾患などにより、腎蔵自体に原因がある場

用語解説

＊腎障害：腎が不全に至る前の、早期の障害を含めた急性腎障害(acute kidney injury：AKI)が提唱されており、ここでは早期の腎障害を含めて考える.

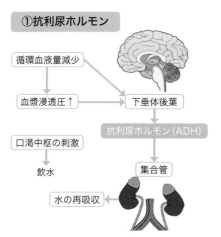

①抗利尿ホルモン

循環血液量の減少や血液の浸透圧が高くなると、下垂体後葉から抗利尿ホルモンが分泌され、集合管に作用して水を再吸収が促進される。

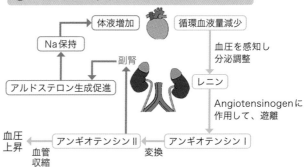

②レニン・アンギオテンシン・アルドステロン

循環血液量が低下すると、血圧の低下を感知してレニンの分泌量が増える。レニンはアンギオテンシノーゲンに作用し、アンギオテンシンⅠ（AⅠ）を遊離する。AⅠはアンギオテンシン変換酵素によりアンギオテンシンⅡ（AⅡ）に変換される。AⅡは強力な血管収縮作用があり、血圧を上昇させる。また、AⅡは副腎にも作用してアルドステロンの生成・分泌を促進させ、Naを保持することで体液を増加させる。

③腎臓の働き（腎血流量）

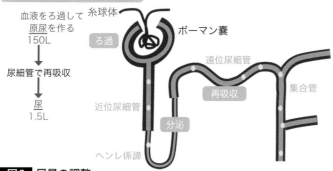

輸入動脈よりも輸出動脈を収縮させることで、ろ過量は増加する。平均血圧80〜180mmHgの間では糸球体濾過量も腎血流量も一定である。ろ過による原尿は尿細管での再吸収などを経て、尿となる。

図8　尿量の調整

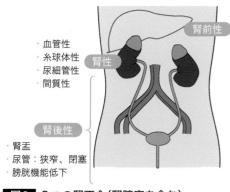

図9　3つの腎不全（腎障害を含む）

・血管性
・糸球体性
・尿細管性
・間質性

腎盂
尿管：狭窄、閉塞
膀胱機能低下

腎前性

腎性

腎後性

● 循環血液量の減少
　・出血
　・脱水、下痢、嘔吐
　・低アルブミン血症
● 心機能低下
● 血管収縮
　・腎血管障害（腎動脈狭窄、腎梗塞など）
　・呼吸不全（重度の低酸素血症、高炭酸ガス血症）

腎前性は、早めに発見し適切に対応することで、重大な後遺症を回避することができるので、バイタルサインの評価が重要になる。

合のことをいいます。

3）腎後性

　尿管や尿道が閉塞するなど、腎臓より下部の尿路に原因がある場合のことをいいます。突然の無尿などの場合、腎後性の問題が起こっている場合が

多いです。患者は腹満や尿意など症状を呈することが多いため、症状を確認することが重要です。

3 その他の観察

尿量を観察する際には、色や浮遊物、臭いを確認します。尿量は発汗や下痢などの排泄状況などに影響を受けるので、あわせて自覚症状や水分バランスなどを確認します。また、慢性疾患の患者では、体液過剰を判断する1つの指標として、体重も評価します。増加量だけでなく、増加期間(1日で増えたのか、1週間で増えたのかなど)が短いほど、症状が強く出やすく、重篤化する可能性があります。

体 温

体温は、ほぼ一定に保たれるよう調整されています。では、どのようなときに体温が上昇、あるいは低下するのでしょうか?

1 発熱のメカニズムと原因

発熱のメカニズムを図10に示します。体温調整の中枢は視床下部にありますが、例えば感染症などにおいて外因性発熱物質(微生物やその産生物など)により刺激されると、セットポイント(視床下部体温調節中枢の体温設定)が上昇し熱が産生されます。生体は放熱を防ぎ、そして熱を産生させるために末梢血管が収縮し、交感神経系の刺激により代謝は亢進します。また、全身の筋肉震え(不随意運動)が起こりますが、これをシバリングといいます。シバリングがあるということは、生体が熱を産生させていることを示すので、この状態でクーリングをしても、生体はさらに熱の産生に向けてエネルギーを消費するという悪影響を与えることがイメージできると思います。

発熱の原因には、上記のような外因性発熱物質によるセットポイントの変化以外に、体温調整中枢の障害などがあります。発熱過程で交感神経系が刺激されることを示しましたが、逆にいうと交感神経系が刺激される局面では体温が上昇するということです。過緊張や精神神経疾患など、さまざまな原因により体温は上昇します。

2 発熱のメリットとデメリット(表2)

発熱は生体防御反応の1つですから、悪いことばかりではありません。しかし発熱すれば、代謝は亢進し、酸素消費量が増大するので、とくに侵襲にさらされた患者では大きな負担にもなります。発熱した患者のアセスメントでは、バイタルサインだけでなく、酸素の需要と共有のバランスの評価、自

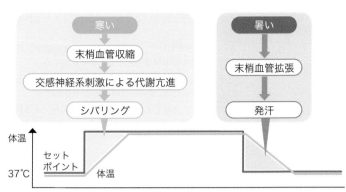

体温は、視床下部などにある体温調節中枢により37℃前後に調整されている。

例えば、脳が目標体温(セットポイント)を39℃に設定した場合、体は熱を産生するためにシバリングを起こす。体温が39℃に届いたら熱の産生は収まる。

一方、セットポイントが低下したら、発汗により体温を下げようとする。

図10 体温調整と発熱のメカニズム

表2 発熱のメリットとデメリット

メリット	デメリット
● 生体防御反応の増大 　病原体の増殖を抑制 　免疫の活性化・応答促進(リンパ球・好中球・単球) 　白血球の機能促進 　好中球の移動性促進 　好中球の食作用亢進	● 代謝の亢進(12～13%/1℃上昇) ● 酸素消費量増加 ● 呼吸数増加 ● 血管拡張による血圧低下 ● 心拍数の増加 ● 意識障害 ● 尿量減少 ● 体力消耗 ● 頭痛などの苦痛、倦怠感

発熱は生体防御反応を増大するというメリットもあるが、代謝を亢進させ酸素消費量を増大させるなどのデメリットもある。

覚症状(頭痛や倦怠感など)を確認します。そのうえで、患者毎に体温の目標値やシバリングへの対応、解熱剤の投与を含めた体温管理について検討します。

3 低体温

体温が35℃以下の場合を、低体温といいます。低体温は原因によって2つに分類されます。低温環境にさらされたことによる「一次性低体温症」と、感染症などの疾患により体温が低下する「二次性低体温症」です。

主な低体温のメカニズムは、「熱産生の低下」「熱放散の上昇」「体温調節障害」です。低体温の患者では、どの働きが障害されているのかをアセスメントすることも重要です。また、これらの機能がもともと低い、乳児や小児、高齢者などでは低体温症になりやすいため注意が必要です。

4 体温と脈拍の関係

体温の上昇と心拍数の関係には相関があります。体温が0.55℃上昇すると心拍数は10増えるとされており(入江ら，2011)[1]、この知識は臨床で「発熱による脈拍増加と他の原因の推論」を行ううえで役に立ちます。

例えば、発熱した患者が頻脈を呈したとき、その脈拍増加は熱によるもの

体温が0.55℃上昇すると、心拍数は10増える
基準値：体温36.5℃、成人の心拍数60〜80回/分

①体温− 36.5℃＝⊿体温
②（⊿体温/0.55）×10＝⊿心拍数
③ 60＋⊿心拍数＜心拍数＜80＋⊿心拍数

①患者の体温が基準値よりもどれだけ高いのかを計算する。
②体温0.55上昇に対して心拍数が10増えるので、①から脈拍がどの程度上昇するのかを算出する。
③成人の心拍数の基準値に②を加え、体温上昇による心拍数の変化値（適切な相関の範囲）を検討する。

この範囲に、患者の心拍数があれば、概ね熱による脈拍の増加であるとアセスメントできる。一方、この範囲にない場合には、発熱以外の原因が隠れている可能性がある。

図11 体温と心拍数の相関

か、それ以外の原因も検討する必要があるのかを考える、1つの基準となります。計算の手順を、**図11**にまとめます。

おわりに

　バイタルサインは、患者評価の基本であり、病態理解に近づくための要でもあります。意識、呼吸、血圧、脈拍など、それぞれの生理や評価指標を理解し、くりかえし解釈することで、今まで気づかなかった患者の「サイン」に気づくことができるようになるのだと思います。

(濱本実也)

学生への応援メッセージ

　看護学校に入学後、「なぜ、看護師になりたいのだろう」と、気持ちがさまようことが何度かありました。支えてくれたのは、いつも実習で出会う患者さんでした。
　今、COVID-19感染拡大のニュースでは、医療者の負担がマスコミでたびたび話題になります。けれど、本当に苦しんでいる人は誰なのか、私たちは知っています。だからこそ、確かな知識と技術を身に付けて、苦しむ患者さんに向き合っていきたいと強く思います。まだ終息をみない状況のなか、看護師を目指す皆様を本当に心強く感じています。同じ看護師として、（働く場所は違っても）ともに頑張る未来があることを、祈っています。

▌ 引用・参考文献

1) 入江聰五郎：バイタルサインからの臨床診断 - 豊富な症例演習で、病態を見抜く力がつく！. 宮城征四郎監. 羊土社, 2011.
2) Reunanen A,Karjalainen J,Ristola P et al：Heart rate and mortality.J intern Med, 247 (2)：231-239, 2000.

講義動画

3-1	フィジカルイグザミネーションと アセスメント①

呼吸・循環・神経

 Summary

　臨床推論に必要な、身体所見の観察方法であるフィジカルイグザミネーション手技を紹介します。呼吸のフィジカルイグザミネーションでは、胸郭の視診と触診から努力呼吸徴候を確認すること、打診と聴診から異常音の有無を確認することが重要です。循環のフィジカルイグザミネーションでは、ショック徴候や心不全徴候を確認することが重要です。脳神経系のフィジカルイグザミネーションでは、頭蓋内圧亢進症状や脳神経機能障害など8つのポイントに沿って確認することが重要です。

Keyword

▷努力呼吸徴候　▷ショック徴候　▷心不全徴候　▷頭蓋内圧亢進徴候

はじめに

　　　　　臨床推論を行うには、患者からできるだけ多くの情報を集める必要があります。その情報には、自覚症状、バイタルサイン、身体所見、検査データなどがあります。この中の身体所見を収集する方法を、フィジカルイグザミネーションといいます。患者の身体を、頭から足先まで全身観察して得られる客観的データを統合して、異常はないのか判断していきます。フィジカルイグザミネーションは、自分自身の五感を使います。自分自身の目で見る〈視診〉、手で触る〈触診〉、耳で聞く〈聴診〉、身体表面を叩いた音の響きを聞く〈打診〉、主にはこの4つの方法を用います。

　　　　　フィジカルイグザミネーションの基本は、正常を知ることです。正常でなければ、なんらかの異常があるのです。当たり前のようですが、正常と判断するのは意外と難しいです。たとえば、聴診器で胸郭の聴診をしたときに、正常な音なのか、正常でなければどんな病態のときに・どこの部位で・どんな音が聞こえるのかがわかっていなければ、患者の異変を推論していくことはできません。

本項では、呼吸、循環、脳神経のフィジカルイグザミネーションについて解説します。

呼吸のフィジカルイグザミネーション

1 胸郭の視診

1）吸気と呼気はどちらが長いか

視診とは、目で見て、呼吸に伴う胸郭の動きや変形の有無などを観察する方法です。正常な呼吸であるかを視診で判断するためには、まず、吸気と呼気の時間を確認することが必要です。さて、質問です。吸気と呼気はどちらが長いでしょうか。次の3択から選んでください。

【吸気と呼気はどちらが長い？】

①吸う時間　＞　吐く時間

②吸う時間　＝　吐く時間

③吸う時間　＜　吐く時間

これを答えるためには、1回の呼吸では、何秒吸って、何秒吐くのか知らなくてはいけません。正常成人の安静時の呼吸数は何回/分ですか？ おおよそ15回/分です。であれば、1呼吸サイクルは4秒（15回/60秒）です。その内訳を考えていきましょう（図1）。

人は吐いて（呼気）のあと、すぐに吸う（吸気）のではなく、お休みがあります。この時間を休止期といいます。正常時は、休止期含めて4秒です。では、本題の吸気はというと、1秒で吸います。そして、ここでもすぐに吐くのではなく、お休みがあります。それをポーズ時間といい、0.2秒程度です。この時間は意識することはできません。ポーズは数億個もある肺胞をなるべく均等に膨らませるための時間と考えられており、ポーズ時間も吸気時間に含めます。その後、呼気は、吸気と同じ時間かけて吐きます。つまり、1.2秒かけて吸って、1.2秒かけて吐きます。したがって、冒頭の質問は、②吸う時間＝吐く時間が正解となります。

この質問をしたときに、圧倒的に多い答えは③「吐く時間のほうが長い」です。これは、休止期を呼気時間に含めてしまうからです。しかし、呼吸のフィジカルイグザミネーションでは、休止期の時間と呼気時間を分けて観察することがとても重要です。疾患によっては、吐きづらい疾患と吸いづらい疾患があります。例えば、喘息は呼気時に十分に息を吐き出す

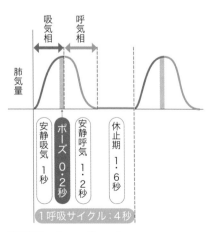

図1 吸気と呼気の時間

ことができないため、呼気時間が延長します。アナフィラキシーなどによる上気道狭窄時は十分に空気を吸うことができないため、吸気時間が延長します。つまり、吸気と呼気は、どちらかが延長しているということは「異常」であり、それに気づけるためには、正常の吸気時間と呼気時間は同じであるということを知っていなければなりません。

2)頻呼吸は何回/分〜？

　呼吸の異常といえば、多くは「頻呼吸」が挙がります。では、何回/分から頻呼吸でしょうか。もちろん数字で答えられなくてはいけませんが、毎回数えてから頻呼吸に気づくのでは遅いです。頻呼吸とはどういう状態なのか、患者を見て、「頻呼吸だ」と判断できる必要があります。

　頻呼吸というからには、正常よりも呼吸数が多くなります。正常時が1呼吸サイクル4秒ですから、このどこかの時間を縮めなくては頻呼吸になりません。当然、休止期を短くします。そして、休止期がなくなった状態、吐いてからすぐに吸う状態を「頻呼吸」といいます。つまり、吸気1.2秒、呼気1.2秒で1呼吸サイクル2.4秒となりますから、休止期がない呼吸サイクルは25回/分となり、「頻呼吸は26回/分以上」と定義されるのです。そして、視診としては、吐いてすぐに吸っている「休止期がない」呼吸パターンを観察したら、「頻呼吸だ」と判断できるということです。

3)努力呼吸の徴候

　呼吸状態の悪い患者の中には26回/分よりもはるかに多い頻呼吸を呈している場合があります。例えば40回/分の呼吸をしていたとします。休止期を使ってしまったので、次は吸気と呼気の時間を短くするしかありません(図2)。

　正常時は、横隔膜が呼吸(換気運動)の8割の仕事を担っています。吸気は横隔膜(筋肉)が収縮して外気を吸い込み、呼気時はその収縮が戻ることで肺の空気を吐き出します。1.2秒かけて吸気を行っているときは、吸気に使うエネルギーは少なく、とくに呼気は横隔膜の弾性で行われ、ほとんどエネルギーを使っていません。呼吸をして疲労感を感じるということはないはずです。

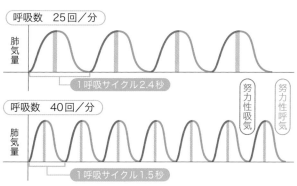

図2 頻呼吸と努力呼吸

ところが、吸気と呼気の時間を短縮するためには、一生懸命に努力をして吸ったり吐いたりしなくてはいけません。これを「努力呼吸」といいます。そのときに活躍するのが「呼吸筋(補助筋)群」です。正常時も2割程度は担っていますが、努力呼吸が強くなるほど呼吸補助筋群が優位になってきます。

　吸気を補助する筋肉は、胸鎖乳突筋、斜角筋、僧帽筋、外肋間筋があります。胸鎖乳突筋は胸骨を引き上げ、斜角筋は第1,第2肋骨を引き上げ、僧帽筋は肩甲骨を回旋して肩を挙上させ胸郭を上部へ拡げようとします。外肋間筋は肋骨を引き上げ、前方へ胸郭を拡げようとします。つまり、横隔膜は下へ胸郭を拡げるのに対し、呼吸補助筋群は上へ前へと胸郭を拡げるのを助けます(図3)。

　呼気を補助する筋肉は、腹筋と内肋間筋があります。腹筋は横隔膜を胸腔側へ押し上げるのを助けます。内肋間筋は呼気時に収縮して胸郭を縮めて呼気を助けます。この呼吸補助筋群が優位になっていることを示す徴候として「努力呼吸の徴候」を押さえておくことが大切です(図4)。

　鼻翼呼吸は、鼻の穴を拡げより多くの空気を吸おうとします。下顎呼吸は口を開け、より多くの空気を吸おうとします。肩呼吸と胸鎖乳突筋の収縮(緊張)で胸郭を拡げます。その結果、鎖骨の上部がくぼみます。これを鎖骨上窩の陥没といいます。また、強い吸気努力で胸腔内陰圧が起こると、肋間筋が牽引され肋間が陥没します。強い吸気努力が、横隔膜が上昇するぐらいの陰圧がかかれば、胸郭が拡張するときに腹部が引っ張られます。胸郭が挙上するときに腹部が陥没するため、あたかも公園の遊具「シーソー」の動きに似ていることから、「シーソー呼吸」といわれます。この状態が進行すると、吸気時に鎖骨や上部胸骨が陥没する「陥没呼吸」が起こります。

　努力呼吸の徴候を認めるということは、換気量を増大させたり流量を増大させたりしなくては呼吸活動を営めないということです。努力呼吸は非常にエネルギーを使用するため生体は疲労し、早期に改善できるように介入しなくては、呼吸停止などの急変につながります。

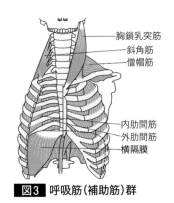

図3 呼吸筋(補助筋)群

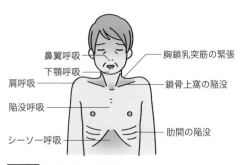

図4 努力呼吸の徴候

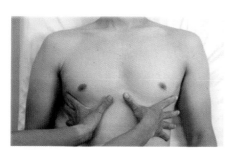

図5 胸郭の動きの左右差の確認方法

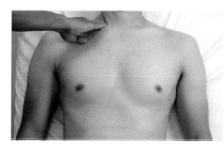

図6 皮下気腫の確認方法

2 胸郭の触診

触診とは、胸郭の上に手を当て、触ったり押したりしたときの手の感触や、手の動きを観察する方法です。

1)前胸部の振動

上部前胸部の第2肋間付近に手を当てたときに、振動が伝わってくることがあります。これはラットリング(Rattling)ともいいます。ラットリングとは、「がらがら」鳴るという意味です。第2肋間は気管分岐部付近のため、ここでラットリングが触知できるときは、気道の分泌物の貯留が疑われます。

2)胸郭の動きの左右差(図5)

視診でも胸郭の動きの左右差を意識して観察することは大切ですが、小さい病変では視診ではわかりにくいことが多いです。その際は両手を胸郭に当てて、自分の手の動きと合わせて見ると左右差を感じ取りやすくなります。胸郭の動きの左右差を認めるときは、片側の肺炎、胸水、気胸などが疑われます。

3)皮下気腫：握雪感(図6)

皮下気腫とは、皮下組織に空気が溜まった状態のことをいいます。ある程度の空気が漏れれば、触ったときに雪を握ったときのような感触を感じることができます。これを握雪感といいます。空気は軽いため、上部に溜まりやすく、鎖骨上窩で最もよく触れます。皮下気腫を認めるときは、縦郭気腫や気胸が疑われます。

3 胸郭の打診

打診とは、胸壁を皮膚の上から叩いて、その音の響きによって、胸壁の向こう側の状態を推察する方法です。

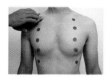

1)打診の方法

打診の方法を下記に示します。

①利き手の中指を打診指、逆側の手を被打診指とする。

②体壁に置いた被打診指は、体壁に密着させる。

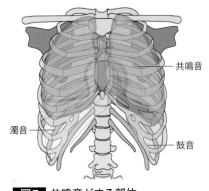

図7 共鳴音がする部位

左側ラベル：共鳴音、濁音、鼓音

③胸郭を打診するときは、被打診指は肋間に沿わせる。

④手首を柔らかく動かし、打診指を上下させる。

⑤打診指は叩いた瞬間に跳ね返るようにすぐに離す。

2)胸郭の打診音の種類

胸郭の打診音の種類には、清音(共鳴音)、濁音、鼓音があります。

音の強さが大きく、音質が低く、音の長さが長いほど、打診部位の含気量が多いことを示します。肺野は含気量が多いため、清音(共鳴音)です。反対に、強さは小さく、音質は高く、長さは短いほど、打診部位の含気量がないことを示します。つまり筋肉や液体貯留部位は濁音が聞かれます。また、鼓音とは、清音より高くて軽い、乾いた太鼓のような音で、胃泡部やガスの貯留した腹部で聴取されます。

3)共鳴音がする部位での異音聴取(図7)

共鳴音がする部位で濁音が聴取されれば、肺野(共鳴音)に液体貯留(濁音)している可能性があるため、肺炎や胸水が疑われます。共鳴音がする部位で鼓音が聴取されれば、肺野(共鳴音)により多くの気体貯留(鼓音)している可能性があるため、気胸や肺気腫が疑われます。肋骨を目安に、正常時はどこで共鳴音がするのかをわかっていなければ異常の判断はできません。

4 胸郭の聴診

聴診とは、聴診器を用いて、臓器や器官がもともと発している音を聞く方法です。正常な胸郭の聴診では、呼吸に伴って空気が気道を出入りする呼吸音が聴取されます。呼吸器に病変があると、呼吸音が減弱したり、消失したりします。また、正常では聞かれない副雑音が聴取されることがあります。まずは肋骨を目安に肺の位置関係がわかり、正常時の呼吸音の性状と、聴取部位を知っておかなければ、異常の判断はできません。

1)肋骨と肺の位置関係(図8)

肺は、右肺が上葉・中葉・下葉の3葉、左肺が上葉・下葉の2葉に分かれます。前胸部の肺の位置は、右上葉は第4肋骨より上の前胸部、右中葉は第4から第6肋骨に挟まれた部位、右下葉は鎖骨中線と第8肋骨の交点より側胸部に位置します。左上葉は第6肋骨付近までの前胸部、左下葉は鎖骨中線と第8肋骨の交点より側胸部です。左右ともに、前面から下葉はほとんど確認できません。

背部の肺の位置は、上葉は第3胸椎棘突起と腋窩を結んだ線より上にあります。下葉は第3胸椎棘突起と腋窩を結んだ線と第10胸椎の間にあります。背部はほとんどが下葉です。左肺で腹部に近い部分の上葉と、右肺での中

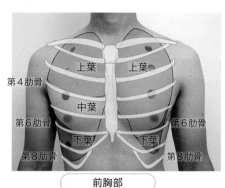 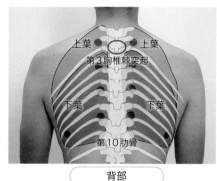

図8 胸郭と肺の位置関係

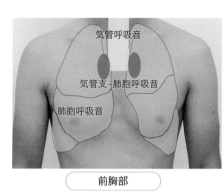 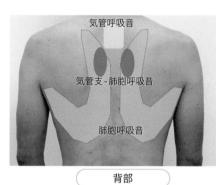

図9 正常呼吸音

葉は背部からはほとんど見えません。

2）正常呼吸音（図9）

　甲状軟骨（喉仏）から気管分岐部のある胸骨角までの呼吸音は、粗くはっきりとした音で「気管呼吸音」といいます。胸骨角の左右では、呼吸音が少しずつ穏やかに減弱します。これを「気管支－肺胞呼吸音」といいます。それ以外の肺の音を「肺胞呼吸音」といい、末梢に行くにつれて呼吸音全体が小さく穏やかになります。

3）異常呼吸音（図10）

　呼吸音には、正常呼吸音と異常呼吸音があります。正常呼吸音が聴取できる部位で、呼吸音が減弱したり消失したりするときは、肺炎や胸水、無気肺が疑われます。肋骨と肺の位置関係から、どこの肺葉の異常が考えられるか意識して聴取します。

　呼吸に伴って起こる音のうち異常呼吸音を総称して副雑音といい、「連続性副雑音」と「断続性副雑音」の2つに分けられます。1つの音を長く伸ばしたような連続する音の繰り返しを連続性副雑音といいます。この音は、気道のどこかに狭窄があり、その部位を空気が行き来するときに発生する音です。太い気管が狭窄した場合は、「ボーボー」「ぐーぐー」という低いいびき様の音

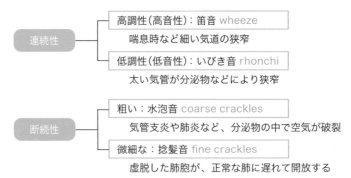

連続性 ── 高調性(高音性)：笛音 wheeze
　　　　　喘息時など細い気道の狭窄
　　　　 低調性(低音性)：いびき音 rhonchi
　　　　　太い気管が分泌物などにより狭窄

断続性 ── 粗い：水泡音 coarse crackles
　　　　　気管支炎や肺炎など、分泌物の中で空気が破裂
　　　　 微細な：捻髪音 fine crackles
　　　　　虚脱した肺胞が、正常な肺に遅れて開放する

図10 副雑音(異常呼吸音)の分類

がするため、「いびき音：rhonchi」といいます。これに対し、細い気管支が狭窄した場合は「ぴーぴー」「くーくー」という高い音がするため、「笛音：wheeze」といいます。

　断続性副雑音は、はじけるような、短い音を繰り返す音です。金属音のような「パリパリ」「プツプツ」と小さい細かい破裂音を「捻髪音：fine crackles」といい、呼気時に閉塞した細い気道が吸気時に再開通するときの音です。捻髪音の聴取は、肺線維症や石綿肺、膠原病肺などが疑われます。また、「ブツブツ」「ブリブリ」と水っぽい音を「水泡音：coarse crackles」といい、分泌物が呼吸によってはじけるときの音です。水泡音の聴取は、気管支拡張症や肺炎、肺水腫などが疑われます。

循環のフィジカルイグザミネーション：循環の視診と触診

1 ショック徴候

　循環のフィジカルイグザミネーションでは、ショック徴候の有無を判断することが重要です。ショックとは、「全身性急性循環障害」のことをいいます。ショック徴候があるということは、急激に、全身の重要臓器への血液の供給(流れ)が悪くなっている状態であるといえます。つまり、ショック徴候を見逃すと、急激に臓器障害に陥り、急変、心停止へと発展します。

　ショック徴候の有無は視診と触診で行います(**図11、12**)。

1)ショック徴候の視診

　視診では、顔色が悪くないか、表情は険しくないか、冷汗はないか、爪の色は蒼白ではないか、皮膚の色は悪くないか観察します。表情を観察するときは、覇気がない、視点が合わない、ぼーっとしている状態の有無も合わせて観察しますが、この状態を「虚脱」といいます。これは脳循環が低下してい

- 顔色
- 表情：険しい、覇気がない
　　　　視点が合わない
　　　　ぼーっとしている　 虚脱
- 冷汗
- 爪の色
- 皮膚の色

図11 循環の視診

- 脈拍数(頻脈・徐脈)
- 脈の強さ
- 四肢末梢冷感(足背・膝)
- 皮膚の湿潤
- 毛細血管再充満時間(CRT)

図12 循環の触診

る状態です。

2)ショック徴候の触診

　触診では、橈骨動脈を触知し、脈拍が速くないか(頻脈)、遅くないか(徐脈)、脈の強さは力強く打っているか、手足の末端は冷たくないか(四肢末梢冷感)、皮膚がじっとりと湿っていないか(皮膚湿潤)、触って確認します。

　顔色や皮膚色、爪色が悪い、手足の指先が冷たいというのは、末梢の血管を収縮させて主要臓器への血流を確保しようとした代償反応の結果出現します。そして、末梢冷感は手足の指先だけでなく、足背や膝も重要です。ここはもともと血流が少ない部位であるため、早期から冷たくなり血流の低下を示します。脈の強さは心臓が収縮して血液を全身に送り出す駆出量(力)を表します。脈が弱くなっているときは、一回拍出量が少ないため、回数で補おうと頻脈になります。頻脈にするためには交感神経を活性化させる物質(ドーパミンなど)が出るため、皮膚も湿潤してきます。

　このときに、指先の毛細血管再充満時間(CRT：capillary refilling time、p.17参照)を確認することが重要です。これは、その名の通り、指先の毛細血管の再充満時間を測定します。正常時は、指先を圧迫して血流を途絶えさせても、その指を離すと、速やかに血液が戻ってきます。ところが、末梢循環不全があると、戻ってくるのに2〜3秒以上かかります。

　ショック徴候を図13にまとめました。循環のフィジカルイグザミネーションでは、ショック徴候の有無を意図的に確認していきましょう。

2 頸静脈の視診

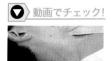

頸静脈の視診

　頸部の視診で確認できる静脈として、外頸静脈があります。とくに右外頸静脈は、仰臥位では右心房とほぼ同じ高さなので、胸鎖乳突筋の表層を走行している外頸静脈の輪郭が見えます。右外頸静脈の輪郭が確認できないときは、出血や脱水で循環血液量の減少による中心静脈圧の低下が疑われます。

　頸部の静脈には、総頸動脈と伴走して内頸静脈があります。内頸静脈は胸鎖乳突筋の下を走行しているため通常は見えません。しかし、右内頸静脈は右心房と直結しているため、右心房圧が上昇すると波動が見えます。右内

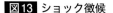

- 顔色・皮膚色・爪色蒼白
- 頻脈
- 脈の拍動が弱い
- 四肢末梢冷感あり
- 皮膚の湿潤、冷汗
- 毛細血管再充満時間(CRT)
  2〜3秒以上

図13 ショック徴候

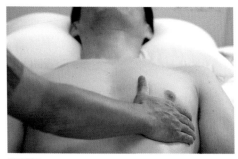

図14 心尖拍動の触診

頸静脈の波動が確認できるときは、右心不全などが疑われます。

3 心尖部の拍動(図14)

心尖部とは、心臓の下方の先端部分のことをいいます。心尖部の位置は、第5肋間で鎖骨の中線(中央)を結んだあたりにあります。心尖拍動とは、心尖部が拍動または膨隆や隆起することをいいます。心尖拍動は視診または触診を併用して確認します。心尖拍動は確認できないことが多いですが、確認できた場合、拍動が大きく、鎖骨中線より外側に偏位している場合は心拡大が疑われます。

4 心不全徴候

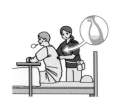

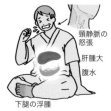

頸静脈の怒張
肝腫大
腹水
下腿の浮腫

心不全は、臨床でも遭遇率が高く、見逃してはいけない徴候です。心不全とは、心臓の動きが悪くなり、全身に血液を十分に送り出せなくなった状態です。これは左心と右心で症状が異なります。左心がうまく送り出せなくなった場合(左心不全)は、大動脈への駆出が滞り、肺うっ血し、肺に水が溜まり肺水腫になります。その結果、気道分泌物が増加します。また仰臥位で寝ると呼吸困難が強くなるため、上半身を起こして座ったままの姿勢で呼吸します。これを起座呼吸といいます。右心がうまく送り出せなくなった場合(右心不全)は、肺への駆出が滞り、全身から心臓に戻る血液がうっ滞します。その結果、肝臓が腫れる(肝腫大)、腹水が貯留する、頸静脈が怒張する、下肢がむくむ(下腿の浮腫)が起こります。

後述の症状とアセスメント(p.122)でも解説されますが、心不全徴候は、循環のフィジカルイグザミネーションとして押さえておきましょう。

神経のフィジカルイグザミネーション

神経のフィジカルイグザミネーションは、呼吸・循環とは異なり、**表1**のように8つの項目に沿って評価していきます。

1 意識・生命維持機能

意識・生命維持機能として押さえておくべき状態は「頭蓋内圧亢進」です。

頭蓋内は脳組織（80%）、血液（10%）、脳脊髄液（10%）で構成されており、硬い頭蓋骨で囲まれ保護されています。頭蓋骨内部は正常時は10～15mmHg程度の圧力がありますが、出血や浮腫などにより、脳組織、血液、脳脊髄液いずれかの容積が増え、バランスが崩れると頭蓋骨内部の圧力が上昇します。これを「頭蓋内圧亢進」といいます。

脳出血や浮腫などにより、頭蓋骨に収まらないほど容積が増えると、頭蓋骨外へ脳組織が脱出します。これを脳ヘルニアといいます。脱出した脳組織は、すぐ下にある視床や脳幹を圧迫していきます。視床は意識の中枢です。視床が障害されると意識障害が起こります。また、脳幹はバイタルサインをはじめとする生命維持機能の中枢です。そのため、脳ヘルニアを起こすと意識やバイタルサインに変化をもたらし、生命危機状態となります。

1）呼吸パターンの変調（図15）

脳幹の障害部位によって、呼吸パターンが変わります。視床が障害されると、チェーンストークス呼吸が起こります。チェーンストークス呼吸は、小

表1 神経系フィジカルイグザミネーションの8つのポイント

1. 意識・生命維持機能	5. 小脳機能
2. 脳神経系の機能	6. 知覚機能
3. 高次脳機能	7. 反射
4. 運動機能	8. 髄膜刺激症状

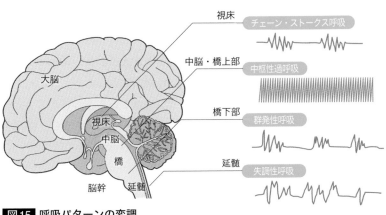

図15 呼吸パターンの変調

視床 ── チェーン・ストークス呼吸
中脳・橋上部 ── 中枢性過呼吸
橋下部 ── 群発性呼吸
延髄 ── 失調性呼吸

大脳／視床／中脳／橋／延髄／脳幹

87

さい呼吸から徐々に大きな呼吸となったあと、徐々に小さな呼吸となり呼吸停止するパターンを繰り返す呼吸です。中脳から橋上部が障害されると中枢性過呼吸となります。これは、規則正しい深い呼吸を繰り返します。橋下部が障害されると、群発性呼吸となります。これは、チェーンストークス呼吸に似ていますが、急に大きい呼吸が出現した後、急に呼吸停止します。延髄が障害されると失調性呼吸といってまったく不規則の呼吸になります。

2)体温の変調

視床下部には体温調節中枢があり、そこが障害されると、昏睡状態とともに中枢性過高熱(脳性過高熱)が起こります。中枢性過高熱は、末梢血管が収縮して中心に血液が集まり、体温は40℃以上になりますが、末梢血管は虚脱しているため、四肢には冷感があり、末梢動脈も触れにくくなります。体幹部や顔面は熱く、紅潮しますが、発汗を伴わず、解熱剤は効果がありません。

3)クッシング現象

クッシング現象とは、頭蓋内圧亢進により、脳が乏血状態となるため、少しでも血液を脳へ送ろうとする代償作用として起こります。つまり、クッシング現象がみられるということは、脳ヘルニアの直前状態だといえます。

クッシング現象は、頭蓋内に血液を押し流そうとするため、血圧が上昇(高血圧)します。その際、迷走神経反射によって徐脈となります。また、血圧の上昇は収縮期血圧のみで拡張期血圧は上昇しないため、脈圧(収縮期血圧と拡張期血圧の差)が拡大します。つまり、高血圧、徐脈、脈圧の拡大の3徴候をクッシング現象といいます。

2 脳神経系の機能

脳は、前方から後方にかけて、左右12対の脳神経があります。それぞれの機能を**表2**に示します。脳神経の中で、視覚や眼球運動といった、眼に関する機能は重要です。

臨床でよく行われる脳神経機能の評価方法に、瞳孔の対光反射の確認があります。光を照射したときに、瞳孔が収縮する反射を対光反射といいます。ここでは、脳神経機能の評価方法として、対光反射のみ示します。

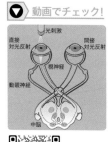

▼ 動画でチェック！

対光反射のしくみ

対光反射のしくみを左の動画に示します。ペンライトを当て、一側の眼から光刺激が入ると、第Ⅱ脳神経である視神経から、視交叉で左右に分かれ、中脳に至ります。中脳で「眩しい」と判断すると、瞳孔を収縮させて光の量を調節するように指示を出し、動眼神経が瞳孔括約筋を収縮させ、縮瞳します。光刺激は、両側の中脳に伝わるため、一側の眼に光を当てても、両側の縮瞳が起こります。直接光を当てた側の瞳孔の縮瞳を「直接対光反射」といい、その対側が協調して縮瞳することを「間接対光反射」といいます。左右それぞ

表2 脳神経系の機能

脳神経	機能
I 嗅神経	嗅覚
II 視神経	視覚
III 動眼神経	眼球運動、縮瞳、上眼瞼挙上
IV 滑車神経	眼球運動
V 三叉神経	顔面の感覚、咀嚼
VI 外転神経	眼球運動(外方)
VII 顔面神経	味覚、顔面の運動、唾液分泌
VIII 内耳神経	聴覚、平衡感覚
IX 舌咽神経	味覚、嚥下、唾液分泌
X 迷走神経	咽頭の感覚、嚥下、内臓機能
XI 副神経	頸部の運動
XII 舌下神経	舌の運動

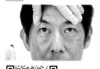

動画でチェック！

対光反射の確認

れの光刺激で、直接対光反射、間接対光反射がみられれば、正常です。

　前述した脳ヘルニアを起こしたときは、①瞳孔散大、②対光反射消失、③意識障害の3つの症状が脳ヘルニアの3徴候として重要です。頭蓋内圧亢進により中脳まで圧迫されると動眼神経や視神経を圧迫し、瞳孔を収縮させる運動機能が障害され、瞳孔が収縮できず、瞳孔散大、対光反射の消失が起こります。

　瞳孔の対光反射の確認方法は、両眼を同時に見ることがポイントです。両側の眼瞼を挙上させ、眼の外側から光を当て、ライトを当てたほうの「直接対光反射」とライトを当てなかったほうの「間接対光反射」を確認します。

3 高次脳機能

　高次脳機能とは、知覚、記憶、学習、思考、判断などの認知過程と、行為の感情を含めた精神機能の総称です。

　大脳は、運動を誘発する領域の「運動野」と、感覚の情報を処理する「感覚野」がありますが、この領域を除いた大脳皮質領域で高次脳機能を担っています。

　前頭葉は遂行機能、性格や社会性、感情表現にかかわっています。この領域が損傷すると、継時的な行動がうまくできない、性格の変容などが起こります。頭頂葉は優位半球と劣位半球で機能が異なり、優位半球では、計算、書字、左右見当識、手指の認識などがかかわっており、劣位半球では、空間知覚や身体意識にかかわっています。この領域が損傷すると、複数の対象物の位置関係がわからない視覚性失見当識や、3次元の物体が平面に見えてしまう立体視障害などが起こります。側頭葉は、聴覚認知、言語の受容、言語的な記憶、物体認知などにかかわっており、この領域が損傷すると、物

が見えていても何であるかわからない物体失認や、音が聞こえているが何の音かわからない聴覚失認などが起こります。後頭葉は、視覚にかかわっています。視力や視野は保たれているのにもかかわらず、何か認識できない、よく知っている人の顔も誰か識別できないなどが起こります。

左側頭葉にある「言語中枢」では、言語機能を司っており、ここが障害されると失語が出現します。失語は、高次脳機能障害の中で多く見られる病態、「話す」「書く」「聞く」「読む」などの言語機能が失われた状態です。言語中枢は主に、Broca（ブローカ）野とWernicke（ウェルニッケ）野の2つに分けられます。ブローカ失語は、ゆっくりで少ない単語で、努力様に話しますが、名詞、形容詞など意味のある単語を用います。一方、ウェルニッケ失語は、流暢に話しますが、単語が理解できない、復唱、呼称、読解、書字ができず、会話は理解不能です。

4 運動機能

運動は、大脳皮質の運動野から脊髄、末梢神経を経て、筋へと伝わって行われます（**図16**）。この過程が障害されると運動が正常にできなくなり、運動麻痺となります。大脳から脊髄までの中枢神経を上位運動ニューロンといい、上位運動ニューロンが障害されると、収縮を抑制する線維も障害されるため、筋がこわばった痙性麻痺が出現します。一方、上位運動ニューロンからの信号を手足などに伝える末梢神経を下位運動ニューロンといい、下位運動ニューロンが障害されると、筋の収縮刺激が障害されるためダラリと筋が弛緩した弛緩性麻痺が出現します。また、骨格筋は、完全に力を抜いて動かさないときでも多少の緊張があり、これを筋トーヌスといいます。上位運動ニューロン障害では、筋トーヌスが亢進し、下位運動ニューロン障害では、筋トーヌスが低下します。

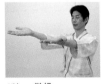

バレー徴候

上位運動ニューロンの障害による片麻痺を評価する方法として、バレー徴候があります。閉眼し、手掌を上にして上肢を前方へ伸展した状態をしばらく保ってもらいます。麻痺があると麻痺側の上肢が下降します。

表3に主な筋とその運動を示します。筋力の低下している状態を脱力、または不全麻痺といい、筋力が欠如した状態を麻痺、または完全麻痺といいます。四肢の筋力低下が疑われる場合には、MMT（manual muscle test：徒手筋力テスト）という筋力の評価スケールを用います。MMTは各筋の筋力を0〜5の6段階で評価します。

5 小脳機能（図17）

小脳は、小脳半球、小脳中部、片葉小節葉の3つの領域に分けられます。小脳半球は、なめらかな運動調節をします。小脳中部は体幹の動き、姿勢維持の調節をします。片葉小節葉は、頭の位置や傾きなど平衡機能を調節し

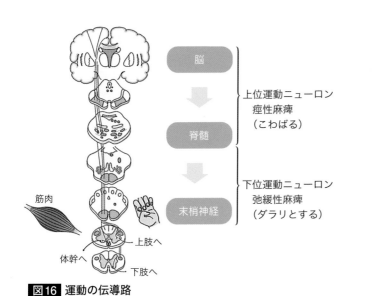

図16 運動の伝導路

脳
↓
脊髄
↓
末梢神経

上位運動ニューロン
痙性麻痺
（こわばる）

下位運動ニューロン
弛緩性麻痺
（ダラリとする）

筋肉

上肢へ
体幹へ
下肢へ

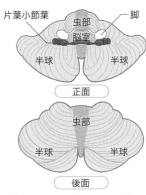

図17 小脳の解剖と機能

片葉小節葉　虫部　脚
脳室
半球　半球
正面

虫部
半球　半球
後面

● 小脳半球：なめらかな運動
● 小脳虫部：姿勢を維持
● 片葉小節葉：平衡

表3 主な筋とその運動

筋肉	運動
頭頸部屈曲筋群（胸鎖乳突筋など）	頸部の屈曲
頭頸部伸展筋群（脊柱起立筋群など）	頸部の伸展
僧帽筋	肩の挙上
三角筋中部、棘上筋	肩関節の外転
大胸筋、広背筋、大円筋	肩関節の内転
上腕二頭筋	肘関節の屈曲
上腕三頭筋	肘関節の伸展
手根筋群	手関節背屈・掌屈
母指対立筋	母指の対立
腸腰筋	股関節の屈曲
内転筋群	股関節の内転
中殿筋、小殿筋	股関節の外転
大腿屈筋群（大腿二頭筋、下腿三頭筋）	膝関節の屈曲
大腿四頭筋	膝関節の伸展
前脛骨筋	足首の背屈
腓腹筋、ヒラメ筋	足首の底屈

ます。小脳が障害されると、麻痺がないにもかかわらず複数の筋肉をバランスよく協調させて動かす協調運動ができなくなるため、歩行障害、眼振、四肢・体幹の協調運動障害がみられます。これを小脳失調といいます。

上肢の協調運動障害を評価する方法に、指鼻試験があります。患者の指先と検者の指先を交互に触れてもらい、指の動きや振戦の出現を観察します。失調症状があると、動きがこま切れになったり、検者の指に近づくほ

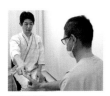

指鼻試験

ど震えが大きくなったりしま
す。

6 知覚機能　知覚は、皮膚や筋肉、粘膜
などで「熱い」「冷たい」「痛い」
などの感覚を、末梢神経を経
て、脊髄、大脳皮質の感覚野
へ伝えていきます（**図18**）。こ
の過程が障害されると感覚障
害となります。感覚は、「触覚」
「温痛覚」「深部感覚」の3つに
大別されます。

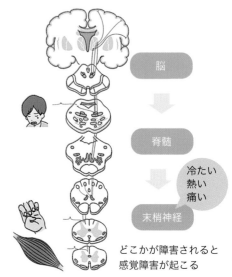

図18 知覚の伝導路

どこかが障害されると
感覚障害が起こる

　触覚の確認方法は、ティッ
シュペーパーなどで、患者の
皮膚に触れ、触った感覚があ
るか、左右差があるか確認します。痛覚の確認方法は、つまようじや安全ピ
ンなどを使って、痛みを感じるか確認します。深部感覚とは、皮膚よりも
深部にある筋や腱などによる感覚のことで、自分の体の位置がどの位置にあ
るのか（位置覚）や音叉などの振動を感じられる（振動覚）感覚のことです。位
置覚の確認方法は、患者に閉眼してもらい、指を上下に動かし、指の動い
た方向を答えてもらいます。振動覚の確認方法は、振動させた音叉を骨の
突出部に当て、振動が感じられるか答えてもらいます。

7 反射　反射とは、刺激によって引き起こされる不随意運動のことです。「熱い」「痛
い」などの感覚を、脳を介さずに伝達する経路で、刺激に対する反射は決まっ
ています。反射には、健常時から出現する生理的反射と、健常時は出現し
ない病的反射があります。腱反射は、上位運動ニューロン障害では亢進し、
反射弓の障害では減弱、消失します。反射の減弱や消失がみられた場合は、
どこの障害なのかを考えます。

8 髄膜刺激症状

　髄膜刺激症状とは、クモ膜下出血や髄膜炎などに伴うクモ膜下腔の炎症・
出血などによって髄膜が刺激されたときに起こる症状の総称です。髄膜刺激
症状を**表4**に示します。項部硬直やブルジンスキー徴候は、髄膜が刺激され
ている部位に負荷を加えたときに生じる痛みに対する防御反応です。
　項部硬直の確認方法は、両手で頭部を持ち、顎が胸につくくらいまで前
屈させます。正常では、頸部は柔らかく前屈が容易ですが、異常時は前屈

項部硬直の確認

表4　髄膜刺激症状

- 頭痛
- 羞明(まぶしさ)
- 項部硬直(頸のこわばり)
- ブルジンスキー徴候
- 嘔吐
- 皮膚の知覚過敏
- ケルニッヒ徴候

髄膜刺激症状とは、クモ膜下出血や髄膜炎などに伴うクモ膜下腔の炎症・出血・圧上昇によって起こる症状である。髄膜刺激症状は、発症直後よりも数日経ってからのほうが顕著になる。

に対する抵抗がみられます。頸部前屈時に、股関節や膝の関節が屈曲する反応を、ブルジンスキー徴候といいます。ケルニッヒ徴候は、股関節と膝関節を90°屈曲させた状態から膝を伸展させ、抵抗や痛みのために、135°以上伸展できない場合は陽性と判断します。

おわりに

　患者の異変を推論していくために、患者の身体所見の異常を見抜くフィジカルイグザミネーションは非常に重要です。ここで紹介した、呼吸、循環、脳神経のフィジカルイグザミネーションは基本的な内容に絞っていますが、この身体的情報を他の情報と合わせて分析、解釈して全体像を把握したうえで、看護ケアを決定する一助にしてください。

(露木菜緒)

学生への応援メッセージ

　フィジカルイグザミネーション手技を磨くためには、学生同士、お互いの正常所見を取りあうのが一番です。感染管理と羞恥心に配慮しながら、ぜひやってみてくださいね。

引用・参考文献

1) 坂井建雄, 河原克雅編：人体の正常構造と機能【全10巻縮刷版】第4版. 日本医事新報社, 2021.
2) 藤崎郁：フィジカルアセスメント完全ガイド 第3版, 学研メディカル秀潤社, 2017.
3) 医療情報科学研究所編：病気がみえる脳・神経. メディックメディア, 2012.

3-2 フィジカルイグザミネーションとアセスメント②
頭頸部・体表面

講義動画

Summary

　臨床推論における頭頸部・体表面のフィジカルイグザミネーションとアセスメントは頭の先から足の指先までをくまなく観察するようなイメージで行います。体表面に現れるさまざまな異常は、外界からの刺激で起こる場合や、内因性疾患が原因で起こる場合があります。これらの異常を早期に発見し対処することが原疾患や全身状態の悪化を未然に防ぐ手立てとなります。

Keyword

▷ 頭頸部のアセスメント　　▷ 体表面のアセスメント　　▷ 浮腫の観察

▷ 褥瘡の分類とスケール　　▷ 熱傷の分類

はじめに

　　臨床推論におけるフィジカルイグザミネーションの前段階として、まず患者は症状がある場合が多くあります。医師、看護師はその症状について問診を行います。その問診の内容から何かしらの疾病を疑い、フィジカルイグザミネーションを行いながら臨床推論を行っていきます。さまざまな疾患や異常を発見するためにフィジカルイグザミネーションを行うわけですが、正常を知らなければ疾患や異常を見抜くことはできません。また疾患や異常な所見を探しに行くためのフィジカルイグザミネーション技術と知識の習得が必要です。

頭頸部のアセスメント

1 頭皮・頭髪

　　頭皮を観察する場合、頭髪があればそれをかき分けて隅々まで観察しなければなりません。指の腹で頭皮全体を触診しながら観察します。浮腫、皮疹、

腫瘍、外傷や褥瘡の有無などを観察します。とくに意識障害があり体動が極端に制限されている患者では後頭部に褥瘡を作ることがあります。頭皮を観察しているときには同時に脱毛の有無も観察します。脱毛は化学療法の副作用や頭部白癬、低栄養や内分泌疾患など何かしらの疾患や感染症の症状として表れるときがあります。

- 顔貌(仮面様・けいれん・麻痺の有無)
- 表情(無表情・活気の有無)
- 視線
- 眼窩のくぼみ
- 発汗の有無
- 顔色(貧血)
- 口唇の色

図1 顔貌・表情・視線

2 顔面

顔面からはさまざまな情報を得ることができます。その情報は、患者の精神状態や身体状況などさまざまです。代表的な顔面から得られる情報を整理して解説します。

1)表情・視線・顔貌

表情からは痛みや不安、動揺や活気の有無が観察できます(**図1**)。視線を合わせないことや、落ち着きのない表情は精神的な動揺を表すサインです。表情や視線は時間の経過や精神状態とともに変化することがあるため、常に観察することが重要です。顔貌から疑われる代表的な疾患としてパーキンソン病の仮面様顔貌があります。クッシング症候群やステロイドを使用している患者では満月様顔貌を認めます。

2)眼窩のくぼみ

眼窩のくぼみは脱水を疑う所見の1つです。とくに小児では重要な脱水徴候の1つです。

3)眼瞼下垂

眼瞼下垂は動眼神経と交感神経支配の障害のHorner症候群や重症筋無力症で認められる症状です。Horner症候群は患側の眼瞼下垂に加え縮瞳と無汗症を伴うので問診と視診で併せて確認します。

4)眼瞼黄色腫

片側または両側の眼瞼の鼻側にわずかに盛り上がっている斑点のようなものが眼瞼黄色腫です。眼瞼黄色腫は脂質代謝異常を伴うことが多いです。

5)顔色・口唇色

顔色は貧血を疑う所見の1つです。また黄疸も顔色から判断できるときがあります。口唇はチアノーゼを観察しやすい部位となります。口角部の口唇周囲は帯状疱疹の水疱が出現しやすい部分です。

3 眼瞼結膜・眼球結膜・眼周囲

眼瞼結膜(**図2**)を観察することで、貧血や充血、黄疸の有無を観察することができます。眼球結膜では充血や浮腫、黄染を観察することができます。

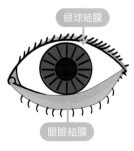

眼球結膜

眼瞼結膜

図2 眼瞼結膜

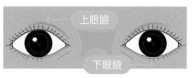

上眼瞼

下眼瞼

・眼瞼結膜（貧血・充血・浮腫）
・眼球結膜（充血・浮腫・黄染）
・眼球突出の確認
・上下眼瞼浮腫の確認
・眼瞼黄色腫瘍の有無

図3 上下眼瞼

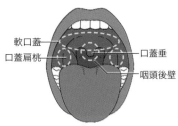

軟口蓋
口蓋扁桃
口蓋垂
咽頭後壁

図4 咽頭の観察部位

眼球突出は甲状腺機能亢進症の所見の1つとして観察することができます。眼球突出を観察するときは患者の頭の上または頬側から観察して評価します。上下眼瞼(**図3**)は浮腫を観察できる部位です。指でつまみ浮腫の有無を確認します。

4 耳・鼻

耳の観察として普通の話し声で聴こえるかどうか聴力障害の有無を観察します。症状としては耳鳴りや耳の痛み、耳の中から膿などの液体が出てくる耳漏の有無を観察します。痛風のある患者では耳周囲の変形として痛風結節が現れるときがあります。

鼻の観察として臭覚異常の有無を観察します。鼻汁や鼻づまり、蓄膿症や鼻出血、鼻の痛みや変形の有無を観察します。

5 咽頭

咽頭については口蓋垂、軟口蓋、口蓋扁桃、咽頭後壁を観察します(**図4**)。とくに口蓋垂や口蓋扁桃、咽頭後壁はウイルス感染により発赤や充血、腫脹を認める部位です。発赤、腫脹以外にも白苔や出血の有無も観察します。咽頭後壁および口蓋扁桃を観察するときは舌圧子で舌を下側に下げ、患者に「あー」と発声してもらうと観察しやすくなります。

6 口腔

1）歯牙

歯牙の観察として歯並びの状況や歯牙欠損、歯垢や歯石、齲歯の有無、歯肉からの出血を観察します。口腔の衛生状況は患者の日常生活を反映することが多いです。例えばアルコール依存症や精神疾患のある患者では歯牙欠損や齲歯が未治療で放置されていることが多いです。

2）口腔粘膜・舌

口腔の頬粘膜の発疹や発赤の有無を観察します。頬粘膜のコプリック斑(**図5**)は風疹の特徴的な症状です。口腔粘膜や舌の乾燥は脱水を疑う所見の1つです。舌に付着した白い苔状のものを白苔(**図6**)といいます。白苔は食物残渣や古い粘膜、細菌が堆積したもので、口腔の衛生環境が悪い場合に白苔を認めます。舌を含めた口腔粘膜に白くカビが生えたような状態を見た

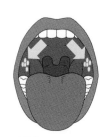

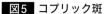

図5 コプリック斑

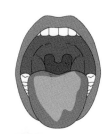

図6 舌の白苔

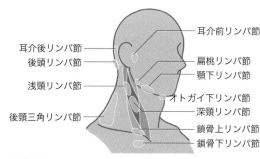

図7 頭頸部のリンパ節

ときは口腔カンジダ症を疑います。口腔カンジダ症は舌乳頭の喪失による発赤や口腔粘膜の発赤を伴う口腔カンジダ症もあります。口腔カンジダ症は元々口腔の常在菌であるカンジダ・アルビカンスという真菌が原因で起こります。副腎皮質ステロイド薬の使用や糖尿病、免疫力が低下している状態になると口腔の常在菌層のバランスが乱れることで口腔カンジダ症を発症することがあります。

3）唾液腺

　耳下腺、顎下腺、舌下腺を総称して唾液腺といいます。舌下腺は触診することは困難ですが、耳下腺や顎下腺は触診することができます。両側あるいは片側の耳下腺の腫脹は流行性耳下腺炎を疑う所見です。顎下腺の圧痛は唾石や腫瘍を疑います。

7 頭頸部リンパ節

　頭頸部のリンパ節を**図7**に示します。リンパ節の触診ではリンパ節の腫脹や圧痛、左右差や硬さ、大きさなどを観察します。リンパ節の腫脹は炎症や感染、悪性病変の転移を疑います。深頸リンパ節の腫脹は扁桃炎を疑います。顎下リンパ節の腫脹は口腔の炎症を疑います。左鎖骨上のリンパ節の腫脹は胃がんのウィルヒョウ転移を疑います。

8 甲状腺・気管

　甲状軟骨の下側に輪状軟骨を触れその下側に左右の甲状腺を触れることができます。甲状腺の触診では甲状腺の硬さや大きさを確認します。甲状腺の視診は患者の正面に立った位置から視診を行います。甲状腺が左右対称であるかどうかを観察し、腫大があれば側面から視診を行います（**図8**）。

　甲状腺の下側に位置する気管の触診は両側の母指を気管にあて偏位の有無を観察します。気管の偏位は患側への偏位と健側への偏位があります（**図9**）。患側への偏位は無気肺や胸瘢着、健側への偏位は胸部大動脈瘤、縦隔腫瘍などが疑われます。

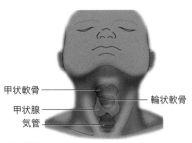

甲状軟骨 —— 輪状軟骨
甲状腺 ——
気管 ——

図8 甲状腺・気管周囲の位置関係

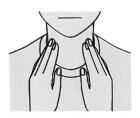

図9 甲状腺の診察

体表面のアセスメント

1 皮膚

皮膚については発疹や発赤、皮膚の蒼白や色素沈着の有無を観察します。皮膚に表れる所見は口腔や眼瞼などの粘膜にも共通した変化が表れるときがあります。そのため粘膜にも同様な所見がないかどうか確認します。皮膚色の濃い患者では発赤や蒼白などを確認しにくいときがあります。このような場合、手のひらや足の裏で観察します。

2 熱感・冷感

熱感や冷感は全身または局所に感じられる熱っぽい感じや冷たい感じです。熱感や冷感を触診により確認するときは、手のひらと手の甲の両方で確認します。

熱感がある部位の皮膚については発赤、腫脹、痛みの有無を観察します。発赤、腫脹、痛み、熱感を伴うようであればその部位の炎症を疑い、創傷などの皮膚の変化を観察します。また炎症を伴う部位については可動域に制限を伴うなどの機能障害の有無も観察します。

冷感がある部位の皮膚では皮膚の色調や痺れの有無を確認します。例えば、レイノー現象(p.53参照)では蒼白となっている部分に冷感があります。

3 発疹・湿疹

発疹とは皮膚色調と容積の変化で、発赤も発疹に含まれます。発赤は毛細血管の充血や拡張で起こります。限定された範囲の皮膚の発赤を紅斑と呼びます。皮膚の表皮・真皮上層に起こる炎症を総称して湿疹といいます。湿疹は皮膚炎ともいいます。湿疹は掻痒(かゆみ)、点状状態、多様性の三微候を認めます。点状状態とは、丘疹、水疱、膿疱が出現した状態です。多様性とは点状状態と同時期または時期を変えて丘疹、水疱、膿疱、結痂、鱗屑が現れることをいいます。

紅斑から湿疹への進行や治癒の経路を示した湿疹の三角形を画像に示しま

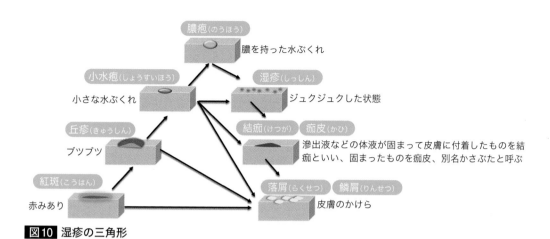

膿を持った水ぶくれ

小水疱(しょうすいほう)

小さな水ぶくれ

湿疹(しっしん)

ジュクジュクした状態

丘疹(きゅうしん)

ブツブツ

結痂(けつか)　痂皮(かひ)

渗出液などの体液が固まって皮膚に付着したものを結痂といい、固まったものを痂皮、別名かさぶたと呼ぶ

紅斑(こうはん)

赤みあり

落屑(らくせつ)　鱗屑(りんせつ)

皮膚のかけら

図10 湿疹の三角形

す(**図10**)。湿疹の初期は紅斑からはじまることが多く、紅斑から皮膚がかけらとして剥がれ落ちる落屑、鱗屑の経過で治癒することもあります。一方、紅斑から丘疹、水疱、膿疱といった湿疹の経過を辿り、結痂または痂皮、落屑または鱗屑に至り治癒する経過もあります。なお、湿疹は色素沈着として皮膚に跡が残ることもあります。

4 薬疹

　薬疹は、薬に対するアレルギー反応によって起こります。症状としては、発赤、丘疹、水疱、落屑または鱗屑など多彩な症状を呈します。皮膚の痒みや痛みを伴うこともあります。薬疹の原因となる薬物には抗菌薬、造影剤、循環器系薬剤、抗がん薬などがあります。薬疹はときに喘鳴や呼吸困難、血圧低下などのアナフィラキシー様症状を呈することがあります。また稀に薬疹で重症化するスティーブンス・ジョンソン症候群や中毒性表皮壊死融解症があります。

5 皮下出血

　皮下出血とは皮膚の真皮や皮下組織に起こる出血です。小さい点状の出血を点状出血といい、皮下組織に大きく広がった出血を斑状出血といいます。皮下出血は打撲などの外部の圧力による皮下出血と血小板の減少および機能低下による皮下出血があります。

6 色素沈着

　色素沈着とは皮膚の色が濃くなることで、色素沈着の最も多い原因はメラニンの増加です。代表的な色素沈着に肝斑、そばかす、黒子、カフェオレ斑などがあります。色素沈着は湿疹の治癒後や傷跡、熱傷後の皮膚などでも認めることがあります。

7 黄疸

　黄疸はビリルビンの合成増加、肝細胞におけるビリルビン取り込みの減少、肝臓におけるビリルビン抱合能力の低下、胆汁中へのビリルビン排泄の

低下による抱合型ビリルビンの再吸収のいずれかの原因で起こります。黄疸は自然光のもとで観察し、眼球結膜も同時に観察します。胆汁の腸管への排出が途絶えると便は灰白色となるので便の色も観察します。黄疸のある患者では同時に皮膚の掻痒を伴うことがあるので患者に確認します。また黄疸に伴う季肋部痛や放散痛、腹水の有無についても黄疸の原因を特定するための重要な所見であるため併せて問診や触診で確認します。

8 皮下気腫　　皮下気腫とは、皮下組織内に空気が溜まった状態です。皮下に空気が溜まる経路は皮膚の損傷による外部からの侵入と損傷された壁側胸膜から胸腔内に空気が侵入する2種類の経路があります。胸腔内の組織が破れ肺に空気が侵入したのが気胸で、縦隔内に空気が侵入したのが縦隔気腫です。気胸や縦郭気腫などにより皮下気腫があると、皮下で空気がプチプチとはじけるような感触があります。これは雪を握ったときの感覚と似ているため、握雪感といいます。鎖骨上窩で最もよく触れ（p.81参照）、皮下気腫を触知した場合は、マーキングをして増強がないかの経時的変化を観察します。

9 ツルゴール

　　ツルゴールとは、皮膚をつまみ、皮膚がもとに戻る時間を計ることで脱水の評価をする触診です（図11）。手の甲の皮膚をつまみ上げ離し、つまみ上げた皮膚が2秒以内で戻れば正常と判断し、2秒以上つまみ上げた皮膚が元に戻らない場合は脱水の可能性を考えます。

10 ばち状指　　爪甲と後爪郭の湾曲の角度が180°以上ある場合を、ばち状指といいます（図12）。肺気腫や間質性肺疾患、肺がんなどの呼吸器疾患や弁膜症などの循環器疾患、炎症性腸疾患などで見られることがあります。ばち状指の機序は不明ですが、低酸素による指尖部の血流の増加や血管拡張、結合組織の変化、神経支配の変化などが機序として考えられています。

11 毛細血管再充満時間

　　毛細血管再充満時間は英語でcapillary refilling timeといいます（p.17参

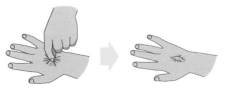

・手の甲の皮膚をつまみ上げ離し、つまみ上げた皮膚が2秒以内で戻れば正常と判断する。

図11 ツルゴールの確認方法

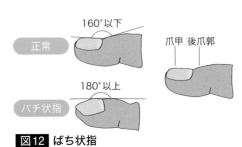

160°以下
正常
爪甲　後爪郭
180°以上
バチ状指

図12 ばち状指

照)。臨床ではCRTと略して用います。指先を5秒間圧迫します。圧迫を解除し2～3秒以内に赤みが戻れば正常と判断し、赤みが戻らなければ末梢循環が悪いと判断します。

　敗血症ショックで大量の輸液を開始した後に循環改善の判断の一助にすることも可能です。CRTは指先以外に膝蓋骨上の皮膚でも確認することができます。CRTは年齢、性別、外気温の影響を受けることを考慮して評価します。

12 斑状皮疹

　ショックなどで皮膚の血流が低下すると斑状皮疹を膝の周囲で認めることがあります。膝周囲の斑状皮疹の範囲を1～5の数字でスコア化したのがMottlingスコア(**図13**)です。敗血症ショックに陥った重症患者ではMottlingスコアと重症度を判定するSOFA (sequential organ failure assessment)スコア(p.205参照)は相関性があります。

13 浮腫

　浮腫のある部位を視診で観察します。視診で確認できた部位を母指または第2～4指で5～10秒間圧迫します。圧迫を解除した後に残る圧痕を確認します。浮腫は見た目で判断できないことも多く、圧迫を加えた後に浮腫を確認できることもあります。浮腫の重症度は**表1**のような1～4段階に分けることができます。

　浮腫を確認したら浮腫のある部位、範囲、左右差や炎症所見、痛みの有無を観察します。浮腫は圧迫すると圧痕を残す圧痕性浮腫と圧迫しても圧痕を残さない非圧痕性浮腫があります。圧痕性浮腫は低アルブミン血症や心不全、腎不全で認めます。非圧痕性浮腫は甲状腺機能低下症や局所の炎症で認めます。浮腫は発生機序により①膠質浸透圧低下、②血管静水圧上昇、③リンパ環流障害、④血管透過性亢進に分けられます。

1)膠質浸透圧低下による浮腫

　膠質浸透圧低下による浮腫は血管内の血漿成分が血管外の間質などへ漏れ出たことが原因で起こります。全身性の浮腫を呈するのが特徴で、肝硬変やネフローゼ症候群、低栄養状態による低アルブミン血症が原因で起こる浮腫

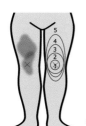

図13 Mottlingスコア

・皮膚の血流が低下すると斑状皮疹を膝の周囲で認める
・膝周囲の斑状皮疹の範囲を1～5でスコア化したのがMottling* スコアである
・重症患者ではMottlingスコアと血中乳酸値**、尿量、重症度スコア(SOFAスコア)は相関性がある

＊：Mottling＝斑点、斑状
＊＊：血中乳酸値の上昇は循環不全を示唆するデータ

表1 浮腫の程度分類

重症度	所見
1	わずかに圧痕を認める
2	明らかに圧痕を認める
3	静脈や骨、関節の突起部が不明瞭になる程度の浮腫
4	見てすぐわかる高度な浮腫

(Bates Guide to Physical Examination and History Taking 9th edition)

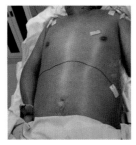
図14 血管透過性亢進による全身の浮腫

です。

2)血管内静水圧上昇による浮腫

血管内静水圧上昇による浮腫とは何かしらの原因で血管内の圧力が上昇することで血管内の血漿成分が血管外へ漏れ出たことで起こる浮腫です。局所の浮腫の原因として上大静脈症候群や深部静脈血栓症があり、全身性の浮腫の原因としては心不全や腎不全があります。

3)リンパ環流障害による浮腫

リンパの流れが何かしらの理由で障害されることで間質内に水分が貯留し浮腫が起こります。リンパ還流障害による浮腫は局所性の浮腫で、悪性リンパ腫やリンパ節郭清術後に起こることがあります。

4)血管透過性亢進による浮腫

血管透過性亢進とは炎症などで血管内皮細胞が損傷を受けることで血管内の血漿成分が間質などへ漏れ出てしまう状態をいいます。術後や敗血症など炎症が強ければ強いほど血管透過性は亢進し全身性の浮腫が起こります(**図14**)。

14 褥瘡

体を動かさず、長時間同じ姿勢でいることで皮膚や皮下組織などが圧迫されます。圧迫された皮膚や皮下組織は局所的に血流障害が起こります。その結果、組織が阻血性の壊死に陥り難治性の皮膚潰瘍となったものが褥瘡です。褥瘡は阻血性障害、再灌流障害、リンパ系機能障害、細胞・組織の機械的変形の4つ機序が複雑に重なり合い発生します。褥瘡は体位により好発部位が異なります(**図15**)。

実際の褥瘡を**図16**に示します。事例の患者はアルコール依存症で自宅にて動けなくなりうつ伏せの状態で発見され救急搬送されました。腹部両側と右頬部、両膝関節部に褥瘡を形成しています。

褥瘡は圧迫による褥瘡だけでなく、車椅子乗車時や座位時など重力で体位が下にずれていくことでも発症します。**図17**は細胞・組織の機械的変形が

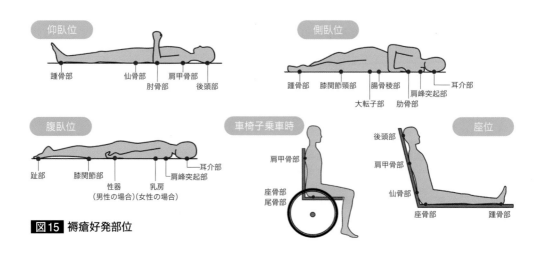

図15 褥瘡好発部位

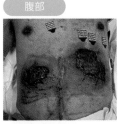
腹部

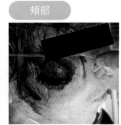
頰部

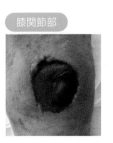
膝関節部

図16 褥瘡の例

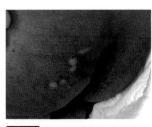
図17 車椅子乗車により発生
した褥瘡

原因の褥瘡です。

1) NPUAP分類

　褥瘡の分類は米国褥瘡諮問委員会NPUAP (National Pressure Ulcer Advisory Panel)の褥瘡分類がわが国でも用いられています。この分類はステージⅠ〜Ⅴと分類不能の6つの分類に分かれています。ステージⅠは消退しない発赤で周囲の皮膚と色調が異なることがあります。ステージⅡは真皮の部分欠損で、ステージⅢは全層皮膚欠損で皮下脂肪が目視できるが、筋肉や腱、骨は露出していない状態です。ステージⅣは全層組織欠損で筋肉や腱、骨は露出した状態です。瘻孔やポケットを形成していることもあります。褥瘡の深さが不明で全層組織の欠損を伴うものが分類不能です。

2) ブレーデンスケール

　ブレーデンスケール[1]は知覚の認知、皮膚の湿潤、活動性、可動性、栄養状態、摩擦とずれの6つの危険因子を4段階で評価し、合計点で褥瘡発生のリスクを評価します。6項目で満点は23点で、病院では14点以下、在宅や施設では17点以下で褥瘡発生リスクが高くなります。

3) 改定DESIGN-R®2020

　日本褥瘡学会が開発した褥瘡状態判定スケールのDESIGN[2]は、Depth (深さ)、Exudate(滲出液)、Size(大きさ)、Inflammation/Infection(炎症/感染)、Granulation (肉芽組織)、Necrotic tissue(壊死組織)、および末尾のPocket (ポケット)の7項目からなり褥瘡評価スケールとして広く使用されています。

15 熱傷

　熱傷の深度はⅠ〜Ⅲ度に分類されています(図18、19)。

　Ⅰ度熱傷(epidermal burn)は表皮までの深度で皮膚所見は乾燥し、色調は紅斑を呈し、痛みを伴います。Ⅱ度熱傷は両方とも真皮に至る深度ですが、浅達性Ⅱ度(superficial dermal burn)と深達性Ⅱ度(deep dermal burn)の熱傷に分けられます。浅達性Ⅱ度の皮膚所見は湿潤と水疱を伴い、色調は薄い赤色を呈しています。強い痛みを伴うのが特徴です。深達性Ⅱ度の皮膚所見は湿潤と水疱を伴い、色調はやや白色を呈します。痛みは軽度で知覚鈍麻を伴うのが特徴です。Ⅲ度熱傷(deep burn)は脂肪組織に至る深度の熱傷です。皮膚所見は乾燥、硬化、炭化のいずれかです。色調は皮膚所

熱傷深度	皮膚所見	色調	知覚
Ⅰ度 (EB)	乾燥	紅斑	痛み (+) 知覚過敏
浅達性Ⅱ度 (SDB)	湿潤、水疱(+)	薄赤	強い痛み 知覚あり
深達性Ⅱ度 (DDB)	湿潤、水疱(+)	やや白色	痛み軽度 知覚鈍麻
Ⅲ度 (DB)	乾燥 硬化 炭化	蠟色 黄色～赤茶色 黒色	無痛

EB：epidermal burn　　　SDB：superficial dermal burn
DDB：deep dermal burn　　DB：deep burn

図18 熱傷分類

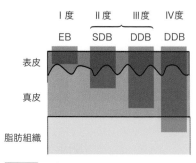

図19 熱傷別深達度分類

見が乾燥ならば蠟色、硬化ならば黄色から赤茶色、炭化ならば黒色です。知覚はなく無痛なのが特徴です。

16 転倒で起きやすい骨折

体表面のアセスメントで転倒による骨折を解説する理由は年々増加する認知症患者の増加が背景にあります。認知症患者が徘徊し転倒しても、転倒したときの痛みを正しく訴えられない場合があります。そのため転倒で起きやすい骨折として本項で取り上げています。

高齢者は筋力低下や骨粗鬆症が進行しているため転倒により骨折しやすい状態にあります。転倒による骨折は転倒の仕方で骨折部位が異なります。尻もちをついた形での転倒では腰椎圧迫骨折が多く、強い腰の痛みを訴えます。大腿骨頸部骨折や大腿骨転子部骨折では股関節部に強い痛みを訴え、立位や歩行ができなくなります。転倒したときに手をついた場合、橈骨遠位端骨折や上腕骨近位端骨折が起きやすい骨折となります。

17 その他

1) 体型・体格

体型や体格はBMI (body mass index)体格指数で普通体重なのか、あるいは低体重や肥満なのかを判断します。

BMIは、「BMI = 体重÷(身長m)^2」の計算式で算出します。

日本肥満学会の肥満度の判定基準ではBMIが18.5 ～ 25未満は普通体重でこの範囲に体重をコントロールすることがさまざまな健康障害から体を守ることができるといわれています。BMIが18.5未満を低体重とし、痩せ型の体型では栄養障害や低栄養などの健康問題がないかどうかを考えます。また痩せ型の体型は慢性閉塞性肺疾患や担がん患者に多く見られます。肥満に関しては25 ～ 30未満を肥満1度、30 ～ 35未満を肥満2度、35 ～ 40未満を肥満3度としています。肥満と疾患の関連は重要であり、とくに高血圧や糖尿病、脂質異常症などの生活習慣病との関連が指摘されています。BMIでの

肥満度の判定基準に加え、内臓脂肪の蓄積は、より生活習慣病の発症リスクが高くなります。腹囲を測定し、男性85cm、女性90cm以上あれば内臓脂肪が蓄積していると考えます。

2) 上腕周囲長と下腿周囲長

腕周囲長は骨格筋量および内臓たんぱく質量と相関するため、低栄養や栄養障害の判定として用いられます。上肢周囲長は上腕の最も太い部位を測定します。測定値は日本人の新身体計測基準値(Japanese Anthropometric Reference Data：JARD 2001)と比較し判断しますが、21cm以下では骨格筋量および内臓たんぱく質量の低下が疑われます。下腿周囲長は四肢骨格筋量と相関するため加齢に伴うサルコペニアの診断に用いられます。下腿周囲長は下腿の最も太い部分を測定します。下腿周囲長が30cm以下の場合、筋肉量の低下の可能性があります。

おわりに

本項では代表的かつ臨床で遭遇しやすいさまざまなアセスメントを解説してきました。本書の枠の範囲での解説のため、ここでは取り上げられなかったアセスメントも多数あります。臨床推論を正しく行うためには多くの知識、そしてフィジカルイグザミネーション技術の習得と技術の研鑽が必要です。看護基礎教育では本書の解説をより専門的に網羅した講義が多数準備されています。詳細は専門講義に譲り、幅広い頭頸部・体表面のフィジカルイグザミネーションとアセスメントを理解いただければ幸いです。

(清水孝宏)

学生への応援メッセージ

看護学生として過ごす20代前半、学業以外のこともいろいろ経験したい時期だと思います。そのときにしか経験できないこともあるので積極的に多くの経験をしていただければと思います。ただし、学業を疎かにすることはないようにしてください。今学んでいることは臨床に出てから必ず役に立つときが来ますので。

引用・参考文献

1) Cbraden B, Bergstrom M, 1998 (真田弘美、大岡みち子訳)：ブレーデンスケール、褥瘡予防・管理ガイドライン(日本褥瘡学会編). p.167, 照林社, 2009.
2) 一般社団法人日本褥瘡学会編：褥瘡状態評価スケール 改定DESIGN-R®2020 コンセンサス・ドキュメント. 照林社, 2020.

4 症状とアセスメントを学ぶ前に 共通して理解しておく知識

講義動画

はじめに

　この症状だと「この疾患」と、症状に対し1つの原因がわかるわけではありません。さまざまな疾患で同じ症状を示します。したがって、ある症状を訴えたときに、その症状をもたらす可能性のある疾患を頭の中でリストアップすることが大事です。たとえば、患者が激しい頭痛を訴えたときに、クモ膜下出血しか思い浮かばないようでは困ります。そして、疾患名を羅列するだけでなく、緊急性の高いものが鑑別でき、さらには頻度が高いものの順序をつけられることまで求められます。

　患者の訴え（症状）を聞いたときから臨床推論が始まります。情報を集め、リストアップした疾患や病態を仮説として設定し、肯定または否定できるように検討していきます。そのために、疾患、症状、徴候、病態に関する知識が必要となります。

症状と徴候

　症状とは、患者本人が発熱や痛みなど、異常を自覚している状態をいいます。一方、身体を観察することによって得られる発疹や打撲痕など客観的な状態を「徴候」といいます。症状だけでも徴候だけでも原因はわかりません。患者の示す症状は、何が原因なのかを徴候から考えていくことが必要です。この症状と徴候を合わせて症候といいます。

痛み

1 痛みの種類

　症状で最も多いのは「痛み」です。痛みは3つに大別されます。

　1つ目は「侵害受容性痛」で、皮膚や内臓の障害による痛みです。損傷された組織からさまざまな発痛物質によって痛みが起こります。2つ目は、「神経障害性痛」で末梢神経の障害による痛みです。これは、ヘルニア、帯状疱疹、神経根症などに代表されますが、「電気が走る」や、「焼けるようだ」などと表現されることが多く、痛みの原因は、神経自体の異常興奮と考えられていま

す。3つ目は、「心因性痛」です。強いストレスや慢性的なストレスの蓄積により、自律神経や内分泌系、免疫系に不調をきたし、痛みが生じます。以前は精神的な問題とされていましたが、最近は脳の神経系機能の異常が痛みの感受性を敏感にして変化させている可能性があると考えられています。いずれの痛みでも「痛み」として自覚します。

2 痛みの評価

　　痛みは自覚症状ですから、評価時はどのような痛みか確認する必要があります。痛みのパターン、強さ、部位、経過、性状、増悪因子などです。

　　痛みのパターンは、持続痛なのか、一過性の痛みなのかに分けられます。痛みの部位はボディチャートなどに痛みの部位を患者に記録してもらうことも有効です。痛みの経過は、いつからか、以前からある痛みなのか、きっかけがあったのかです。痛みの性状は、激痛、鈍痛、穿刺痛など、どのような痛みと自覚しているのかです。痛みの増悪因子は、夜間、体動、食事、排泄時など、痛みが増悪する原因となるような刺激があるのかです。

3 痛みの評価ツール

　　痛みの強さの評価方法はさまざまなツールがあります。

　　主観的な評価方法としては、NRS (Numeric Rating Scale)が汎用されます(図1)。痛みを0から10の11段階に分け、痛みがまったくないものを0、考えられる最悪の痛みを10として、痛みの点数を問います。痛みの程度を軽度、中等度、高度と分けることが多く、一般的に1〜3が軽度、4〜6が中等度、7〜10が高度とされます。少なくとも、4点以上(中等度)で鎮痛薬をはじめとした何らかの介入が必要です。しかし、3点以下であっても、痛みがゼロでないかぎり、何かしらの異常があると認識する必要があります。

　　痛みは主観的なものですが、自ら痛みを訴えられない場合もあります。また、患者によっては痛みを過小評価、過大評価する場合もあるため、非言語的で客観的な痛みの評価方法として、BPS (Behavioral Pain Scale)やCPOT (Critical-Care Pain Observation Tool、表1)を併用します。これはもともと人工呼吸器を装着した患者のために開発されたため、項目の中に「人工呼吸器との順応性」がありますが、CPOTは人工呼吸器離脱後に発声できる状態でも使用できるため、継続して同じスケールで使用できることから

　　0　1　2　3　4　5　6　7　8　9　10

痛みなし　　　　　　　　　　　　　　　　　　　　　考えられる最悪の痛み

図1 痛みのスケール：NRS (Numeric Rating Scale)

表1 痛みのスケール：CPOT（The Critical-Care Pain Observation Tool）

項目	説明	スコア	
表情	緊張なし	リラックス	0
	しかめる、眉間のしわ、こわばる、筋肉の緊張	緊張	1
	上記に加えて、強く目を閉じている	顔をゆがめる	2
体の動き	動かない	動きなし	0
	ゆっくりと慎重な動き、痛いところを触ったり、さすったりする	抵抗	1
	チューブを引き抜く、突然立ち上がる、体を動かす、命令に応じず攻撃的、ベッドから降りようとする	落ち着きなし	2
発声	通常のトーンで会話	通常の会話	0
	ため息、うめき声	ため息、うめき声	1
	泣きわめく、すすり泣く	泣きわめく	2
筋緊張	受動的な動きに抵抗なし	リラックス	0
	受動的な動きに抵抗あり	緊張、硬直	1
	受動的な動きに強い抵抗あり、屈曲・伸展できない	強い緊張、硬直	2

CPOTを使用されることが多くなっています。表1では人工呼吸器の順応性を除き、「表情」「体の動き」「発声」「筋緊張」で示しています。このように、痛みは主観的スケールと客観的スケールを合わせて評価します。

（露木菜緒）

4-1 症状とアセスメント①
脳神経

講義動画

　症状とは、患者本人が異常を自覚している状態です。脳神経の症状としては、頭痛、めまい(眩暈)、手足のしびれなどがあります。このような症状を訴えたとき、まずは頭蓋内圧亢進症状など緊急性のある症状なのかを考えます。頭痛では、「突然」「最悪」「増悪」をキーワードに緊急性を判断します。めまいでは、訴えの性状によって「回転性」「浮動性」「失神性」の3つに分類でき、原因が推定できます。しびれでは、感覚障害なのか運動障害なのかの確認が必要です。そのうえで、病歴、身体所見、検査所見などから、症状の原因仮説を検証していきます。

Keyword

▷頭痛　▷めまい　▷しびれ

脳神経の症状

　　ここでは、頭痛、めまい(眩暈)、手足のしびれの3つを取り上げます。

1 頭痛

1)痛みを感じるところはどこ？
　頭痛というからには、首から上で痛みを感じているわけですが、首から上で痛みを感じるところは以下のうち、どこでしょうか。

　脳・硬膜・クモ膜・軟膜・血管・皮膚・筋肉

　すべて！ と答えたくなると思いますが、そもそも「脳」に痛覚枝がなく、痛みを感じません。脳を包む膜は3層(硬膜、クモ膜、軟膜)になっており、この中で痛みを感じるのは硬膜のみです。血管、皮膚、筋肉は痛覚枝があるので、痛みを感じます。ただし、血管は毛細血管のような細い血管では痛みを感じず、太い血管は痛みを感じます。頭痛を起こす疾患としてクモ膜下出

血が代表的ですが、クモ膜は痛覚枝がなく、血管痛だと考えられています。

2)危険な頭痛

　危険な頭痛とは、どのような病態なのでしょうか(**表1**)。共通することは「頭蓋内圧亢進」です。脳は頭蓋骨で覆われているため頭蓋内の容積は限られています。その中に脳組織：血液：脳脊髄液が8：1：1で存在し、この3つが均衡し一定の圧を維持しています。出血や浮腫などで均衡が崩壊すると頭蓋内圧が上昇します。これを頭蓋内圧亢進といい、頭蓋内圧亢進につながる疾患が危険な頭痛です。

　頭蓋内圧亢進の症状は、急激に出現する場合(急性症状)と、徐々に出現する場合(慢性症状)があります(**表2**)。急性症状としては、意識障害、瞳孔不同、痙攣などがあり、意識がある場合は激しい頭痛や悪心嘔吐を自覚します。慢性症状は、頭痛、悪心嘔吐が主症状ですが、複視や視力障害が出現してくることもあり、眼底検査をするとうっ血乳頭がみられます。また、記憶障害や人格変化が出現することもあります。

　頭蓋内圧亢進が進むと脳ヘルニアを起こし、脳幹が圧迫されると生命危機の状態となります。脳ヘルニアの3徴候は、①瞳孔散大、②対光反射消失、③意識障害です。また、クッシング現象(高血圧、徐脈、脈圧の拡大)も脳ヘ

表1 頭痛を起こす疾患と危険な頭痛

	硬膜	脳血管	神経	筋肉	その他
血管	クモ膜下出血 脳出血 高血圧性脳症	出血 血栓 塞栓 静脈洞血栓症 椎骨動脈解離 片頭痛			
炎症	髄膜炎 脳炎		帯状疱疹		副鼻腔炎
腫瘍	脳腫瘍				多発性骨髄腫
変性・欠乏				緊張型頭痛	
中毒・特発性	低髄圧	片頭痛 群発頭痛	三叉神経痛 後頭神経痛	線維筋痛症	緑内障
先天性	水頭症				
自己免疫アレルギー	肥厚性硬膜炎	側頭動脈炎			
外傷	硬膜外血腫 硬膜下血腫			筋肉内血腫	
内分泌					副甲状腺機能亢進症

・危険な頭痛は赤字で示している。共通する点は、頭蓋内圧亢進である。
・群発頭痛は、3大激痛の1つといわれている。原因は、目の後ろを通っている内頸動脈が拡張して炎症が起きるためである。「目をえぐられるような」激しい痛みを伴い、必ず片側に生じる。一度症状が出始めると、1〜2か月間、毎日同じ時間に頭痛があらわれるようになる。

表2 頭蓋内圧亢進症状

	急性	慢性
自覚症状	激しい頭痛 悪心嘔吐	頭痛 悪心嘔吐(消化器症状*なし) 視力障害(うっ血乳頭による) めまい
他覚症状	クッシング現象 意識障害、網膜出血 瞳孔不同、痙攣	うっ血乳頭** 記憶障害 人格変化

＊消化器症状とは腹痛や腹部膨満などである。
＊＊うっ血乳頭はICP亢進から数日後にあらわれ、初期には観察されない。

表3 クモ膜下出血の症状

- 激しい頭痛
- 顔面や眼の痛み
- 複視
- 項部(首の後ろ)硬直
- 嘔気・嘔吐
- めまい
- 腰痛
- 痙攣
- 発熱
- 意識障害(錯乱含む)

ルニアの直前状態として重要です。頭痛を訴えた場合は、まずは頭蓋内圧亢進症状がないか、確認しましょう。

3)危険な頭痛の訴え方

頭痛の訴え方はさまざまです。以下に例を挙げますが、「この訴え方は危ない」という重要キーワードは何でしょうか。

「バットで後ろから殴られたようだった」

「強く締めつけられるようだ」「割れそうな痛み」

「今まで経験したことがない痛み」「人生で最悪」

「だんだん悪くなっている」

頭痛を自覚したとき、このように訴えることが多いのですが、重要なキーワードがわかりますか?「突然」「最悪」「増悪」です。頭痛を訴えたときは必ず確認し、このキーワードが含まれていれば危険な頭痛だと判断します。

4)危険な頭痛「クモ膜下出血」

危険な頭痛を訴えたときに最初に疑う疾患は「クモ膜下出血」です。クモ膜下出血は、脳動脈瘤の破裂によりクモ膜下腔に出血をきたす疾患ですが、早期発見できるかで生命予後が左右されます。

クモ膜下出血に伴う症状を**表3**に示します。頭痛だけでなく、顔面の痛みや複視などの視症状も確認します。また、髄膜が刺激されたときに出現する髄膜刺激症状の確認は鑑別のためにも必要です。髄膜刺激症状には、仰臥位で頭部を持ち上げると抵抗を示す「項部硬直」(p.92参照)や、その際に両下肢が自動的に股関節と膝関節が屈曲する「ブルジンスキー徴候」(p.93参照)などがあります。また、クモ膜下出血では、麻痺などの神経症状の出現頻度が少ないのも特徴です。クモ膜下腔はもともと脳脊髄液が循環しているため、そこに出血しても、クモ膜下腔とそこにつながる脳室に出血が広がるため、局所の神経症状は出現しづらく、頭蓋内圧の上昇が主病態となるためです。なお、これと同様の症状を示す疾患に髄膜炎もあるため、決めつけずに評価をしていきましょう。

5）遭遇率の高い頭痛

重症度は高くないけれど、臨床でよく遭遇する頭痛があります。

「下を向く、頭を下げると明らかに頭痛が悪化する」

この場合は、副鼻腔炎が疑われます。鼻汁、鼻閉、嗅覚低下など副鼻腔炎に伴うほかの症状を確認します。

「臥位では頭痛が消失するけれど、座位や立位では頭痛が増悪する」

低髄圧性頭痛が疑われます。これは転倒などにより硬膜の一部が損傷し、髄液が漏れることで生じます。転倒歴など、頭部外傷の既往を確認します。

「側頭部の血管を圧迫すると頭痛が改善する、または頭痛が消失する」

片頭痛が疑われます。片頭痛は、日本頭痛学会・国際頭痛分類委員会が提唱している「片頭痛の診断基準」があります。その中から、片頭痛の症状の特徴を**表4**に示します。頭痛の持続時間、片側性、拍動性、嘔気・嘔吐を伴うかなどを確認します。

6）頭痛のアセスメント

頭痛を訴えたときは、まず、頭蓋内圧亢進症状を確認し、生命危機につながるような頭痛を否定します。緊急性がなければ、出現パターン、時期・持続時間、性状や程度、痛みの部位、特徴・前駆症状・随伴症状などを問診し、頭痛の原因を考えていきます（**表5**）。そして病歴、神経所見をはじめとする身体所見、検査所見などから、原因仮説を検証していきます。

表4	片頭痛の特徴

- 頭痛発作の持続時間（4～72時間）
- 片側性
- 拍動性
- 嘔気・嘔吐
- 日常生活に支障

表5 頭痛のアセスメント

出現パターン	時期・持続時間	性状・程度	痛みの部位	特徴・前駆症状・随伴症状	疾患
発作性・反発性	持続時間は数時間～1日	ズキズキした拍動性の痛み	片側・両側側頭部	前兆、閃輝暗点*	片頭痛
	1時間程度の発作 1日に1回～数回起こる	強烈	眼の周囲	結膜充血・流涙・ホルネル症候群	群発頭痛
慢性・持続性	1日中	締め付けられるような鈍痛・頭重感	頭全体・前頭部・後頭部	ストレス・肩こり	緊張型頭痛
	だんだん悪化する 早朝に強いことがある	鈍痛	頭全体	嘔吐、麻痺などの神経症状を伴うことがある	脳腫瘍 慢性硬膜下血腫
突然発症	発症後持続	今まで経験したことのない激痛	頭全体	項部硬直、嘔吐、意識障害	クモ膜下出血
		激痛	眼部	視力障害、眼圧亢進	緑内障
急性発症	発症後持続	激痛	頭全体	発熱、項部硬直	髄膜炎

＊閃輝暗点（せんきあんてん）：突然視野の中に稲妻のようなギザギザの光の波が現れ、徐々に四方に広がり、その場所が暗くはっきり見えなくなる現象。

7)事例で考える「頭痛」

以下、頭痛の事例を示しますので、アセスメントしましょう。

事例

- 65歳男性。高血圧で通院中。
- 両下肢の間欠性跛行を認め、閉塞性動脈硬化症の診断で入院した。
- 閉塞性動脈硬化症の治療のために抗血小板薬(シロスタゾール)の内服を開始した。
- 本日4日目。
- 患者の訴え:「30分前から頭痛がある」「だんだん痛くなってきている」「薬(シロスタゾール)の副作用かな」「全体的にズキズキする」「吐き気はない」

●何が起こっていますか? 仮説を挙げてください。
●仮説を立証するために、何を確認しますか?

Thinking Time!

MEMO

_____

_____

_____

_____

仮説と確認事項

①**薬剤の副作用**:シロスタゾールは副作用に頭痛があるため、まずは、薬剤の副作用を疑います。他の副作用症状の有無(歯茎の出血、鼻出血、皮下出血、血尿、発疹、掻痒感)も合わせて確認します。

②**脳出血・クモ膜下出血・脳梗塞**:頭痛では、脳疾患を否定しておく必要があります。頭蓋内圧亢進症状の有無、構音障害(呂律障害)、顔面麻痺、運動麻痺、視野障害など神経症状の有無を確認します。最終的には頭部CT検査で判断します。

③**髄膜炎**:頭部全体の痛みであり髄膜炎も否定しておきます。「項部硬直」や「ブルジンスキー徴候」など、髄膜刺激症状を確認します。

④**片頭痛**:ズキズキした痛みを訴えているため、片頭痛も疑います。片頭痛の特徴である、片側性、拍動性など確認します。

2 めまい(眩暈)

1)めまいの分類

めまいの訴え方もさまざまです。以下に例を挙げます。

例)

ⅰ 「景色がぐるぐる回る」　ⅱ 「ふわふわする」

ⅲ 「ふらふらする」　ⅳ 「船に乗って揺られているようだ」

ⅴ 「後ろに引かれるようだ」　ⅵ 「血の気が引くようだ」

ⅶ 「目の前が真っ暗になる」　ⅷ 「気が遠くなる」

　めまいは、訴えの性状によって「回転性」「浮動性」「失神性」の3つに分類できます。ⅰは回転性、ⅱ～ⅳは浮動性、ⅴ～ⅷは失神性です。訴えの性状によって、どこの部位の障害によるめまいなのか推察できます。

2)めまいの原因

　めまいの原因は、①前庭障害、②脳または小脳障害、③循環障害、④その他の4つに大別できます。①の前庭障害は、内耳の半規管と前庭からなる前庭器官、そこから脳へとのびる前庭神経の障害です(**図2**)。②は脳または小脳の障害で、③は脳への血流障害です。

　神経系は、中枢神経と末梢神経で構成され、脳と脊髄は中枢神経、脳や脊髄に出入りする脳神経や脊髄神経は末梢神経です。前庭神経は蝸牛神経とともに第8脳神経である内耳神経となるため、①前庭障害によるめまいは、末梢神経障害によるめまいのため「末梢性めまい」といわれます。一方、②の脳または小脳障害によるめまいは、中枢神経障害によるめまいのため「中枢性めまい」といわれます。①②によるめまいは「回転性めまい」を呈し、②③④によるめまいは「浮動性めまい」を呈します。③は脳血流の低下が原因であり、「失神性めまい」も呈します。

　めまいの分類と原因を**表6**に示します。めまいの原因を推察するために、めまいを訴えたときはどのようなめまいなのか確認しましょう。

3)中枢性めまい:小脳出血・小脳梗塞

　脳や小脳そのものが障害される「中枢性めまい」は危険です。小脳は運動調

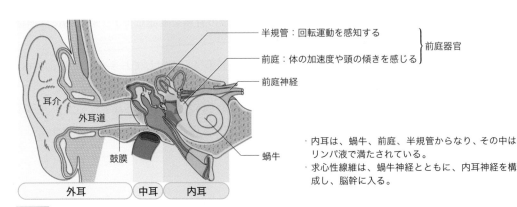

半規管:回転運動を感知する ⎱
前庭:体の加速度や頭の傾きを感じる ⎰前庭器官

前庭神経

耳介

外耳道

蝸牛

鼓膜

外耳　中耳　内耳

・内耳は、蝸牛、前庭、半規管からなり、その中はリンパ液で満たされている。
・求心性線維は、蝸牛神経とともに、内耳神経を構成し、脳幹に入る。

図2 前庭器官と前庭神経

表6 めまいの分類と原因

前庭障害	脳または小脳障害	循環障害	その他
● メニエール病 ● 前庭神経炎 ● 中耳炎 ● 薬物中毒 ● 良性発作性頭位めまい	● 脳血管障害(脳梗塞・脳出血) ● 椎骨脳底動脈循環不全症 ● 鎖骨下動脈盗血症候群 ● 脳腫瘍(聴神経腫瘍など) ● 多発性硬化症	● 高血圧 ● 起立性低血圧 ● 不整脈	● 貧血 ● 低血糖 ● 飲酒 ● 心因性めまい ● 頸性めまい 　など

末梢性めまい	中枢性めまい

回転性

浮動性

失神性

節中枢であり、小脳出血や小脳梗塞はめまいだけでなく、運動失調症状が出現します。

　小脳障害時のめまいは、「回転性めまい」または「浮動性めまい」です。嘔気・嘔吐を伴い、耳鳴や難聴、呂律が回らない構音障害などが代表的な症状です。立ったり座ったりするときにバランスが取れず、歩くときにふらつきます。顔面や上下肢の麻痺を伴うこともあります。したがって、小脳障害を検証するためには、運動失調症状の確認が必要です。運動失調症状の確認方法には、指鼻試験(患者自身の鼻と検者の指を交互に触ってもらう)や、急速変換運動(手掌と手背で交互にリズミカルに大腿部を叩いてもらう)、つぎ足歩行(一歩ごとに踵を前の足のつま先につけて一直線上を歩いてもらう)などがあります。いずれでもスムーズに運動が行えません。

4)末梢性めまい:メニエール病

　メニエール病は、内耳の半規管の内リンパ液が余剰に増えて、内リンパ水腫の状態となり、聞こえ方や体のバランスに異常をきたします。

　メニエール病の初期は耳閉感や耳鳴、難聴が起こります。そして、突発性にめまいを自覚します。めまいは「回転性めまい」で、数十分から数時間持続します。しばしば嘔気・嘔吐を伴います。

　難聴には、高音性難聴と低音性難聴があります。高音性難聴の評価は、患者の耳元で指をこすった音が聞こえるか確認します。低音性難聴の評価は、患者の耳元で音叉を鳴らした音が聞こえるか確認します。

5)末梢性めまい:前庭神経炎

　前庭神経炎は、前庭神経に炎症が起こり、突発性に激しい「回転性めまい」と嘔気・嘔吐が出現し、数日間持続します。眼振を伴うこともあります。安静にしても改善しません。耳鳴や難聴を伴わないのが特徴です。上気道感染や感冒後に発症しやすいため、既往を確認するとよいです。

6) 末梢性めまい：良性発作性頭位めまい症(BPPV)

　遭遇率の高いめまいに、首をまわしたり、頭の位置を変えたりすると回転性めまいを発症する、良性発作性頭位めまい症(benign paroxysmal positional vertigo：BPPV)があります。BPPVの原因はカルシウムの粒である耳石の半規管への移動です。耳石は砂状で存在し、頭が動いたときに慣性で動き、その動きを感覚器に伝えていく働きをしています。頭の向きを変えることで耳石が半規管へ迷入してめまいが起こるため、耳石の動きが止まればめまいも治まります。**表7**にBPPVの診断基準を示します。検証するためには、右を向いて臥床してもらうなど、頭を動かしてめまいが誘発されるか、持続時間などを確認します。

7) めまいのアセスメント

　めまいを訴えたときは、まず、神経症状や運動失調症状を確認し、生命危機につながるような中枢性めまいを否定します。緊急性がなければ、性状、起こり方、随伴症状などを問診し、めまいの原因を考えていきます(**表8**)。そして病歴、身体所見、検査所見などから、原因仮説を検証していきます。

8) 事例で考える「めまい(眩暈)」

　次に、めまいの事例を示しますので、アセスメントしてみましょう。

表7 BPPV 診断基準

- 繰り返し出現する回転性めまい
- 必ず頭位変換で誘発される
- 持続時間は1分以内
- 原因となる他の疾患がない

表8 めまいのアセスメント

性状	起こり方	随伴症状	疾患
主に回転性	数分〜数時間 長時間にわたり発作性に繰り返す	耳鳴、難聴を伴う	メニエール病
回転性	突発性で強い	聴力正常、激しいめまい発作時は嘔吐を伴う	前庭神経炎
	特定の頭位により誘発、繰り返す	聴力正常、通常嘔吐なし	良性発作性頭位めまい
回転性あるいは浮動性	主に動脈硬化を有する中高年、多くは一過性で繰り返す	四肢の脱力やしびれなどの神経症状を伴うことが多い	椎骨脳底動脈循環不全症
	中高年、急な発症	嘔吐	小脳梗塞、小脳出血
	緩徐進行性に悪化	ほかの脳神経障害、小脳症状	聴神経腫
	交通事故などの外傷後	頭痛など	むちうち慢性期
浮動性			脳梗塞、高血圧、低血圧、不整脈、貧血など

事例紹介
- 75歳女性。家の片づけをしていたところ、脚立から落下した。
- 頭部打撲と橈骨遠位端(手首)骨折を認め、一過性意識消失があったため入院となった。
- 入院2病日目の朝。寝返りを打ったときに「目の前がぐるぐるする感じ」を繰り返し自覚している。

●何が起こっていますか? 仮説を挙げてください。
●仮説を立証するために、何を確認しますか?

Thinking
Time!

MEMO

_____

_____

_____

_____

仮説と確認事項

①脳血管障害

「ぐるぐるするめまい」は「回転性めまい」であり、中枢性めまいの可能性があるため、脳血管障害を否定しておく必要があります。頭蓋内圧亢進症状の有無、構音障害(呂律障害)、顔面麻痺、運動麻痺、視野障害、運動失調症状など神経症状の有無を確認します。最終的には頭部CT検査で判断します。

②良性発作性頭位めまい症(BPPV)

寝返りを打った際にめまいを自覚しており、頭位を変えたことによるめまい、BPPVが疑われます。発作性なのか、持続時間、繰り返すのか、随伴症状(嘔気、嘔吐、眼振、耳鳴、難聴)はあるのか、そして頭位を変えてめまいの再現性があるのか、確認します。

③循環障害

骨折しているため出血による循環障害を起こしている可能性もあります。失神性めまいではないから否定されると考えるのではなく、血圧値、不整脈の有無、貧血、血糖値などのバイタルサインや検査データから客観的に判断します。

3 手足のしびれ

1)しびれの分類

しびれの訴え方もさまざまです。以下に例を挙げます。

例)

ⅰ「チクチク感」　ⅱ「ピリピリする痛み」

ⅲ「ビリビリと電気がはしったような感じ」

ⅳ「ピンや針で刺されるような感じ」

ⅴ「焼けつくような感じ」　ⅵ「触っても感覚がにぶい」

ⅶ「冷たさや熱さが感じにくい」　ⅷ「手足に力が入りにくい」

ⅸ「脱力」

「しびれ」とは、皮膚の感覚の低下、つまり知覚異常を表す症状です。しかし、よくみると、感覚障害ではない訴えも混在しています。ⅰ〜ⅶは「感覚障害」の訴えですが、ⅷとⅸは「運動障害」の訴えです。このように、感覚障害だけでなく、運動障害もしびれとして訴えることがあります。しびれを訴えたときは、「感覚障害」なのか、「運動障害」なのか見きわめることが必要です。

2)感覚障害か運動障害か

「手がしびれる」と訴えた場合、運動障害を確認する方法としてバレー徴候(p.90参照)があります。閉眼したうえで、両上肢を挙上してもらい、1分程度挙上が可能か確認します。1分以内に下垂してくるようであれば、「脱力」または「不全麻痺」の可能性があります。さらに、両上肢を左右不規則に触り、どちらを触ったのか答えてもらい、触覚を確認します。このように「しびれ」の症状が、運動障害か感覚障害なのか確認していきます。

3)しびれや麻痺の原因

しびれや麻痺の原因には、中枢神経障害と末梢神経障害のいずれもあります(表9)。しびれは、末梢血管の血流障害でも起こります。閉塞性動脈硬化症やバージャー病、正座もこれにあたります。また、リウマチ、痛風、スポーツによる骨や関節の怪我など、骨や関節の疾患でも起こります。その他、ウイルス感染や脱水、更年期障害、精神的ストレスでもしびれは自覚します。

4)しびれの分類と原因

しびれが、どこの部位に存在するのかで、原因を考えやすくなります。**図3**にしびれの分類と考えられる原因疾患例を示します。

5)麻痺の分類と障害部位

運動麻痺はどこの部位に存在するのかで、障害部位が考えやすくなりま

表9 しびれや麻痺の原因

中枢神経障害	末梢神経障害
● 脳血管障害	● 椎間板ヘルニア
● 脳腫瘍	● 神経根症
● 多発性硬化症	● 多発性ニューロパチー
● 脊髄腫瘍	（原因不明の筋力低下）
● 脊髄梗塞	● 糖尿病

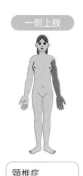

一側上肢

頸椎症
手根管症候群

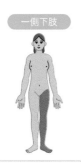

一側下肢

椎間板ヘルニア
足根管症候群
バージャー病
閉塞性動脈硬化症

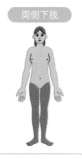

両側下肢

糖尿病性神経障害
脊髄損傷・腫瘍
ギランバレー症候群

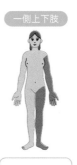

一側上下肢

脳卒中

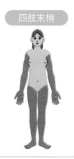

四肢末梢

糖尿病性神経障害
多発性ニューロパチー
多発性神経炎
など

図3 しびれの分類と原因

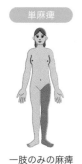

単麻痺

一肢のみの麻痺

障害部位
①下位運動ニューロン
②大脳皮質運動野

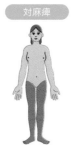

対麻痺

両側下肢の麻痺

障害部位
頸髄または胸髄

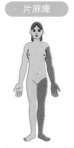

片麻痺

一側の上下肢の麻痺

障害部位
①大脳皮質運動野
②内包を含む脳幹に至るまでの錐体路

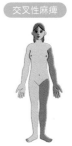

交叉性麻痺

一側の顔面と対側の上下肢の麻痺、あるいは一側上肢と対側の下肢麻痺

障害部位
脳幹（中脳・橋・延髄）

図4 麻痺の分類と障害部位

　す。**図4**に麻痺の分類と障害部位を示します。

6）危険な麻痺やしびれ

　しびれを訴えたときに警戒すべき危険なしびれのキーワードがあります。

・突然始まるしびれ

・突然または急速に始まる筋力低下

・しびれが上方や下方に急速に広がる

・大腿部・臀部・陰部のしびれ、尿・便失禁を伴う

　「突然」「拡大」「失禁」、この3つです。これらの訴えは、脳卒中、脊髄機能不全、多発神経障害など、重大な疾患の可能性が高いです。また、脳卒中は、下記の「FAST」を覚えましょう。

【FAST】

　F（face）：顔面麻痺　　**A**（arm）：上肢の麻痺

　S（speech）：言語障害　　**T**（time）：時間

「FAS」のうち、1つでも症状が出ていれば脳卒中の可能性が高く、予後改善のためには「T」時間が重要です。脳卒中の早期発見・早期治療のために「FAST」を意識することが重要です。

7)しびれのアセスメント

しびれを訴えたときは、まず、感覚障害なのか、運動障害なのかを確認します。そのうえで、しびれや麻痺の部位を確認し、生命危機につながるような危険なしびれを否定します。そして病歴、身体所見、検査所見などから、原因仮説を検証していきます。

8)事例で考える「しびれ」

以下に、しびれの事例を示しますので、アセスメントしてみましょう。

事例紹介

● 55歳男性。交通外傷にて下腿骨折を認め、右下腿のギプス固定を実施した。

● 複数の打撲痕があり、精査目的にて入院となった。

● 入院後、ベッド上安静にしていたが、ナースコールあり、右足の甲のしびれを訴えた。

● そのときのバイタルサインは以下であった。

血圧125/65mmHg、脈拍70回/分、呼吸数14回/分、体温36.0℃

●何が起こっていますか？ 仮説を挙げてください。

●仮説を立証するために、何を確認しますか？

Thinking Time!

MEMO

_____

_____

_____

_____

仮説と確認事項

①ギプスの圧迫による腓骨神経障害

しびれの症状が右足だけか確認します。ギプス装着患者のギプス圧迫による腓骨神経障害は多いため、まずギプスによる物理的に腓骨頭部を圧迫していないか、下肢が外転していないかを確認します。

②血流障害

ギプスの圧迫が神経ではなく、血管を圧迫している可能性もあるため、足背動脈、後脛骨動脈が触知できるか、触診で確認できない場合はドップラーによる聴診を行います。同時に、末梢の皮膚温、潰瘍や壊死はないか見え

る範囲で確認します。

③脊髄損傷

　交通外傷で入院していることもあり、脊髄損傷は必ず否定しておきます。まず、知覚障害か運動障害かの確認が必要です。知覚の確認は、閉眼してもらい足背の触診で左右差を確認します。また、しびれの部位、範囲の確認をします。運動の確認は、動かせる範囲で指先などを動かしてもらい左右差を確認します。さらに健側の筋力評価をし、脱力などの運動障害がないか確認します。最終的にはMRIで判断します。

④脳血管障害

　交通外傷で、片側の知覚障害もしくは運動障害が出現しており、脳血管障害も否定しておく必要があります。頭蓋内圧亢進症状の有無、構音障害(呂律障害)、顔面麻痺、運動麻痺、視野障害、運動失調症状など神経症状の有無を確認します。最終的には頭部CT検査で判断します。

おわりに

　症状を訴えたとき、その症状をそのまま伝えるだけなら専門職でなくてもできます。緊急性はあるのか、何が原因として疑われるのか、それをどう検証し、対応するのか考えることができるのが看護師という専門職なのです。1つの症状から、何を疑うことができるのか、引き出しを増やしておくことが重要です。

(露木菜緒)

学生への応援メッセージ

　皆さんが就職される職場には、好きな先輩と苦手な先輩が必ずいるものです。めまいがするような忙しさでも、好きな先輩とは耐えられるけど、苦手な先輩とはもう耐えられないなんて思ったりします。苦手な先輩も、良いところは絶対ありますから、良いところをみつけて、皆さんからにこやかに話しかけてみてくださいね！人間関係がいいと、仕事って楽しくなりますから。

引用・参考文献

1) 後藤英司：臨床推論EBMと病態生理から症例を考える(基礎臨床技能シリーズ(4)). メジカルビュー社，2004.
2) 髙橋良：本当に使える症候学の話をしよう とことんわかる病態のクリニカルロジック. じほう，2020.

4-2 症状とアセスメント② 呼吸・循環

講義動画

Summary

呼吸困難

● 呼吸困難を引き起こす病態の原因について、換気がうまくできない、酸素化がうまくできない、換気と酸素化がうまくできない、の3つの視点で評価しましょう。

● 突然発症した呼吸困難、激しい呼吸困難、今までに経験したことのない胸痛を伴う呼吸困難は、緊急対応が必要なことを理解しましょう。

咳嗽・喀痰

● 咳嗽・喀痰は生体の防御反応であり、咳嗽の種類、随伴症状の有無、痰の性状を確認しましょう。

● 気道クリアランスを高めるために、痰の粘性、重力、吸気の量と呼気の速度、の3つの視点で評価してケアを考えましょう。

胸痛

● どんな胸痛であっても、見逃してはいけない危険な疾患が否定されるまでは、重篤な疾患として扱い、ショック徴候を見逃さないようにしましょう。

● 胸痛はOPQRSTTの枠組みを活用して体系的に整理し、とくに胸痛が持続している時間と範囲に注意しましょう。

動悸

● 動悸の原因には、不整脈や循環器疾患が多いため、随伴症状、ショック徴候の出現に注意して観察しましょう。

Keyword

▷呼吸困難 　▷咳嗽・喀痰 　▷胸痛 　▷動悸

はじめに

この項では、呼吸循環に関連した症状とそのアセスメントについて解説し

ていきます。これまでに学習してきた内容を振り返りながら、症状のメカニズム、症状に対する臨床判断(フィジカルイグザミネーションと症状に対するケアのポイント)について学びを深めていきましょう。

呼吸困難

1 「呼吸困難」はどんな症状？

　　息苦しさや息切れだけでなく、呼吸にまつわる不快な症状のことです。呼吸困難は主観的な訴えであり、患者から「息苦しい」と訴えがあれば、呼吸不全がなくても呼吸困難を意味します。長距離走や階段を駆け上がったときなど、皆さんにも経験があるかと思います。

1)呼吸困難のメカニズムについて知ろう

　　身体の細胞のすみずみまで酸素を送り届けることが、「呼吸」の目的です。肺胞に入った空気中の酸素は、瞬時に肺胞から毛細血管へと移動します。血管内に拡散した酸素の大部分は、赤血球内のヘモグロビン(以下、Hbと略す)と結合し、残りの酸素は血漿に溶け込みます。酸素を多く含んだ血液(動脈血)は肺静脈から心臓を経由して、全身の各臓器に運ばれ、各臓器の細胞に供給されます。つまり、空気を取り込む「換気」、血液を酸素化するための「ガス交換」、酸素を運ぶための「Hb」、血液を各臓器の細胞に届ける「循環」、の4つが正常に機能してはじめて、呼吸の目的は達成されます(図1)。そのため、Hbがたくさんあって、血液の循環が十分であっても、

　　・換気がうまくできない　　・酸素化がうまくできない
　　・酸素化も換気もうまくできない

という状態に陥ると、患者の自覚症状として「息苦しい」「呼吸がしにくい」

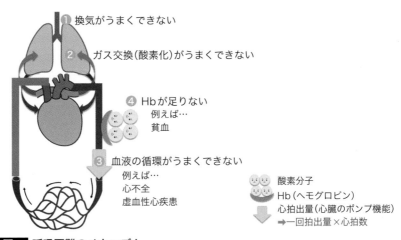

❶ 換気がうまくできない

❷ ガス交換(酸素化)がうまくできない

❹ Hbが足りない
　例えば…
　貧血

❸ 血液の循環がうまくできない
　例えば…
　心不全
　虚血性心疾患

酸素分子
Hb(ヘモグロビン)
心拍出量(心臓のポンプ機能)
➡一回拍出量×心拍数

図1　呼吸困難のメカニズム

123

などの訴えが聞かれます。これを呼吸不全といい、以下の2つに分類されます。

- PaO$_2$が60torr以下で動脈血二酸化炭素分圧(PaCO$_2$)が45torr以下となるもの：I型呼吸不全 → 酸素化がうまくできない
- PaO$_2$が60torr以下でPaCO$_2$が45torrを超えたもの：II型呼吸不全 → 酸素化も換気もうまくできない

2）換気がうまくいかない？

それでは、換気がうまくできない状態とはどのような状態でしょうか。

換気は、延髄にある呼吸中枢に情報を伝達する2つの化学受容体によってコントロールされています。そして、呼吸運動の情報は、呼吸筋に伝わり、肺での換気が促されます。つまり、換気がうまくできないということは、脳からの刺激が呼吸筋に伝達されて肺を動かすという道順のどこかに異常があることになります。これには、以下の状態が考えられます。

- 脳（呼吸中枢）の異常：呼吸中枢を抑制する薬剤の使用、脳出血、脳梗塞
- 脊髄から末梢神経の異常：頸髄損傷、ギラン・バレー症候群
- 胸郭の異常：側弯症、肥満、胸水
- 呼吸筋の異常：神経筋疾患、横隔神経麻痺、呼吸筋の疲労
- 肺の異常：拘束性換気障害、閉塞性換気障害

拘束性換気障害とは、肺のコンプライアンスが低下する状態、つまり、肺が膨らみにくくなることで息を吸い込む量が低下するために換気が障害される状態です。代表的な疾患には、間質性肺炎や肺水腫があります。呼吸機能検査では、％肺活量*が低下します。一方、閉塞性換気障害とは、気道抵抗が上昇する状態、つまり、何らかの原因で気道が細くなることで息が吐き出しにくくなるために換気が障害される状態です。代表的な疾患には、気管支喘息やCOPDがあります。呼吸機能検査では1秒率**が低下します。

3）ガス交換（酸素化）がうまくいかない？

酸素化がうまくできない状態は、大きく分けて4つあります。これらの病態は単独で起こることもありますが、多くは重なり合って酸素化を悪化させます。

①肺胞低換気（図2）

肺胞内を出入りする空気が極端に減少し、肺胞には酸素が少なくなった空気が溜まります。そのため、血液中の酸素の量が少なく、二酸化炭素が多くなってしまいます。肺胞内を出入りする空気が極端に減少する、というのはつまり、換気がうまくいっていない状態です。肺胞低換気という病態から、換気がうまくいかないと酸素化もうまくいかなくなることがわかります。

用語解説

＊％肺活量：予測肺活量に対する実際の肺活量の割合。

＊＊1秒率：努力性肺活量(FVC)のうち最初の1秒間に吐き出された量(1秒量)の割合。

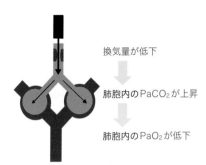

換気量が低下

⬇

肺胞内のPaCO₂が上昇

⬇

肺胞内のPaO₂が低下

図2 肺胞低換気

- 肺胞低換気とは、ガス交換に直接関係する吸入ガスの量が減少する、すなわち、吐き出されるガスの量も減少することである。
- 組織で生産される二酸化炭素の量は不変であるため、肺胞から吐き出されなくなった二酸化炭素が蓄積し、二酸化炭素分圧が上昇し、肺胞内の酸素の占める割合、つまり酸素分圧は低下する。肺胞内の酸素分圧が低下するということは、動脈血の酸素分圧も低下するということになる。

肺うっ血 ➡ 肺コンプライアンス低下 ➡ 肺胞低換気

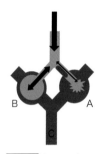

肺胞の入り口が閉塞、虚脱（A）

⬇

Aの部分は静脈血のまま
Bの部分はガス交換される

⬇

Cの部分のPaO₂が低下

図3 シャント

- Aの部分において、何らかの原因で肺胞の入り口が塞がれると、肺胞が虚脱する。
- Aの部分を通過した血液は、酸素を摂取せず、二酸化炭素も放出しない。つまり、静脈血と同じということになる（静脈血が流れているのは肺動脈）。
- そのためBの部分の酸素分圧は上昇しても、C部分の酸素分圧はあまり上昇しない。

②シャント（図3）

　シャントとは、血液が本来通るべき血管とは異なる血管を流れる状態のことです。ここでいうシャントとは、静脈血がガス交換されずに体循環に入る状態をいいます。先天性心疾患や肺動静脈奇形などの解剖学的異常、気道閉塞や無気肺、気管支喘息、悪化した肺水腫など肺胞が換気をまったく行うことができなくなった場合に起こります。

③換気血流比不均等分布（図4）

　肺胞では、空気から血液中に酸素が取り込まれますが、肺胞に流れる血液の量に見合った量の空気が肺胞内にあることで、酸素は効率よく血液に取り込まれます。この空気と血流の割合のことを換気血流比*といいます。換気血流比不均等分布には、換気が減るか血流が減るかの2通りあるということになります。換気が減るということは、換気血流比は小さくなります。これには、無気肺、肺水腫、肺炎などが考えられます。極端な例をシャントといいます。一方、血流が減るということは、換気血流比は大きくなります。代表的な疾患は、肺塞栓症です。極端な例を死腔**といいます。臨床で出

用語解説

＊換気血流比について：正常の換気量は4L/分、正常の肺循環量、つまり血流は5L/分であることから、正常の換気血流比は0.8となる。

＊＊死腔について：肺に入ってくる空気は、すべてが肺胞には到達しない。気道までしかたどり着かない空気は、酸素を取り込めず、二酸化炭素を捨てることもできない。酸素化に関係ない空気の通り道を解剖学的死腔、肺胞までたどり着かない空気の量を死腔量という。

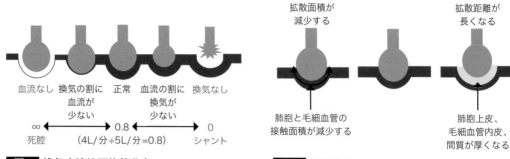

血流なし　換気の割に　正常　血流の割に　換気なし
　　　　血流が　　　　　換気が
　　　　少ない　　　　　少ない

∞ ←→ 0.8 ←→ 0
死腔　　(4L/分÷5L/分=0.8)　シャント

図4 換気血流比不均等分布

拡散面積が
減少する

肺胞と毛細血管の
接触面積が減少する

拡散距離が
長くなる

肺胞上皮、
毛細血管内皮、
間質が厚くなる

図5 拡散障害

会う低酸素血症をきたす疾患のほとんどが、この換気血流比不均等分布といわれています。

④拡散障害（図5）

　拡散障害とは、空気と血液の間にある肺胞上皮、毛細血管内皮、間質が厚くなったり、間質に水分が貯留したりすることで、酸素の移動に時間がかかる状態です。これは、主に間質性肺炎や肺水腫で見られます。また、肺胞が大きくなることで空気と血液の接触する面積（ガス拡散面積）が少なくなった場合でも起こります。この状態は、そう、肺気腫ですね。

2 呼吸困難の臨床判断：フィジカルイグザミネーション

1）問診のポイント

・**発症や経過について聞く**→いつから息苦しくなりましたか？
　　急に息苦しくなりましたか？
　　徐々に息苦しくなりましたか？
　　きっかけはありましたか？
・**持続時間について聞く**→息苦しさは今も続いていますか？
　　最初のころに比べて良く（悪く）なってきましたか？
・**息苦しさの程度について聞く**→息苦しさの程度（図6）はどうですか？
　　今までに経験のない息苦しさですか？
　　息苦しさはいつも気になりますか？
・**息苦しさの悪化と緩和について聞く**→どのようにすると息苦しくなりますか？
　　横になると息苦しさが増しますか？
　　どのようにすると楽になりますか？
・**随伴症状について聞く**→何かほかに気になることはありますか？
　　動悸、めまいはありませんか？：貧血や不整脈の可能性
　　胸痛はありませんか？：急性冠症候群、肺塞栓症の可能性を先に否定する
　　発熱、咳、痰はありますか？：肺炎など炎症が関与している可能性

Fletcher, Hugh-Jones分類		修正Borgスケール	
Ⅰ度	同年齢の健常者とほとんど同様の労作ができ、歩行、階段昇降も健常者並みにできる	0	感じない
Ⅱ度	同年齢の健常者とほとんど同様の労作ができるが、坂、階段昇降は健常者並みにできない	0.5	非常に弱い
Ⅲ度	平地でさえ健常者並みには歩けないが、自分のペースでなら1.6km（1マイル）以上歩ける	1	やや弱い
		2	弱い
		3	
Ⅳ度	休まなければ50ヤード（46 m）以上歩けない	4	多少強い
		5	強い
Ⅴ度	会話、衣服の着脱にも息切れがする 息切れのため外出ができない	6	
		7	とても強い
		8	
		9	
		10	非常に弱い

図6 呼吸困難の指標

呼吸困難の程度は、Fletcher,Hugh-Jones分類や修正Borgスケールを指標にすることで、客観的に評価することができる。Fletcher,Hugh-Jones分類は、COPD患者の運動機能を呼吸困難からみた重症度評価である。修正Borgスケールは、日常生活、リハビリ、呼吸困難を主観的に評価する。

2）身体所見のポイント

①SpO_2のみで評価しない

　酸素化が良くないというと、SpO_2が低い人というイメージがあるかもしれません。SpO_2というのは、パルスオキシメータで測定した動脈血酸素飽和度であり、動脈に流れている血液中のHbのうち酸素と結合しているものの割合をいいます。この数値で酸素化を評価することができますが、信じすぎるのは危険です。この数値は、あくまでも「割合」です。

　例えば、Hbが低かったらどうでしょう。貧血では、SpO_2は高くても、Hbが少ないために各臓器の細胞では酸素が足りない、という状態になることがあります。そのため、チアノーゼの有無を評価することも重要です。

②$PaCO_2$の評価

　換気の指標は、$PaCO_2$であり、SpO_2のように簡便に測定することはできません。では、どのように評価すればよいでしょうか。これは、換気そのものがうまくできているかどうかをフィジカルイグザミネーションで評価します。すなわち、呼吸回数、呼吸パターン、呼吸の深さ、努力様呼吸の有無を注意深く観察します。呼吸のリズムなどが視診でわかりにくい場合は、患者の胸部や腹部に手を当てて観察するとよいでしょう。

3 呼吸困難の臨床判断：ケアのポイント

・突然の発症、激しい呼吸困難、今までに経験したことのない胸痛を伴う場合は、重篤な疾患による呼吸困難が考えられます。緊急対応の準備が必要です。

・呼吸不全の改善に対して、酸素療法、人工呼吸器の装着が必要になる場

合もあります。すでに酸素療法が施行されている場合には、酸素の増量や酸素の投与方法の変更を医師に提案する必要があります。

- 呼吸困難は、生命に直結する症状のため、患者の恐怖心を和らげ、パニックにならないように対応します。状態の観察を兼ねて頻繁に声かけを行い、現在の状況や検査・処置についてわかりやすく説明し、安心感を与えながら患者が主体的に治療やケアに参加できるように配慮する必要があります。
- 酸素消費量を最小限とするために安静を促す必要があります。トイレに車椅子で行くようにする、呼吸困難があるときの清潔ケアを控えるなど、酸素消費量を増大させないようにケアの方法を工夫します。また、前傾側臥位や頭部挙上などのポジショニングは、肺にかかる重力を変化させることで換気血流比不均等分布を改善し、酸素化を改善させることが期待されます。病態と呼吸困難の程度を評価し、体位を検討するとよいでしょう。

咳嗽・喀痰

1 「咳嗽・喀痰」はどんな症状?

気道からの粘液の分泌と線毛運動により、外気から入ってきた異物・剥離した細胞などの分泌物を痰として排出します。これを喀痰といいます。そして、呼気を一気に吐き出すことによって気道の異物を吐き出す行為のことを咳嗽といいます。呼吸器系に関連する症状として、日常でも出会う機会の多い症状ではないでしょうか。咳嗽は、喀痰を行うという生理的防御反応です。苦痛を伴う症状をすぐに悪者にしないためにも、そのメカニズムや関連する疾患について知っておきましょう。

2 咳嗽発生のメカニズムについて知ろう

鼻腔や気道の表面は円柱線毛上皮細胞と杯細胞からなる粘膜上皮細胞の二重構造によって覆われています。杯細胞は1日100mLの粘液を分泌し、粘液の絨毯で気管支を保護します。そして、円柱線毛上皮細胞は、線毛運動によって1分間に約2cm程度の速度で異物や細菌を上部に押し上げ、排出させます。普段、咳をしなくても痰はこの働きによって自然に流され、気づかないうちに嚥下されるのです。それでは、痰が増加するような何らかの刺激が生じた場合は、どのように排出するのでしょうか。

気道が異物を感知すると、粘膜が刺激されます。異物には、煙や小さな異物(機械的刺激)、化学物質を含んだガス(化学的刺激)、気道粘膜の炎症(炎症性刺激)、高温または冷たい空気の吸入(温度刺激)などがあります。この

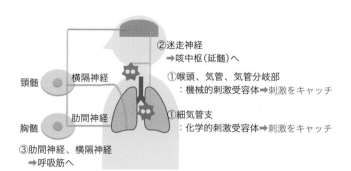

図7 咳嗽のメカニズム

②迷走神経
→咳中枢(延髄)へ

頚髄　横隔神経

胸髄　肋間神経

①喉頭、気管、気管分岐部
：機械的刺激受容体→刺激をキャッチ

①細気管支
：化学的刺激受容体→刺激をキャッチ

③肋間神経、横隔神経
→呼吸筋へ

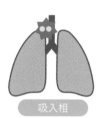
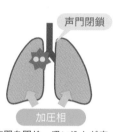
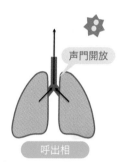

吸入相
異物を吐き出すのに必要な
空気を肺に吸い込む。

声門閉鎖
加圧相
声門を閉じ、吸い込んだ空
気を肺に溜め、気道や肺の
内圧を高める。

声門開放
呼出相
声門を開け、空気を一気に
呼出する。

図8 咳嗽の3つのフェーズ

ような刺激が気道粘膜にある受容体を刺激し、迷走神経によって延髄の咳中枢に伝わります。そこから出された「咳をしなさい」という指令は、横隔神経や肋間神経によって呼吸筋に伝えられ、咳嗽が起こります(**図7**)。この咳嗽反射は、**図8**にあるように3つのフェーズからなります。このように嚥下や咳嗽によって気道を清浄化する働きを気道クリアランスといいます。

③「咳嗽・喀痰」から推測できる疾患

咳嗽の種類や喀痰の性状によって、疾患を推測することができます(**表1**)。ほとんどの場合、喀痰は気道の感染や炎症を示すため、まずは気道の炎症や肺の感染などを考えます。しかし、炎症以外の原因で気道から出てくる痰*もあります。一方、肺塞栓や心外膜炎など、気道の原因以外にも咳嗽が起こる病態もあるため、注意が必要です。

④ 咳嗽・喀痰の臨床判断：フィジカルイグザミネーション

1)問診のポイント

・**発症や経過について聞く**→いつから咳が出るようになりましたか？

用語解説

＊炎症以外の原因で気道から出てくる痰について：ピンクの泡沫状痰は肺の血管から染み出してくる痰であり、急性心不全による肺水腫を疑う。

表1 咳嗽・喀痰から推測できる疾患

咳嗽	喀痰		原因の例
湿性咳嗽	粘液性 半透明でネバネバした粘稠性の高い痰		急性気管支炎 気管支喘息
	膿性 黄色、黄緑色のドロッとした痰		細菌性肺炎 気管支拡張症(血痰あり)
	漿液性 サラサラの唾液様の痰		肺うっ血 気管支喘息
	血性 少量の血が混じる痰		気管支の外傷 肺腫瘍
	泡沫状 泡が混じっている痰		肺水腫
乾性咳嗽	なし		間質性肺炎 気胸

急に咳が出るようになりましたか？

症状は良くなっていますか？

・**咳の性状について聞く**→どのような咳が出ますか？

乾いた感じの咳ですか？

痰が絡むような咳ですか？

・**始まりや頻度について聞く**→どのようなときに咳が出やすいですか？

咳が出やすい時間帯はありますか？

咳が出るきっかけはありますか？

・**随伴症状について聞く**→何かほかに気になることはありますか？

頭痛、嘔吐はありませんか？：頻度は低いが脳腫瘍の可能性

痰に血が混じることはありませんか？：気管支拡張症、頻度は低いが肺がんの可能性

胸焼けはありますか？：逆流性食道炎の可能性

　咳嗽時の胸腔内圧は100cmH$_2$O以上にもなり、肺の中の空気を一気に吐き出す運動です。1回の咳嗽で約2kcalのエネルギー消費になります。そのため、咳嗽が続き、会話が困難なときは問診を控えるようにしましょう。疾患に特徴的な咳嗽はありますが、咳嗽・喀痰だけで疾患を判断することは困難です。咳以外の随伴症状が病態を把握するためのヒントになります。

　生活歴や内服薬についての情報収集も行います。疾患に関係なく喫煙でも痰は増加します。生活環境や職業(粉塵曝露)などの影響も考えられます。さらに、降圧薬の中には副作用として咳嗽を起こす薬があります。アンジオテンシン変換酵素阻害薬です。咳嗽反射は気管支の刺激受容体の1つであるC

受容体を刺激するブラジキニンやその刺激によって放出されるサブスタンスPにより亢進しますが、これらの物質はアンジオテンシン変換酵素により分解されるためです。

2）身体所見のポイント

・咳嗽は空気感染や飛沫感染経路の1つです。その場で喀痰があれば、その量や性状の観察を行い、咽頭や扁桃の腫脹・発赤の有無や口腔の観察も行います。そのため、適切な感染防護具を装着してフィジカルイグザミネーションを実践しましょう。

・聴診では、呼吸音の左右差や副雑音の有無を確認します。喀痰しづらい場合は、副雑音の種類で痰の量や性状を評価することもできます。痰の量が多い場合は、胸郭の触診で振動を触知することがあります。

5 咳嗽・喀痰の臨床判断：ケアのポイント

・咳嗽が続くことは、エネルギーを消耗し、苦痛を伴います。しかし、咳止めを目的とした内服には注意が必要です。湿性咳嗽では、痰と一緒に異物を出そうとする生理的な働きがあり、安易に咳嗽を止めることによって病態が悪化してしまう可能性があります。

・痰の多い患者では、咳嗽が弱く喀痰ができないと肺炎や無気肺につながります。重症であれば、呼吸不全となり、痰による気道閉塞によって窒息するリスクもあります。そのため、吸引や気管挿管などの処置が必要になることがあります。

・呼吸が楽にできるような安楽な体位を調整しましょう。とくに心不全による肺水腫で痰が増加し、咳嗽が多くなっている場合は、起座位*にすることで症状が軽くなることがあります。

・喀痰することが難しい患者では、以下の排痰に必要な要素が機能しているかどうかをアセスメントし、介入が必要かどうかを判断します。

①痰の粘性：痰に含まれる水分、線毛の運動によって痰は移動する→加湿、水分出納の見直し

②重力：痰のある部位を上にすることで、痰自体の重力で痰は気道へ移動する→体位排痰法

③吸気の量と呼気の速度：吸気の量と呼気流速が十分にあれば痰は移動する→咳嗽、ハフィング**

用語解説

＊なぜ起座位にするかについて：静脈還流量が少なくなることによって、肺のうっ血が改善されるためである。また、座位になると横隔膜が下がり、臥位に比べて呼吸面積が広がるため呼吸がしやすくなる。

＊＊ハフィング：痰を細気管支から気管支に集め、咽頭付近まで移動させる。腕で胸郭を抱え込み、大きく吸気し、胸腔内圧を高め、「ハッ」と口から強く大きく吐く。

胸 痛

1 「胸痛」はどんな症状？

胸痛とは、胸部に感じる鋭い痛み、締めつけられる感じ、圧迫感など胸部周辺に感じられる症状のことです。原因はさまざまであり、胸郭内にある臓器(心臓、心膜、肺、胸膜、食道)に関係する痛みや、胸壁や皮膚の痛みなどがあります。患者の表現*はさまざまですが、胸痛の原因には、致死的で緊急性の高い疾患が含まれます。症状の強い、弱いにかかわらず、胸痛がある場合には、見逃してはいけない危険な疾患の可能性を想像しながら、対応する必要があります。

2 「胸痛」から推測できる疾患

見逃してはいけない危険な疾患には、急性冠症候群、大動脈解離、肺塞栓症、緊張性気胸、食道破裂の5つがあります(表2)。これらの疾患は、ショック徴候をきたし生命の危機状態を引き起こす可能性が高いため、緊急度・重症度ともに高くなります。どんな胸痛であっても、この5大疾患が否定されるまでは、重篤な疾患として扱うと見逃すことが少なくなります。一方、胸痛を引き起こす疾患には、循環器系や呼吸器系だけでなく、消化器系や筋骨格系に原因があることも考えられます。

3 胸痛発生のメカニズム

冠動脈が何らかの原因により狭窄あるいは閉塞し、心筋への冠血流が減少、あるいは途絶する疾患を虚血性心疾患**といいましたね。そして、心筋の虚血による胸痛では、血流障害に伴う乳酸やブラジキニン***などの化学

表2　見逃してはいけない危険な疾患

- 急性冠症候群　➡　心電図のST変化
- 大動脈解離　➡　移動性の痛み、血圧左右差
- 肺塞栓症　➡　深部静脈血栓症などのリスクがあり、突然の呼吸困難
- 緊張性気胸　➡　外傷などのきっかけがあり、突然の呼吸困難
- 食道破裂　➡　嘔吐後の突然の胸痛

用語解説

＊患者の表現の例：胸がズキズキ痛む、胸がグーっと絞めつけられる、なんだか胸が重苦しい

＊＊虚血性心疾患：冠動脈の狭窄、あるいは閉塞の原因が血管内のプラーク(血液中のコレステロールや脂肪からできた粥状の物質)の破綻による血栓形成によるものを急性冠症候群(acute coronary syndrome、ACS)という。

＊＊＊ブラジキニン：知覚神経終末への痛み刺激の発生、他、血管拡張による血圧低下、内臓平滑筋の収縮などの作用を持つ。

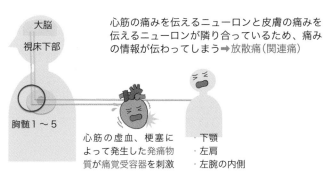

大脳
視床下部

心筋の痛みを伝えるニューロンと皮膚の痛みを
伝えるニューロンが隣り合っているため、痛み
の情報が伝わってしまう➡放散痛(関連痛)

胸髄1〜5

心筋の虚血、梗塞に
よって発生した発痛物
質が痛覚受容器を刺激

・下顎
・左肩
・左腕の内側

図9 虚血性心疾患の胸痛発生のメカニズム

物質が発生し、交感神経節から第1〜5胸髄に入り、大脳皮質の知覚領域に
達することで痛みとして感知されます。さらに、これらの感覚神経は頸部周
囲の神経と隣り合わせにあり、痛覚刺激が同時に伝わってしまうため、神経
の勘違いである放散痛が起こることがあります(**図9**)。よく見られる放散痛
として、左肩、下顎、左奥歯があります。また、右冠動脈領域(下壁)の心
筋梗塞では、下壁が横隔膜の上に位置していることから胸痛ではなく、心窩
部痛を訴えます。そして、迷走神経反射が亢進し、悪心・嘔吐、下痢など、
消化器症状が出現することがあります。

4 胸痛の臨床判断：フィジカルイグザミネーション

1)問診のポイント

・**発症と経過を聞く**→最初に痛くなったのはいつですか？
　突然痛くなりましたか？：急性の発症：緊急性の高い疾患が多い
　徐々に痛くなりましたか？
・**痛みの悪化と緩和について聞く**→どんなときに痛みは強くなりますか？
　仰向けでいると痛みが強くなりますか？
　安静にしていても痛みますか？：安静で軽快しない：緊急性の高い疾患が
　　　　　　　　　　　　　　　　　　　　　　　　　多い
・**痛みの性質を聞く**→どのような痛みですか？
　ズキズキと鋭い痛みですか？
　重苦しい痛みですか？
　焼けるような痛みですか？
・**痛みの強さを聞く**→人生最悪の痛みを10とすると、今どれくらいですか？
・**痛みの部位を聞く**→胸のどの部分が痛みますか？
　胸の奥のほうが痛みますか？：胸全体が痛む：緊急性の高い疾患が多い
　どのあたりか指せますか？：局所的に痛む：肋間神経痛や胸膜炎の可能性
　胸以外にも広まっていますか？
・**随伴症状を確認する**→他に何か気になることはありますか？

息苦しさはありますか？：循環器系や呼吸器系が原因の可能性

・**痛みの始まりを聞く**→痛みはどういうときに始まりますか？

動くと痛くなりますか？：特定の動きで強くなる：肋間神経痛、筋骨格系
の可能性

頻度はどれくらいですか？

どのくらい続きますか？

　胸痛の問診では、漏れなく網羅的に問診するための枠組みとして
OPQRSTT法(p.50参照)を活用します。胸痛は、持続している時間と範囲
が重要です。労作性狭心症の胸痛は数分間、急性心筋梗塞では30分間以上
というように、緊急性の高い疾患であるほど持続時間が長くなります。緊急
性の高い疾患では、痛みの原因となる心臓や大動脈、肺などは胸壁のそば
でなく、身体の奥深いところに位置しているため、痛みが出現する範囲が広
くなります。一方、肋間神経痛や胸膜炎などは、痛みの原因が胸壁の近く
にあるため、ピンポイントで痛みが出現し、体位で増悪することがあります。

2) 身体所見のポイント

・バイタルサイン、視診、触診の評価によってショック徴候はないか、末
梢循環不全の所見がないかを確認します。そして、血圧は四肢で測定を行
います。左右の血圧差は、大動脈解離を疑うためです。

・緊張性気胸では、聴診で呼吸音の左右差を認めますが、肺塞栓症では、
呼吸音の異常は認めません*。

・心膜炎では、特徴的な心膜摩擦音が聴取されます**。

・循環器疾患が疑われる場合は、既往歴や生活習慣が危険因子となるため、
忘れずに聴取します。とくに、高血圧、脂質異常症、糖尿病の有無、喫
煙や肥満などの生活習慣について確認が必要です。

⑤ 胸痛の臨床判断：ケアのポイント

・ショック徴候の有無によって、緊急対応が必要かどうかを判断しましょう。
緊急時は、迅速な報告と急変対応に向けた準備が必要です。また、急性冠
症候群や大動脈解離では、検査や処置中に致死性不整脈が出現することも
あります。継続的なモニタ監視、症状やショック徴候の評価を行います。

・少しでも急性冠症候群を疑う場合は、12誘導心電図を実施します。12誘導
心電図は、侵襲度が少ない簡便な検査であり、急性冠症候群だけでなく、

用語解説

＊肺塞栓症で呼吸音の異常を認めないのはなぜか：聴診によってアセスメントできるのは、空気を肺胞に取り込む、つまり
　換気の部分だけである。肺塞栓症は、肺の中の血液循環、つまり酸素化に障害のある状態のため、換気とは関係ない。

＊＊心膜摩擦音：心膜摩擦音は引っかくような高い音で、胸骨左縁、第3・第4肋間で聴診器の膜部を強く圧迫して聴診する。

いくつかの疾患の可能性を同時に評価することが可能です。

・患者は、胸痛による身体的苦痛だけでなく、検査・処置に対する不安や恐怖を感じています。身体的苦痛の緩和はもちろんのこと、頻繁に声かけを行い、現在の状況や検査・処置についてわかりやすく説明し、安心感を与えながら患者が主体的に治療やケアに参加できるように配慮します。

動 悸

1 「動悸」はどんな症状？

　　　動悸とは、心臓の鼓動が速くなったり、不規則になったり、強くなったりする場合に生じる違和感、もしくは不快感のことです。つまり、自分の心臓の鼓動を自覚することです。皆さんも、人前で発表をしたり、走ったり、恋をしたり、さまざまな場面で自分の心臓の鼓動を自覚することがあるかと思います。臨床では、「動悸があります」と訴えてくる場合は少なく、患者の表現はさまざまです。そして、動悸の自覚は、患者の感受性によるところが大きく、たとえ心疾患があり、危険な不整脈が出現していたとしても、動悸を自覚しないことがあります。そのため、患者の訴える動悸の強さから、原因となる状態の危険性を判断することが難しいという特徴があります。一方、動悸の性質や随伴症状などから、動悸が病的なのか、どのような状態が原因なのかを推論することができます。

2 「動悸」のメカニズムについて知ろう

　　　それでは、動悸はどのようなメカニズムで生じるのでしょうか。図10にあるように、①心拍数が変化すること、②リズムが変化すること、③拍動の強さが変化すること、のいずれかです。

3 「動悸」から推測できる疾患

　　　動悸から推測できる疾患には表3のようなものが挙げられます。動悸の多くは、不整脈によるものです（図11）。「一瞬、ドキッとした」「一瞬、心臓が止まって、そのあと跳ねる」のような動悸の多くは、期外収縮であることが多いです。期外収縮の拍動は有効な心拍出にならないため、血圧が出にくくなります。そのため、期外収縮から次の心拍までの間隔が空いたために、拍動が強くなった心拍を動悸として感じています。一方、「突然、心臓がタタタタタって速くなる」のように突然始まって突然止まる場合には、発作性の上室性頻拍が疑われます。

　　　動悸とともにめまい（眩暈）・眼前暗黒感・失神がある場合は、心室頻拍の

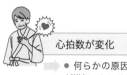

心拍数が変化

● 何らかの原因により心拍数が増加、もしくは低下する。

リズムが変化

● 心拍数のリズムが乱れることで、不規則な動きを感じる。

拍動の強さが変化

● 心臓から拍出される血液量が増え、いつもより心臓の動きが強く感じる。

図10 動悸のメカニズム

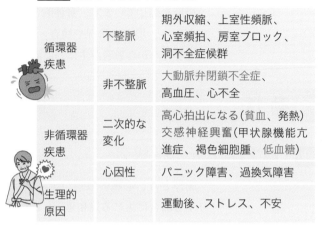

表3 動悸から推測できる疾患

循環器疾患	不整脈	期外収縮、上室性頻脈、心室頻拍、房室ブロック、洞不全症候群
	非不整脈	大動脈弁閉鎖不全症、高血圧、心不全
非循環器疾患	二次的な変化	高心拍出になる(貧血、発熱)交感神経興奮(甲状腺機能亢進症、褐色細胞腫、低血糖)
	心因性	パニック障害、過換気障害
生理的原因		運動後、ストレス、不安

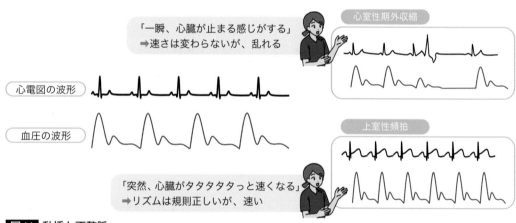

図11 動悸と不整脈

ような危険な不整脈の可能性があります。また、大動脈弁閉鎖不全症では、心臓の収縮期の血圧が上昇し、拡張期の血圧が低下します。収縮期と拡張期の血圧の差を脈圧と呼びますが、この脈圧の増大によって動悸を訴えることがあります。

　一方、動悸の原因には不整脈や循環器疾患以外のこともあります。ときに発熱や脱水、甲状腺疾患、パニック障害のような精神疾患が原因となっていることがあります。甲状腺ホルモンには、エネルギーを消費し、細胞の活動を高める働きがあります。甲状腺機能亢進症は、甲状腺ホルモンが過剰に分泌されることで基礎代謝が亢進し、頻脈になりやすくなるため、動悸の症状が出現します。また、低血糖になると、脳のエネルギー不足を補うためア

ドレナリンやグルカゴンが分泌されるため、血糖の上昇作用とともに交感神経刺激症状が出現します。交感神経の刺激により、自覚症状として動悸を訴える場合があります。

4 動悸の臨床判断：フィジカルイグザミネーション

1）問診のポイント

- **動悸の様子を確認する**：どのように感じますか？
  ずっとドキドキしますか？
  心臓が1回ドキッとしましたか？
  突然止まる感じですか？
- **きっかけを確認する**→どんなときにその症状を感じましたか？
  安静にしていても感じますか？
  動くと始まりますか？
  ストレスを感じたことはありましたか？
- **随伴症状を確認する**→他に何か気になることはありますか？
  胸痛や息苦しさはありますか？：急性冠症候群に伴う不整脈の可能性
  めまいや冷汗はありませんか？
  手の震えや不眠はありませんか？：甲状腺機能亢進症の可能性

2）身体所見のポイント

- 脈拍は、左右差、数、リズム、強弱を確認します。また、脈拍の性状から心臓の1回拍出量がわかります。心臓の拡張期に心室に充満した血液が、心臓の収縮で駆出されて脈拍が生じます。しかし、頻脈によって拡張期の時間が短くなると心臓に十分な量の血液が満たされないため、1回拍出量が少なくなります。すると、脈拍は小さくなり、動脈で感知できなくなります。このように、不整脈で有効な1回拍出量が確保できないと、心拍数＞脈拍数＊になります。そのため、動脈触知による脈拍数と心電図や心音による心拍数を比べる必要があります。

5 動悸の臨床判断：ケアのポイント

- 動悸の原因が致死性不整脈であり、ショック徴候がある場合は、緊急対応が必要になります。
- 不整脈による動悸は、その原因となる不整脈が出現しているときに症状が出現します。そのため、継続的なモニタ監視と症状の確認が必要です。
- 動悸による不快感によって患者の不安は増強します。不快な症状に対する

用語解説

＊「心拍数＞脈拍数」について：脈拍数とは心臓の拍動が全身の動脈に伝わる数であり、動脈で触診できる。一方、心拍数とは心臓が全身に血液を送り出すために拍動する数であり、心電図で確認することができる。

共感を示し、現在の状況や検査・処置についてわかりやすく説明することで不安の軽減に努めます。

おわりに

呼吸循環に関連した4つの症状について学習しました。呼吸循環に関連した症状は、生命の危機状態に陥る前兆のこともあります。重症度・緊急度が高い疾患が潜んでいるかもしれない可能性を念頭に置いて観察し、常にショック徴候が出現していないかを評価するようにしましょう。

（山形泰士）

学生への応援メッセージ

患者さん症状の訴え方はさまざまです。「これは動悸かな？」「もしかしたら胸痛？」というように、まずは疑ってみるのが大切です。

引用・参考文献

1) 日本救急看護学会監，日本救急看護学会『フィジカルアセスメント』編集委員会編：救急初療の看護に活かすフィジカルアセスメント．23-41：へるす出版，2018．
2) 松田直樹：第3章 症状と病態生理．吉田俊子（著者代表），系統看護学講座 専門分野 成人看護学[3]循環器．p.35-37，医学書院，2019．
3) 中村健，岡村正嗣，佐伯拓也：息切れの評価法．The Japanese Journal of Rehabilitation Medicine, 54 (12)：941-946, 2017．
4) 小澤知子：アセスメントに自信がつく臨床推論入門 看護の臨床判断能力を高める推論トレーニング．メディカ出版，2019．
5) 佐居由美：日常生活行動からみるヘルスアセスメント．大久保暢子編．p.5-16，医学書院，2016．
6) 谷田真一：症状・訴えで見分ける患者さんの「何か変？」（異変に気付いた時の行動がわかる）．高木靖監 循環器の何か変？．p.9-11，日総研出版，2017．
7) 山添世津子：症状・訴えで見分ける患者さんの「何か変？」（異変に気付いた時の行動がわかる）．高木靖監 呼吸器の何か変？．p.48-50，日総研出版，2017．
8) 山内豊明：フィジカルアセスメントガイドブック 目と手と耳でここまでわかる．医学書院，2011．

4-3 症状とアセスメント③ 腹部

講義動画

 Summary

　腹部に関連した徴候や症状は腹痛や悪心・嘔吐、下痢などさまざまな症状があります。これらは軽症な疾患から緊急度、重症度の高い疾患まで含まれます。とくに緊急度、重症度の高い疾患に関しては徴候や症状を見逃すことは患者の生命予後にかかわることがあります。腹部に関連した各徴候や症状についての理解、問診のポイントや臨床で遭遇する機会の多い腹部症状に関連した疾患の病態や特徴的な所見、関連する検査について解説します。

Keyword

▷腹部症状　▷腹膜炎　▷腹膜刺激症状　▷悪心・嘔吐　▷下痢

はじめに

　　入院患者が腹痛を自覚した場合、その症状をはじめに訴える相手は看護師であることが多いです。まずは腹痛についての問診を行い、視診や聴診、触診や打診を行い緊急度や重症度を判断します。どのような疾患が原因であるのかを想定しながら医師への報告や各種検査が実施され治療やケアが行われます。

　　最終的な診断は医師が行いますが、我々看護師も患者の身体で何が起きているのかを推論しながら関わることになります。看護師が行う臨床推論が患者の状態悪化を予防する大切な思考であることを理解しながら読み進めてください。

腹部症状とアセスメント

1 腹部症状の問診のポイント

　　腹痛を訴える患者の問診はOPQRST法で問診すると情報を整理することができます。例として、急性胆嚢炎が疑われる患者のOPQRSTによる問診と胃・

食道逆流症が疑われる患者のOPQRSTによる問診を**表1、2**に示します。

2 腹部症状

1）腹痛

　腹痛は内臓痛、体性痛、関連痛に分けて考えることができます。内臓痛は消化管、尿路、血管などの管腔臓器の虚血や炎症などに由来します。虚血や炎症が起きている部位の平滑筋や臓器側の腹膜（臓側腹膜）の伸展や拡張、実質臓器の牽引や攣縮、腫脹などが影響して痛みを感じます。体性痛は壁側腹膜や腸間膜、横隔膜の炎症が原因となります。炎症により物理的あるいは化学的な刺激が起こり痛みを感じます。内臓痛が生じた部位と同じレベルの脊髄後根における体性知覚神経への刺激によって起こる痛みが関連痛です。腹痛の感じ方は患者の個人差が大きいため一定のスケールを用いると継続した評価が可能となります。

　腹痛の問診のOPQRST法でも示しましたが、今までで経験した最も強い痛みを10としてまったく痛みがなければ0とすると、どれくらいの痛みなのかを表現してもらいます。一定のスケールを用いることで問診する看護師が変わっても一定の評価が継続できます。

2）腹部膨満・膨隆

　腹部膨満や腹部膨隆の原因は、FiveF's（ファイブエフズ）という各症状や状態の英語の頭文字から考える方法があります。

表1 腹痛の問診（OPQRST）：急性胆囊炎疑い

Onset　発症時間、様式	帰宅後にリビングでテレビを見ているときに急に始まった
Provokes　緩和、増悪因子	持続する痛み、腹痛が続いている
Quality　痛みの性質、程度	今までで経験した最も強い痛みを10としたら（8/10）
Radiation　部位、放散	右季肋部に痛みあり、右肩にかけ放散痛がある
Symptom　随伴症状	発熱
Time　時間経過	1時間以上持続している

表2 腹痛の問診（OPQRST）：胃・食道逆流症疑い

Onset　発症時間、様式	外食で中華料理を食べた後、帰宅後に徐々に始まった
Provokes　緩和、増悪因子	持続する痛み（腹痛）が間欠的に続いている
Quality　痛みの性質、程度	今までで経験した最も強い痛みを10としたら（3/10）
Radiation　部位、放散	左上腹部痛、放散痛はない
Symptom　随伴症状	胸やけや呑酸がある
Time　時間経過	1時間以上持続している

【FiveF's】

・Flatus（鼓腸）：腸管にガスが貯留する腸性鼓腸と腹腔内にガスが貯留する腹膜性鼓腸があります。腹膜性鼓腸は消化管穿孔や腸閉塞、肝臓破裂による腹腔内出血や腹部大動脈の破裂など緊急疾患を疑う症状です。

・Fluid（腹水）：腹腔内に何かしらの原因で液体が貯留した状態が腹水です。

・Fetus（胎児）：妊娠9週以後出産までを胎児といい、胎盤・臍帯・卵膜・羊水を胎児付属物といいます。

・Feces（宿便）：腸管内に停留している便を宿便といいます。

・Fat（肥満）：体脂肪が過剰に蓄積した状態が肥満です。

　なお、急激な腹部膨満や膨隆が起こる場合は消化管穿孔や腸閉塞、肝臓破裂による腹腔内出血や腹部大動脈の破裂など緊急疾患を疑う症状です。

3）腹部腫瘤

　腹部腫瘤を認める疾患は消化器疾患が最も多く、泌尿器疾患や婦人科疾患でも腹部腫瘤を認めます。腹部腫瘤は患者自身が自覚していることも多く、発症時期や痛みなどの症状の有無を確認します。腹部の腫瘤は、触診に加え各種検査と組み合わせ診断に至ります。とくに腹部超音波検査は腹部腫瘤診断のための重要な検査です。腹部を9区分に分けた図で腹部の各部位における腹部腫瘤の鑑別を図1に示します。

3 腹水

　通常、腹腔内には約30〜40mLの腹水が存在します。この少量の腹水は隣接する臓器同士の摩擦を減らす潤滑油のような役割を担っています。肝硬変やうっ血性心不全、ネフローゼ症候群などが原因で腹水が異常に増えた状態が腹水の貯留です。腹水には濾出（漏出）性腹水と滲出性腹水があります。濾出性腹水は低蛋白血症や門脈圧亢進症が原因で、肝硬変などで認めます。

❶右季肋部
肝炎　肝嚢胞　肝腫瘍
胆嚢がん　胆嚢炎　大腸がん

❷心窩部
慢性肝炎　肝硬変　肝腫瘍
胃がん　膵がん　横行結腸がん

❸左季肋部
脾腫　大腸がん　胃がん

❹右側腹部
腎腫瘍　腎嚢胞　副腎腫瘍
上行結腸がん

❺臍部
大動脈瘤　小腸腫瘍
横行結腸がん　腹膜の炎症や腫瘍

❻左側腹部
腎腫瘍　腎嚢胞　副腎腫瘍
脾腫　下行結腸がん

❼右腸骨部
回盲部腫瘍　クローン病
回盲部膿瘍　卵巣がん
卵巣嚢腫

❽下腹部
膀胱充満　膀胱腫瘍　妊娠子宮
子宮がん　子宮筋腫　卵巣がん
卵巣嚢腫

❾左腸骨部
S状結腸がん　卵巣がん
卵巣嚢腫

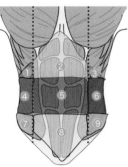

❶右季肋部	❷心窩部	❸左季肋部
❹右側腹部	❺臍部	❻左側腹部
❼右腸骨部	❽下腹部	❾左腸骨部

図1 腹部を9区分に分けた腹部腫瘤の鑑別

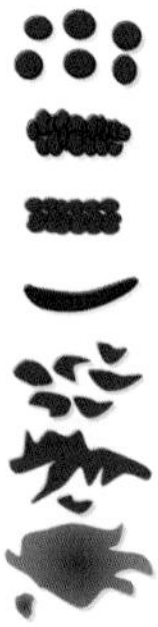

タイプ1	●●●	コロコロ便	硬くコロコロとしたウサギの糞のような便
タイプ2		硬い便	短く固まった硬い便
タイプ3		やや硬い便	水分が少なくひび割れている便
タイプ4		普通便	適度な柔らかさの便
タイプ5		やや柔らかい便	水分が多く非常に柔らかい便
タイプ6		泥状便	形のない泥のような便(オムツに残る・吸収されない)
タイプ7		水様便	水のような便(オムツに半分以上吸収される)

図2 排便スケール(ブリストルスケール)

一方、滲出性腹水は腹膜の血管透過性亢進やリンパの通過障害、うっ滞が原因で、がん性腹膜炎などで認めます。

4 悪心・嘔吐

悪心とは咽頭から上腹部にかけ、胃内容物を吐き出したいという不快感を表す神経症状です。嘔気もそれに近い症状です。嘔吐とは延髄の嘔吐中枢が刺激されることで胃内容物を吐き出す現象です。嘔吐は臨床で遭遇する機会の多い症状の1つです。嘔吐には末梢性嘔吐と中枢性嘔吐があり、原因が軽症のものから重症のものまでさまざまです。緊急度、重症度の高い嘔吐として、末梢性嘔吐では消化器疾患や循環器疾患、中枢性嘔吐としては頭蓋内圧亢進や脳循環障害があります。

5 下痢

便には通常100mL前後の水分が含まれています。便の水分が200mL以上を超えた場合を下痢と表現する場合があります。臨床ではブリストルスケールという排便スケールが用いられることが多く(図2)、ブリストルスケール6以上を下痢と表現します。3週間以内で下痢が改善する場合を急性下痢症とし、3週間以上下痢が持続する場合を慢性下痢症といいます。

下痢は浸透圧性下痢、滲出性下痢、分泌性下痢、蠕動運動異常に分類されます。下痢の随伴症状として腹痛や発熱、血便の有無を確認します。問診するうえで、海外渡航歴や内服歴、家族歴、食事内容などを確認します。

代表的な腹部の疾患の症状とアセスメント

1 急性胃粘膜病変(胃炎/胃・十二指腸潰瘍)の症状とアセスメント

1)病因

胃粘膜に発赤や浮腫、びらんや潰瘍、出血などを認める病変を急性胃粘膜病変(AGML：acute gastric mucosal lesion)といいます。胃粘膜の発赤や

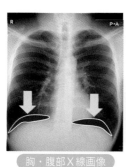

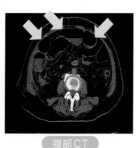

胸・腹部Ｘ線画像　　　　腹部CT

図3　消化管穿孔の画像所見：遊離ガス像
　　　　（free air）

浮腫、びらんまでの所見のものを胃炎といい、潰瘍や出血を伴うような病変を胃・十二指腸潰瘍といいます。胃液である胃酸とペプシンの消化作用により、胃・十二指腸の自己消化が起こり、粘膜下層から深部にまで潰瘍を形成した状態が胃・十二指腸潰瘍です。ヘリコバクター・ピロリ菌感染と非ステロイド性抗炎症薬（NSAIDs）の使用が胃・十二指腸潰瘍の発生要因となっています。このうちヘリコバクター・ピロリ菌は胃・十二指腸潰瘍患者の約9割以上に感染を認めます。

2）症状とアセスメント：心窩部痛、背部痛など

　心窩部痛は空腹時や夜間に増強するのが特徴で、胃の上方、噴門部に近い部位の潰瘍では胸痛として症状が現れるときがあります。深部まで潰瘍が達していると背部痛を自覚する特徴があります。潰瘍部から出血がある場合、暗赤色またはコーヒー残渣様の吐血やタール便を認めます。また潰瘍部からの出血が多いときは出血性ショックを起こします。潰瘍が消化管壁を貫くと、胃・十二指腸に穴が開く穿孔や隣接する臓器に穴が塞がれた状態となる穿通を認めます。

　穿孔や穿通を起こすと消化管の内容物が腹腔内に漏れ出ることになり、穿孔性腹膜炎を合併します。消化管穿孔により腹腔内に腸管内のガスが漏れ出ると、遊離ガス像（free air）を認めます。これは座位や立位で撮影した胸・腹部Ｘ線画像で水色の矢印の部位、左右横隔膜直下に写ります（**図3左**）。また仰臥位で撮影した腹部CT画像では水色の矢印の部分、腹壁直下に遊離ガス像（free air）を認めます（**図3右**）。

3）検査

　内視鏡による胃・十二指腸潰瘍の確認が確定診断となります。消化管出血が進めばヘモグロビン値やヘマトクリット値の低下、血中尿素窒素（BUN）の上昇を認めます。

2　胃・食道逆流症の症状とアセスメント

1）病因

　下部食道括約筋の弛緩が起こると胃液や胃酸などが食道まで逆流します。すると胃酸により食道粘膜が炎症を起こします。その結果、胸やけや胸が詰まるような痛み、呑酸などの不快な症状を呈します。これを胃・食道逆流症（GERD：gastro esophageal reflux disease）といいます。胃・食道逆流症は食道粘膜のただれがなく自覚症状のみある非びらん性胃・食道逆流症と食

道炎と自覚症状がある、または自覚症状はなく食道炎のみがある、びらん性胃・食道逆流症に分けられます。

2）症状とアセスメント：胸やけ、呑酸など

　高脂肪食摂取後に胸やけや、胸が詰まるような痛み、呑酸が特徴的な症状です。胸痛はときに狭心症のような症状を呈する場合があり、鑑別が必要となります。その他の症状として、咽頭痛や喘息様症状、慢性咳嗽を認めることがあります。また胃・食道逆流症が原因で不眠症となることもあります。

3）検査

　びらん性胃・食道逆流症は内視鏡検査で所見を確認し診断します。一方、非びらん性胃・食道逆流症は所見がないため確定診断に至らないケースもあります。

3 急性膵炎の症状とアセスメント

1）病因

　アルコールや胆石が原因で、膵液に含まれる消化酵素が活性化され膵臓が自己消化された状態が急性膵炎です。間質性浮腫性膵炎と壊死性膵炎とに分けられます。間質性浮腫性膵炎が80～90％を占め、壊死性膵炎が10～20％を占めます。壊死性膵炎はショックを呈し重症化することの多い重症急性膵炎です。

2）症状とアセスメント：上腹部痛、背部痛など

　急激に発症する上腹部痛や背部痛が特徴的で随伴症状として嘔吐を伴うこともあります。壊死性膵炎のような重症急性膵炎では血圧低下や頻脈、乏尿などショック症状を合併することがあります。また重症急性膵炎では呼吸不全や腎不全、血液凝固異常など多臓器機能不全を合併することもあります。

3）検査

　膵炎の診断は腹部造影CT画像で診断し、重症度を判定します。イレウスを合併することも多く、その場合、腹部X線画像では腸管ガスの貯留を認めます。腹部超音波検査では膵臓の腫大や膵周囲の脂肪組織の炎症所見を確認することができます。血液検査では血清アミラーゼ値が上昇します。脱水を合併することが多く、血中尿素窒素(BUN)や血性クレアチニン値の上昇を認めます。その他、血性カルシウム(Ca)や乳酸脱水素酵素(LDH)の上昇や、血糖値の上昇を認めます。

4 急性胆嚢炎の症状とアセスメント

1）病因

　急性胆嚢炎は胆石が原因で起こるケースが最も多く、胆石が胆嚢頸部や胆嚢管に嵌入し発症します。胆石の嵌入では胆嚢内に胆汁がうっ滞し無菌的に

胆嚢炎を発症します。胆石以外の原因として、近接臓器の炎症の波及や胆管の捻転、腫瘍による胆嚢管の圧迫や寄生虫によるものがあります。胆嚢炎は大腸菌やクラブシエラ、バクテロイデス属などの嫌気性菌が起因菌となります。重症化し壊疽性胆嚢炎を起こすと腹膜炎を合併し緊急処置が必要となります。

2)症状とアセスメント：マーフィー徴候など

　急性胆嚢炎の特徴的な触診所見としてマーフィー徴候があります。右季肋部を深吸気時に圧迫し、呼気時に腫大した胆嚢が手で圧迫した腹膜に触れます。このとき、痛みで呼吸が止まるのがマーフィー徴候です。急性胆嚢炎は随伴症状として発熱を伴うことが多く、重症化すると腹膜炎を合併します。腹膜炎を合併した場合、腹膜刺激症状や反跳痛を認めます。

3)検査

　血液検査では白血球数の増加やCRPの上昇を認めます。腹部CT画像や腹部超音波検査では胆嚢の腫大と、胆嚢壁の肥大を認めます。急性胆嚢炎が重症化すると胆嚢周囲の液体貯留や胆嚢周囲膿瘍を認めます。

5 急性虫垂炎の症状とアセスメント

1)病因

　虫垂内に異物や糞石などが閉塞し、二次的に細菌感染を起こした状態が急性虫垂炎です。急性虫垂炎は炎症が軽微なカタル性虫垂炎と虫垂内部に化膿を認める化膿性虫垂炎、虫垂が壊死する壊疽性虫垂炎に分類されます。

2)症状とアセスメント：マックバーニ、ランツ、キュンメルの圧痛点など

　心窩部から臍部にかけての持続的または間欠的な鈍痛を認めます。虫垂炎に特徴的な触診所見としてマックバーニ、ランツ、キュンメルの圧痛点やロブシングサインがあります。随伴症状として発熱や嘔気、嘔吐、便秘、気分不良などを伴います。虫垂炎の炎症が腹膜に波及すると腹膜炎を合併します。腹膜炎を合併すると腹膜刺激症状を認めます。

3)検査

　血液検査では炎症所見として、白血球数$10,000 \sim 15,000/mm^3$以上の上昇を認めます。腹部超音波検査や腹部CT検査では虫垂の腫大や肥厚を確認することで診断します。

6 急性腸炎の症状とアセスメント

1)病因

　腸の粘膜に細菌やウイルスが感染することにより炎症が起きるのが急性胃腸炎です。原因となる細菌では、病原性大腸菌、カンピロバクター、サルモ

ネラ菌、ブドウ球菌、腸炎ビブリオなどで、ウイルスではノロウイルス、ロタウイルスが原因となります。細菌感染やウイルス感染以外の急性腸炎の原因として、刺激の強い食物摂取や非ステロイド系の消炎鎮痛剤、ストレスや抗生物質投与の副作用が原因として挙げられます。

2)症状とアセスメント：下腹部痛、悪心、嘔吐など

下腹部痛、悪心、嘔吐、下痢、しぶり腹などの症状を認めます。小腸の炎症では臍周囲の腹痛、大腸の炎症では腹部周囲の腹痛を認めます。

3)検査

原因が細菌であれば便培養で起炎菌を同定します。ウイルスについてはウイルス検査キットで原因となるウイルス感染の有無を検出します。その他の検査所見として、白血球数の増加、CRPの上昇などの炎症所見や電解質異常やBUN値の上昇などの脱水所見を認めます。

7 腸閉塞/イレウスの症状とアセスメント

1)病因

腸管が何かしらの原因で閉塞、または蠕動運動が低下あるいは停止した場合、腸管内容物の通過障害が起こります。腸管内腔が閉塞した状態を腸閉塞といいます。腸管麻痺により腸蠕動が低下あるいは停止した状態をイレウスといいます。腸閉塞の原因は手術による開腹操作や腹腔内炎症による癒着、内・外ヘルニアの嵌頓、腸重積や腸捻転などが原因で起こります。一方、イレウスは腹膜炎や自律神経失調などが原因となって起こります。

2)症状とアセスメント：悪心、嘔吐、間欠的な腹痛など

悪心、嘔吐、間欠的な腹痛、腹部の圧痛、腹部膨満や腹部膨隆、排便や排ガスの停止などの症状を認めます。腸閉塞では腸蠕動音の亢進や金属性腸雑音を聴取し、イレウスでは腸蠕動音が減弱あるいは消失します。イレウスの原因が腹膜炎である場合、筋性防御や反跳痛、ブルンベルグ徴候などの腹膜刺激症状を認めます。

3)検査

腹部X線画像では腸管ガスの著明な貯留を認めます（**図4左**）。特徴的な画像所見として腸管内腔の気体と液体が作る水平面画像である鏡面像（ニボー）を認めます（**図4右**）。血液検査所見では白血球数の増加を認め、多くが脱水を伴うことからヘマトクリット値やBUNの上昇を認めます。

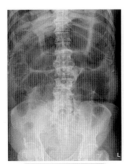

腸管ガスの貯留　　鏡面像（ニボー）

図4 腸閉塞/イレウスの画像所見

8 腎盂腎炎の症状とアセスメント

1)病因

腎盂腎炎に先立ち膀胱炎を発症していることが多く、膀胱内の尿が逆行性に尿管を経て腎盂へ侵入し感染することにより腎盂腎炎となります。

2)症状とアセスメント：悪寒戦慄、腰背部痛、叩打痛など

38.5℃以上の発熱で多くが悪寒戦慄を伴います。腰背部痛を自覚することもあります。腰背部痛を自覚しなくても、背部の叩打痛を認めることがあります。背中の左右第12肋骨起始部と脊椎が交わる三角部が左右の腎臓に近い位置であり、肋骨脊椎角（CVA：costovertebral angle）といいます（**図5**）。この部位の叩打痛を認めれば腎盂腎炎を疑う所見です。

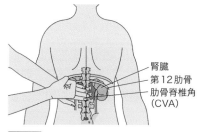

腎臓
第12肋骨
肋骨脊椎角
（CVA）

図5 叩打痛の検査

3)検査

尿検査では細菌尿や膿尿を認めます。血液検査では白血球数の増加やCRPの上昇を認めます。

9 尿管結石の症状とアセスメント

1)病因

尿管結石は腎臓から尿道までに結石ができる疾患です。食習慣や水分摂取不足、運動習慣、内分泌疾患、代謝異常などが原因として考えられています。尿管結石が嵌頓しやすい部位として、腎盂尿管移行部、総腸骨動脈交差部、尿管膀胱移行部があります。この3か所を尿管の生理的狭窄部位といいます。

2)症状とアセスメント：疝痛発作など

腰背部にかけての激しい痛みを伴い、疝痛発作と呼ばれます。血尿や悪心・嘔吐を認めます。結石が移動することで痛みの部位も移動します。

3)検査

尿検査での潜血陽性は診断の一助となり、肉眼的な血尿を認めなくても顕微鏡的血尿がほとんどの症例で認められます。また超音波検査や腹部X線検査では結石を確認することができ、確定診断に至ります。

10 腹部大動脈破裂の症状とアセスメント

1)病因

腹部大動脈の直径は通常20mm程度です。腹部大動脈が部分的に膨らみ30mm以上に膨らんだ状態を腹部大動脈瘤といいます。腹部大動脈瘤の直径が大きくなるにつれ破裂する危険性が高まります。直径が60mm以上では急激に破裂のリスクが高まります。

2)症状とアセスメント：腰痛、腹痛、圧迫感など

腹部大動脈瘤は無症状である場合が多く、検査等で偶然的に発見されるこ

とも少なくありません。動脈瘤が大きくなり周囲の臓器を圧迫することで腰痛や腹痛、圧迫感などの症状を認めます。腹部大動脈瘤が突然破裂した場合には、激しい痛みや出血性ショックを伴い救命が困難となるケースが多いです。

3）検査

腹部CT検査や腹部超音波検査で腹部大動脈瘤を確認することができます。腹部大動脈瘤の直径が45〜50mmで手術の適応となります。

11 婦人科疾患の症状とアセスメント

1）病因

婦人科領域における腹痛は子宮、卵管、卵巣などに由来します。代表的な疾患として子宮筋腫や子宮外妊娠、骨盤内感染症、卵巣腫瘍破裂、卵巣茎捻転などがあります。女性の腹痛については、婦人科疾患が原因である可能性を考え診察します。

2）症状とアセスメント

婦人科領域の腹痛を疑う場合の問診として、妊娠の有無、性交渉や月経に関する問診を行います。妊娠の可能性があれば子宮外妊娠を疑います。クラミジアや淋菌などによる性感染症では骨盤内腹膜炎を起こすことがあります。骨盤内腹膜炎は激しい腹痛に加え、発熱や嘔気、嘔吐、膿性の分泌物や出血を認めます。また腹膜炎なので反跳痛、筋性防御、板状硬などの腹膜刺激症状を認めます。重症例ではダグラス窩膿瘍を形成し敗血症となる場合があります。

3）検査

内診に加え、超音波検査(経腟超音波検査)や腹部CT検査、腟分泌物検査などが行われます。炎症を伴う疾患が多く、血液検査では白血球数の増加やCRPの上昇を認めます。

緊急度・重症度の高い腹膜炎に関連した症状

これまで代表的な腹部の疾患とアセスメントについて解説しました。前述のように、腹膜炎を起こすと腹膜刺激症状(腹膜刺激徴候)を呈することがあります。腹膜刺激症状は臨床上、大変重要な所見です。所見を認めた場合はすみやかに原因検索を行い、緊急手術の適応となることが多くあります。

1 板状硬

腹膜炎の炎症が腹膜全体に及ぶと腹部全体が板のように硬くなります。これを板状硬といいます。重症の汎発性腹膜炎の所見です。

2 筋性防御

3本指の腹で患者の腹部をゆっくり触診で押し下げます。腹壁の筋肉が不

随意に緊張と痛みを伴うのが筋性防御です。

3 反跳痛　　3本指の腹で患者の腹部をゆっくり触診で2〜3秒程度押し下げます。押し下げた手を急に離したとき、鋭い痛みを感じれば反跳痛が陽性と判断します。

4 咳嗽試験　　患者に咳嗽を促します。咳嗽時に腹痛を伴えば咳嗽試験陽性と判断します。

5 踵落とし衝撃試験

患者に立位になってもらいます。つま先立ちの状態から急に踵を降ろしたときに腹痛を伴えば踵落とし衝撃試験陽性と判断します。

おわりに

本項で取り上げなかった疾患でも腹部症状を呈する疾患は多数あります。遭遇する機会の多い疾患をまずは診断、あるいは除外することから始まります。私たち看護師は最終的な診断をする職種ではありません。しかし臨床推論を行うことでより適切な診断の一助となり、患者の状態悪化予防につながります。

(清水孝宏)

学生への応援メッセージ

腹痛は入院患者が訴える症状としては大変多い症状の1つです。腹膜炎の初期症状を発見できるか、あるいは見逃してしまうかは関わった看護師の知識や技術によっても変わってきます。より患者さんの状態悪化を予防できる優秀な看護師に育つことを願っています。

引用・参考文献

1) 林紀夫，日比紀文，坪内博仁編：標準消化器病学．医学書院，2003．
2) 古谷伸之編：診察と手技がみえる(vol.1) 第2版．メディックメディア，2007．
3) 林正健二、山内豊明編：疾病と治療 第2版(ナーシング・グラフィカ健康の回復と看護⑦)．メディカ出版，2018．
4) 山内豊明編：ナーシング・グラフィカ 疾病の成り立ちと回復の促進①：病態生理学．メディカ出版，2022．
5) リンS．ビックリー，ピーターG．シラギ著，髙橋理ほか訳，福井次矢，井部俊子，山内豊明(日本語版監修)：ベイツ診察法 第2版．メディカル・サイエンス・インターナショナル，2015．

4-4 症状とアセスメント④ 四肢、皮膚、その他の症状

講義動画

Summary

　本項では四肢、皮膚、その他の症状とアセスメントについて概説します。四肢、皮膚の項目では臨床で比較的よく遭遇する発疹や湿疹、痒みや痛みを伴う皮膚症状について触れていき、浮腫や深部静脈血栓症や関節リウマチ、痛風などの体表面に症状が現れる病態について解説します。その他の項目では発熱、倦怠感、低血糖の症状とアセスメントについて解説します。

Keyword

▷発疹と湿疹　▷痒みと痛み　▷浮腫　▷深部静脈血栓症　▷発熱　▷倦怠感

はじめに

　発疹や湿疹、痒みや痛みなど本項で取り上げる項目の多くは患者自身が症状を自覚している場合が多くあります。このような症状の訴えについて問診を通して頭の中で整理します。そして実際の症状を観察し、患者の身体で何が起きているのかをアセスメントしていきます。この問診やアセスメントを終えた段階で重症度の判定や、麻疹や風疹のような感染性疾患の有無を判断しなければなりません。その他の症状とアセスメントにある発熱、倦怠感、低血糖についてはさまざまな疾患の症状として現れる事象であり、低血糖は重症度が高く、かつ緊急的な介入が必要な状態です。

皮膚症状とアセスメント

1 症状の問診

　皮膚症状をアセスメントするうえで、まず問診による確認があります。症状となる痛みや痒み、発疹や発赤、滲出液や出血の有無について以下の

OPQRSTについて確認をしていきます。

具体的な症状の問診として、O「いつから始まったか？」、P「どんなときに良く/悪くなるのか？」、Q「(例えば痛みなら)どんな/どれくらいの痛み？」、R「どこが痛く(痒く)なる？」、S「他にどんな症状がある？」、T「最初はどうで、それからどうなって、今は？」といった具合で問診していきます。

2 皮膚症状の視診と触診

次に、実際の視診と触診を通して状況を確認していきます。皮膚症状のアセスメントとして以下の項目を観察していきます。

・皮膚の色
・炎症所見(発赤・腫脹・熱感・痛み・機能障害の有無)
・冷感
・出血
・発疹・湿疹・変形・腫瘤・硬結・膿疱・びらん
・掻爬痕 (そうはこん)
・滲出液(性状・量・臭気)

3 発疹・湿疹

1)麻疹

麻疹ウイルスによる感染症で、感染経路は接触、飛沫、飛沫核による感染です。潜伏期は10日前後で2〜5日間のカタル期に38〜39℃の発熱と口腔粘膜にコプリック斑(p.97参照)を認めます。発疹期は3〜5日間で、発疹は耳介後部、頸部、前胸部から始まり回復期に発疹が退色し解熱します。麻疹は2歳以下での発症が多いですが、1962〜1978年生まれまではワクチン接種を受けていない成人の発症患者が近年増加しています。

2)風疹

風疹ウイルスによる感染で、感染経路は飛沫感染です。潜伏期が14〜21日あり、発熱、発疹、リンパ節腫脹が特徴的です。発熱は約半数の症例に認める程度で、発疹は赤く小さく皮膚面よりやや隆起しています。リンパ節の腫脹は耳介後リンパ節、後頭リンパ節、深頸部リンパ節に認められます(p.97参照)。

3)帯状疱疹

水痘・帯状疱疹ウイルスは同じウイルスが原因で発症します。小児期に感染した水痘ウイルスが後根神経節内に潜伏し、潜伏していたウイルスが宿主の免疫力低下など何かしらの誘因で再活性化し知覚神経を通り表皮に達し発症するのが帯状疱疹です。頭皮や体幹、四肢の知覚神経節に沿った皮疹が特徴的で、紅斑、丘疹を経て水疱となり、その後痂皮化します(図1)。

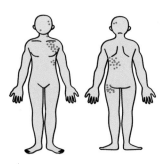

図1 帯状疱疹

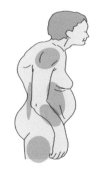

図2 老人性乾皮症の好発部位

4）蜂窩織炎

　蜂窩織炎は皮下組織から筋膜まで炎症が皮膚深部まで達する急性化膿性炎症です。患部の皮膚に発赤、腫脹、熱感、痛みが出現し急速に拡大します。点状出血や水疱を認める場合もあり、重症例では皮膚の壊死を伴い、炎症周囲のリンパ節の腫脹も認めます。

4 痒み・掻痒感

1）老人性乾皮症

　高齢者の痒みの原因で最も多いのが老人性乾皮症です。65歳以上では5割以上と高い有病率です。加齢に伴う皮脂や汗の分泌減少や皮膚の角質層の水分保持能力の低下で起こります。皮膚が乾燥し浅い亀裂や白いふけのような鱗屑を認めます。肩・側腹部・腕・足に強い掻痒感を伴います（図2）。

2）白癬

　白癬とは皮膚糸状菌というカビによって発症する感染症です。体幹部や顔、首や腕、足の指の間や足底、足の爪などに感染症状が出ます。初期症状として小さな丘疹が現れ、円形から楕円形状に拡大していきます。爪に感染した白癬を爪白癬といい、爪の色が白く濁り、爪の厚みが増し変形することや爪がもろく崩れやすくなります。

3）疥癬

　疥癬はヒゼンダニが皮膚の角質層に寄生する皮膚疾患です。強い掻痒感を伴う皮疹が手、手関節に最も多く現れ、腹部や胸部、男性生殖器などにも現れます。皮疹は小丘疹を中心に表皮剥離、膿疱や水疱、結節を認め、疥癬が角質に潜り込むときにできる横穴のトンネルを疥癬トンネルといい特徴的な所見です。

5 痛み

1）静脈炎

　皮膚、四肢の痛みとして、ここでは臨床で遭遇しやすい末梢静脈に起きる

静脈炎を取り上げます。末梢静脈で皮下の浅層を走行し、静脈注射や採血を行うことの多い静脈を皮静脈といいます。代表的な上肢の皮静脈として末梢側から前腕正中皮静脈、肘正中皮静脈、尺側皮静脈、橈側皮静脈があります。抗がん薬などの血管刺激性の強い薬剤で静脈炎を起こすことがあります。また加齢により血管壁が脆弱な状態となっている場合には血管刺激性の弱い薬剤でも静脈炎を起こすことがあります。

　静脈炎は発赤、腫脹、痛み、熱感のような炎症徴候を示すことが多く、重症例では水疱形成や皮下組織にまで及ぶ潰瘍を形成することもあります。

6 その他の皮膚にあらわれる症状・疾患

1）ばち状指

　爪甲と後爪郭の湾曲の角度は160°以下が正常となります。この角度が180°以上ある場合にばち状指（p.100参照）を疑います。

　ばち状指は肺気腫や間質性肺炎、肺がんなどの呼吸器疾患や弁膜症などの循環器疾患、炎症性腸疾患などで見られます。救急外来などに搬送された初診の患者では既往歴などの情報がないことがあります。このような状況でばち状指を確認することが呼吸器疾患や循環器疾患の既往歴を知る手がかりになるときがあります。なお、ばち状指の発生機序は明らかではありませんが、慢性的な低酸素状態により指尖部の血流が増加し、血管拡張や結合組織の変化、神経支配の変化などが発生機序として考えられています。

2）チアノーゼ

　チアノーゼには中心性チアノーゼと末梢性チアノーゼがあります（**表1**）。

　中心性チアノーゼはガス交換障害による還元ヘモグロビンの増加や動脈血酸素飽和度の低下が原因で起こります。中心性チアノーゼは四肢末梢や爪床、口唇や口腔粘膜、舌にチアノーゼを認めるのが特徴です。末梢性チアノーゼは心拍出量の低下や動静脈の閉塞、寒冷による末梢血管収縮により末梢循環不全が起こることで血液がうっ滞し組織での酸素飽和度が低下することでチアノーゼが起こります。

　末梢性チアノーゼは四肢末梢や顔面に見られます。末梢性チアノーゼにおける四肢末梢のチアノーゼは温めることで末梢の血流が改善しチアノーゼが消失することが多いです。一方、中心性チアノーゼは温めても色が変化しないのが特徴です。中心性チアノーゼは肺水腫や肺炎、心臓内の右左シャントなど、末梢性チアノーゼは心不全やレイノー現象が原因となる疾患などです。

3）斑状皮疹

　ショックなどの循環不全に陥ると脳や心臓等の重要臓器に血流が集まります。その一方で皮膚や腸管などでは血流が低下します。この皮膚の血流低下

表1 中心性チアノーゼと末梢性チアノーゼ

	中心性チアノーゼ	末梢性チアノーゼ
原因	ガス交換障害による還元ヘモグロビンの増加 動脈血酸素飽和度の低下	心拍出量低下や動静脈の閉塞、寒冷による末梢血管収縮などが原因で末梢循環不全が起こり血液がうっ滞し、組織での酸素飽和度が低下
部位	四肢末梢、爪床、口唇、口腔粘膜、舌	四肢末梢、顔面
疾患等	肺水腫、肺炎、心臓内の右左シャント	心不全、レイノー現象

の症状として現れるのが斑状皮疹です。斑状皮疹は膝の周囲で認める場合が多く、末梢循環不全の評価指標になります。膝周囲の斑状皮疹の範囲を図に示す1から5でスコア化したのがMottlingスコアです（p.101参照）。Mottling スコアと尿量、血中乳酸値、重症度スコアであるSOFA スコアは相関性があります。つまりMottlingスコアが高ければより重症で死亡リスクが高くなります。

4）毛細血管再充満時間

毛細血管再充満時間は英語でcapillary refilling timeといいます（p.17参照）。臨床ではCRTと略して用います。指先を5秒間圧迫します。圧迫を解除し2〜3秒以内に赤みが戻れば正常と判断し、赤みが戻らなければ末梢循環が悪いと判断します。先述したMottlingスコアによる末梢循環不全の評価と同時にCRTを観察します。CRTは敗血症ショックで大量の輸液を開始した後の循環改善の判断の一助にすることも可能です。CRTは指先以外に膝蓋骨上の皮膚でも確認することができます。CRTは年齢、性別、外気温の影響を受けることを考慮して評価します。

5）ツルゴール

ツルゴールとは皮膚をつまみ皮膚がもとの状態に戻る時間を計測することで脱水を評価する触診です（p.100参照）。手の甲の皮膚をつまみ上げ離します。つまみ上げた皮膚が2秒以内に元に戻れば正常と判断します。2秒以上皮膚が元の状態に戻らなければ脱水の可能性があると判断します。

6）クッシング症候群

クッシング症候群は特徴的な身体徴候を呈する内分泌疾患です。顔貌は丸く膨らんだ満月様顔貌が特徴的で、頬は紅色を呈した紅頬（こうきょう）を認めます。腹部や胸部には急激に皮膚が伸展した後に皮膚が裂ける皮膚線条を認め、その他の皮膚症状として皮膚斑状を認めます。体幹は過剰な脂肪の沈着による下垂腹を認めるのが特徴で、体幹が太い割に四肢が細い体型がクッシング症候群の特徴的な体型です（**図3**）。

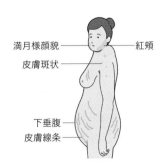

満月様顔貌 ─ 紅頬

皮膚斑状

下垂腹

皮膚線条

図3 クッシング症候群の体型と皮膚症状の特徴

7)全身性エリテマトーデス(SLE)の症状

　全身性エリテマトーデスは発熱や全身倦怠感などの炎症に関連した症状と、関節痛や皮膚症状など多彩な症状を呈します。皮膚症状としては両側の頬に赤い発疹を認め、蝶が羽を広げている形に似ていることから蝶形紅斑(バタフライ・ラッシュ)と呼ばれています。その他の皮膚症状として強い紫外線に照射した後、皮膚に赤い発疹や水疱を呈する日光過敏症状を認めることがあります。レイノー現象も全身性エリテマトーデスの皮膚症状で、レイノー現象は寒冷刺激による手指の血流障害が起こり、皮膚が蒼白となっている部分には冷感を伴います。皮膚以外の症状として口腔潰瘍を認めることがあります。

8)関節リウマチの症状

　関節リウマチは関節内の滑膜が異常増殖し、慢性炎症が起こります。その結果、軟骨や骨が破壊され関節の機能が損なわれ関節が変形します。関節リウマチ発症初期は両手や足の指の関節が対称的に腫れる症状や、関節の動かし始めがスムーズにいかないこわばりといった症状を認めます。こわばりは、とくに朝に見られる症状です。関節リウマチが重症化すると膝関節や股関節などの大きな関節にも病変を認めます。

9)痛風の症状

　プリン体の過剰摂取や尿酸の排泄障害により血中尿酸値が上昇すると体内では尿酸が結晶化し関節に蓄積します。この結晶を白血球が処理する際、急性関節炎症状が出ます。これを痛風発作といいます。痛風発作は足の親指の付け根に激しい痛みが起こることが多く、足の甲や足関節、膝関節、手関節、肩関節などにも症状が出ることもあります。この痛みは発作的に現れることから痛風発作といわれています。痛風が長期化すると手足の指の関節や、膝関節、耳介部に尿酸塩結晶の塊である痛風結節を認めるときがあります。

10)浮腫

　浮腫を確認したら浮腫のある部位、範囲、左右差や炎症所見、痛みの有無を観察します。浮腫は圧迫すると圧痕を残す圧痕性浮腫と圧迫しても圧痕

を残さない非圧痕性浮腫があります。圧痕性浮腫は低アルブミン血症や心不全、腎不全で認めます。非圧痕性浮腫は甲状腺機能低下症や局所の炎症で認めます。浮腫は発生機序により以下に分けられます。

①膠質浸透圧低下による浮腫

血管内の血漿成分が血管外の間質などへ漏れ出たことが原因で起こります。全身性の浮腫を呈するのが特徴で、肝硬変やネフローゼ症候群、低栄養状態による低アルブミン血症が原因で起こる浮腫です。

②血管内静水圧上昇による浮腫

何かしらの原因で血管内の圧力が上昇することで血管内の血漿成分が血管外へ漏れ出たことで起こる浮腫です。局所の浮腫の原因として上大静脈症候群や深部静脈血栓症があり、全身性の浮腫の原因としては心不全や腎不全があります。

③リンパ環流障害による浮腫

リンパの流れが何かしらの理由で障害されることで間質内に水分が貯留し浮腫が起こります。リンパ還流障害による浮腫は局所性の浮腫で、悪性リンパ腫やリンパ節郭清術後に起こることがあります。

④血管透過性亢進による浮腫

血管透過性亢進とは炎症などで血管内皮細胞が損傷を受けることで血管内の血漿成分が間質などへ漏れ出してしまう状態をいいます。術後や敗血症など炎症が強ければ強いほど血管透過性は亢進し全身性の浮腫が起こります。

11) 下肢静脈瘤の症状

静脈内の血液逆流を防止する静脈弁が加齢や長時間の立ち仕事により機能障害を起こすことがあります。また妊娠出産や肥満などにより腹圧が上昇し下肢の静脈圧が上昇することも静脈弁の機能障害を起こします。このような静脈弁の機能障害が原因で下肢の血管がくもの巣状に透けて見える、あるいは静脈が浮き出して見えるのが下肢静脈瘤です。無症状の場合も多いですが、だるさや痒み、痛みを伴うこともあり、湿疹や色素沈着、潰瘍を形成することもあります。

12) 深部静脈血栓症の症状

深部静脈血栓症は内・外腸骨静脈・大腿静脈・膝窩静脈など深部静脈に血栓ができる疾患です。下肢の静脈にできた血栓が静脈の流れに乗り、右心房と右心室を経由し肺動脈に血栓が運ばれ肺動脈を閉塞したのが肺塞栓症です。深部静脈血栓症は圧痛や索状物の触診による確認や、ローウェンベルグ徴候、ホーマンズ徴候での確認、超音波検査で深部静脈血栓の有無を確認します。

その他の症状とアセスメント

1 高体温

　高体温とは体温調節機構が破綻した状態です。高体温は朝体温が低く夕方にかけ体温が上昇するような日内変動が見られないのが特徴です。悪性高体温症や熱中症などで見られます。悪性高体温症とは揮発性の吸入全身麻酔薬投与後に著しい筋収縮および代謝亢進が起こり生命を脅かす体温上昇を認めます。体温上昇とともに筋硬直、頻脈、頻呼吸、横紋筋融解症、呼吸性および代謝性アシドーシスを認めます。悪性高体温症は遺伝的感受性を有する患者において発生します。

　熱中症とは高温、多湿な環境下で長時間作業を行うことで35 〜 40℃の体温調節領域よりも体温が上昇し熱が体内に蓄積した状態です。熱中症の発症には体内水分や電解質のバランスの乱れも関与しています。めまいや頭痛、嘔気、気分不良、痙攣などの症状を呈します。体温が42℃を超えると各臓器に障害が起こり多臓器不全から生命の危機状態に至ります。

2 発熱

　発熱には外因性発熱物質に由来する発熱と内因性発熱物質に由来する発熱があります。

1）外因性発熱物質

　外因性発熱物質は細菌感染などで発熱を誘発する物質です。グラム陰性桿菌の細胞壁を構成するリポ多糖体（リポ・ポリサッカライド）やグラム陽性菌から産生される外毒素（エクソトキシン）、腸毒素（エンテロトキシン）、ウイルスの菌体成分などが外因性発熱物質です。

2）内因性発熱物質

　感染による外因性発熱物質や手術等による組織の破壊でマクロファージなどの免疫細胞が刺激されることにより二次的に産生されたインターロイキン1・6（IL-1・IL-6）や腫瘍壊死因子（TNF-α）などの炎症性サイトカインが内因性発熱物質です。これら炎症性サイトカインは視床下部でアラキドン酸からPGE_2（プロスタグランジンE_2）の合成を促進し、PGE_2は体温調節中枢のセットポイントを高温側へシフトさせることで発熱が誘導されます（図4）。

3）熱型

　体温の経過をグラフに示し熱型から特有の疾病を推察します（図5）。代表的な熱型として稽留熱、弛張熱、間欠熱、回帰熱等があります。抗生剤や解熱剤を使用していると典型的な熱型が現れることがなくなることに留意しながら観察しなければなりません。

4）発熱患者のアセスメント

　発熱は体温上昇による体内水分の喪失をアセスメントしておかなければ患

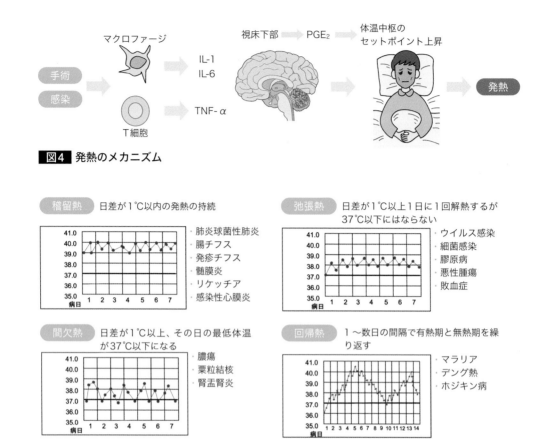

図4 発熱のメカニズム

稽留熱 日差が1℃以内の発熱の持続

・肺炎球菌性肺炎
・腸チフス
・発疹チフス
・髄膜炎
・リケッチア
・感染性心膜炎

弛張熱 日差が1℃以上1日に1回解熱するが37℃以下にはならない

・ウイルス感染
・細菌感染
・膠原病
・悪性腫瘍
・敗血症

間欠熱 日差が1℃以上、その日の最低体温が37℃以下になる

・膿瘍
・粟粒結核
・腎盂腎炎

回帰熱 1〜数日の間隔で有熱期と無熱期を繰り返す

・マラリア
・デング熱
・ホジキン病

図5 代表的な熱型

者は容易に脱水に陥る可能性があります。平熱よりも体温が1℃上昇すると不感蒸泄が15％上昇し、約120mLの水分が失われます。例えば36.5℃の平熱が39.5℃まで上昇すると約360mL水分が失われることになります。また体温が1℃上昇すると7〜13％代謝が亢進します。発熱に伴うシバリングでは酸素消費量が約2〜3倍に増加します。代謝亢進や酸素消費量の増加は患者にとって大きな負担となるため、患者個々の予備力に応じたケアや介入を検討する必要があります。

3 倦怠感

倦怠感の原因は器質性疾患と精神疾患に分けて考えていきます。精神疾患で代表的な疾患はうつ病で、全身倦怠感や不眠、食欲不振、体重減少を認めることが多く、うつ病は朝から倦怠感が強いのが特徴です。精神疾患の発症は家族の死など、きっかけとなる出来事があるケースも多いため家族歴や最近の出来事についても確認します。

倦怠感をきたしうる器質性疾患として感染症や炎症性疾患、悪性腫瘍、内分泌疾患などがあります。午後から倦怠感が強くなるのが器質性疾患の特徴です。器質性疾患の倦怠感には随伴症状を伴うことが多く、発熱や発汗、

体重減少、動機や息切れ、悪心・嘔吐などの症状を観察します。

4 低血糖

低血糖とは血糖値が正常範囲以下にまで下がった状態のことをいいます。発汗(冷や汗)、振戦、動悸、不安感、脱力感、頭痛、意識障害、痙攣などの症状があります。一般的には血糖値が70〜55mg/dL以下で発汗や動悸などの交感神経刺激症状からはじまり、血糖値が50mg/dL以下になると脱力感や頭痛などの中枢神経障害に関連した症状を呈します。さらに低血糖が進み、血糖値が30mg/dL以下では大脳機能低下を起こし、意識障害や痙攣などの症状を認めます。このような症状を認めた場合は脳の不可逆的ダメージへと進展する恐れがあるため早急な処置が必要となります。

低血糖症状は糖尿病がある患者で起きる場合がほとんどです。経口血糖下降薬やインスリンの過剰投与、食事量の低下や激しい運動、アルコールの過剰摂取後に低血糖を起こすことが多いです。

おわりに

本項では四肢、皮膚、その他の症状について、臨床で遭遇する機会の多い症状とアセスメントについて解説しました。数多い症状の中から緊急度や重症度の高い疾患につながる可能性のある症状については迅速な対応が必要になります。緊急度や重症度の低い症状についても原因を理解しながら症状の悪化の有無を観察しなければなりません。本項が臨床における症状とアセスメント、臨床推論の役に立てれば幸いです。 　　　　　　　　(清水孝宏)

学生への応援メッセージ

看護学生も看護師としてのキャリアの始まりです。20代前半に看護の道を歩み始め、個人で前後しますが、60〜65歳で定年を迎えたとします。約40年の看護師人生の中で基礎教育はわずか4年前後です。筆者の経験では、基礎教育を礎に卒後の自己研鑽が看護師としての成長には大きく関わってきます。今皆さんが勉強しているのは将来につながる基礎的部分だと思って大切に学んでください。

引用・参考文献
1) 古谷伸之編:診察と手技がみえる(vol.1) 第2版. メディックメディア, 2007.
2) 林正健二、山内豊明編:疾病と治療 第2版(ナーシング・グラフィカ健康の回復と看護⑦). メディカ出版, 2018.
3) 山内豊明編:ナーシング・グラフィカ 疾病の成り立ちと回復の促進①:病態生理学. メディカ出版, 2022.
4) リンS. ビックリー, ピーターG. シラギ著, 高橋理ほか訳, 福井次矢, 井部俊子, 山内豊明(日本語版監修):ベイツ診察法 第2版. メディカル・サイエンス・インターナショナル, 2015.

5 アセスメントにつながる 臨床検査にかかわる 基本的知識

講義動画

 Summary

　検査データの見方の基本を理解することができれば、臨床推論思考によるアセスメント能力が向上し、患者の病態、重症度、治療の有効性などを客観的に判断できることが期待できます。また、検査データを情報に変換し、それを臨床推論思考によりアセスメントすることで患者の健康状態に合わせた看護ケアの実践につなげられることが期待できます。

　まずは、特殊な検査方法に頼らず、「血算」「生化学」「凝固・線溶」「尿・便」「動脈血ガス分析」などの基本的なルーチン検査だけでも、豊富な情報を得ることができるので、それらを確認・分析することが重要です。

Keyword

▷臨床検査　▷正常値と基準値　▷臨床判断値　▷パニック値
▷診断閾値(カットオフ値)

はじめに

　臨床検査から得られた検査値の特徴、特性、性質、意味を理解して検査値を患者の状態と併せて、分析することは臨床推論思考に基づく看護過程を展開するうえでの根拠となります。本項では、アセスメントにつながる臨床検査にかかわる基本的知識について概説します。

医療で行う検査＝臨床検査、放射線検査

　病院、医療機関などで行われる検査は、人体に対して施行される検査を意味します。その検査には臨床検査と放射線検査があります。
　臨床検査には、検体検査と生理機能検査があります。人体の血液・髄液、人体から排泄される尿・便、人体を構成する細胞や臓器など人体から取り出した検体を検査し、人体の状態を調べる検査を検体検査といいます。超音波・

表1 臨床検査の種類

検体検査	生理機能検査	放射線検査
血液学的検査	心臓系検査	一般撮影検査(胸腹部・骨撮影)
生化学的検査	脳波検査	X線CT検査
免疫血清学的検査	眼底写真検査	胃X線検査
微生物学的検査	呼吸機能検査	マンモグラフィ検査
輸血・臓器移植関連検査	超音波検査	MRI検査
遺伝子検査	磁気共鳴画像検査	血管造影検査
病理学的検査	熱画像検査(サーモグラフィ)	PET検査
		骨密度検査

- CT検査(computed tomography：コンピュータ断層診断装置を用いた検査)
  X線を利用して体内の状態を断面像として描写する検査である。
- MRI検査(Magnetic Resonance Imaging：磁気共鳴画像診断装置を用いた検査)
  強い磁石と電波を利用して体内の状態を断面像として描写する検査である。
- アイソトープ検査
  微量の放射性同位元素(RI：ラジオアイソトープ)を含む薬剤を静脈注射する、または、カプセルを服用することで、薬が目的臓器に集積し、その薬剤から放出される微量な放射線を専用の装置(ガンマカメラ)で検出し臓器や組織の大きさ、機能、位置、形態などを調べる。この検査をシンチグラフィといい、これによって得られた画像をシンチグラムという。シンチグラフィには甲状腺摂取率、レノグラム(腎臓への血液の流れや、濾過能力などの腎臓の働きを調べる検査)、肺局所機能検査などの検査もある。
- PET検査(positron emission tomography：ポジトロン断層法)
  CTやMRIが主に組織の形態を観察するための検査法であるのに対し、PETは生体の機能を観察することに特化した検査法である。腫瘍組織における糖代謝レベルの上昇を検出することにより、がんの診断に利用されている。
- サーモグラフィ検査
  体表面の部位ごとの温度を感知して表示する。自律神経失調症や末梢循環障害、動脈の閉塞や狭窄などがあると、体表面の温度がほかの部位よりも低下しているのがわかる。血管拡張剤を投与する際にどの程度血流が改善するかを客観的に見ることが可能である。

　心電図・肺機能(呼吸機能)・脳波などを調べる検査を生理機能検査といいます。また、主に放射線(X線)を利用して骨や組織、器官等の構造を画像化する検査を放射線検査といいます。他にはCT検査、MRI検査、核医学(アイソトープ、PETなど)、血管造影検査などがあります。臨床検査の種類を**表1**に示します。

臨床検査とアセスメントの意義

　検査データの見方の基本を理解することができれば、臨床推論思考によるアセスメント能力が向上し、患者の病態、重症度、治療の有効性などを客観的に判断できることが期待できます。また、検査データを情報に変換し、それを臨床推論思考によりアセスメントすることで患者の健康状態に合わせた看護ケアの実践につなげられることが期待できます。

臨床検査実施の目的

　臨床検査実施の目的は、①臨床判断の補助として用いる、②疾病の原因を追求する、③疾病の診断に活用する、④治療やケアの方針を決定する補助として用いる、⑤治療やケアの経過の確認に活用する、⑥緊急度・重症度の判定の補助として用いる、⑦治療の有効性を評価する補助として用い

表2 臨床検査実施の目的

● 臨床判断の補助　　　● 疾病の原因追求
● 疾病の診断　　　　　● 治療(ケア)方針決定の補助
● 治療(ケア)経過の確認　● 緊急度・重症度の判定
● 治療の有効性
● 回復の程度(確認):症状・徴候(顕性・不顕性)

る、⑧症状・徴候(顕性・不顕性)など
と併せて患者の回復度合いを確認する
補助として用います(**表2**)。

検査施行の重要な認識

　検査施行に際しては、医療者が重要な認識をしなければなりません。それは、検査費用を患者側が負担しなければならないことです。また、検査の項目によっては、稀に患者の健康を害する侵襲性の高い、あるいは患者にとって侵襲性の高い検査が存在します。そのため一旦、客観的に検査の真の必要性、リスク、コストなどを勘案して、検査の適応や当該の検査を受けるべきか、それとも中止するべきかを判断する必要があることを医療者は認識しなければなりません。つまり、患者の立場になって検査を行うことを検討、判断することが重要です。

正常値と基準値、臨床判断値

1)正常と異常

　健康かつ通常の状態にあるとは、どのようなことなのでしょうか。

　たとえば、激しい運動をした直後の白血球数は、通常においては増加(上昇)します。また、熱いお風呂のお湯にそれなりの間、入っていたときの体温は上昇します。あるいは、日常において運動をあまりしていない人が筋肉痛を生じるほどの激しい運動をした後にCK値を測定すると、その値は増加(上昇)することがあります。重労働や激しい運動後のミオグロビン*値は一般的には上昇することがありますが、腎障害をきたすほどのものではなく、自然に元の値に戻ってしまいます。したがって、これらのような検査値は、基準値から逸脱したからといって病気とは限りません。

2)正常値と基準値

　「基準値」とは統計学的に算出した値です。たとえば、健康な人を1,000人集めて検査して、その検査値を統計学的に処理し、健康者集団から得られた値の中から極端な値を除いた値で、1,000を100%とした場合、その95%内に属する範囲で決められたものです。それは、健康かつ通常の状態にあると

用語解説

＊ミオグロビン:筋肉ヘモグロビン(筋肉に含まれるたんぱく質のグロビンと、鉄を含む色素ヘムとが結合した色素たんぱく質)とも呼ばれ、骨格筋、心筋中に存在する酸素の貯蔵体である。筋細胞が何らかの原因によって崩壊した際には細胞外へ逸脱して血中に流入し、さらに尿中へ排泄される。血中および尿中のミオグロビンの測定は心筋梗塞などの筋障害や筋ジストロフィーなどの骨格障害における筋組織の障害の判定や、その重症度の判定に有用となる。

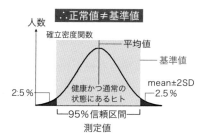

図1 正常値と基準値の関係

考えられる人の95％が含まれる値です。また、健康かつ通常の状態にあると考えられる人の5％、つまり、低い値の割合、高い割合のそれぞれ2.5％が「基準値」から外れて、基準値から逸脱するということです（**図1**）。

　したがって、基準となる範囲は、大多数の健常人の検査値が含まれる範囲として測定値を解釈する際の目安です。また、検査値を判読する際の目安となる「健常者の測定値の分布幅」のことを意味し、その設定値は一般性（普遍性）を持つという考え方です。

　しかし、「基準値、基準範囲」から外れたからといって、それが正常ではないとはいえません。一方、基準値は、それより少しだけ外れている数値と、大きく外れている数値では意味が異なる場合があります。

3）正常値とは

　では、正常値とは、どのようなことなのでしょうか。正常値とは正常だとする人が示す値ですが、実際には個体（人）内変動を含み、個体間変動を含みます（個人差）。したがって、個人ごとの正常値を定めるのが理想的ですが、それは現実的に不可能です。

　正常であることは異常ではないけれども、それは科学的ではないといえます。一般的に検査値は「基準値」という表現が望ましく、「正常値」という用語は、検査領域では使わないほうがよいとされています。

　正常値と基準値の判断として、以下のような例を覚えておくとよいでしょう。

（×）正常値に入っていないので異常であり病気だ。

（×）検査結果が正常値だから病気ではない。

（○）正常値から外れていても病気ではないことはある。

（○）たとえ正常値内であっても病気のことがある。

（○）正常値・正常範囲 → 基準値・基準範囲

4）臨床判断値、病態識別値

　基準値をどの程度外れると病的意義があるかという判断の基準として「臨床判断値」があります。たとえば、空腹時血糖の基準値は70〜109mg/dLですが、「126mg/dL以上であれば糖尿病が考えられる」などです。空腹時血糖値が110〜125mg/dLの範疇は、「糖尿病の可能性」があるとして、糖負荷試験などの精査を行い、糖尿病と診断されるといった場合です。

　また、これと同様の意味を持つ、後述する「病態識別値（診断閾値：カットオフ値）」があります。たとえば、総コレステロール（TC）の検査値においては、健康人から得られた基準範囲は約120〜260mg/dLです。しかし、220mg/dL以上では、動脈硬化に関連した脳血管障害や心筋梗塞などの虚血性心疾患の罹患率・死亡率が高いとの研究成果が得られたことより、上限値が

219mg/dLに設定されているという場合です。この場合、2つの基準値が存在することになります。

　臨床判断値は、正常と異常を区別して、特定の疾患の有無を判断する値という意味です。その他、医学的な介入を必要とする検査値の閾値を示す「治療閾値」があります。この治療閾値のうち、緊急を要する値を「パニック値（panic value）」と呼んでいます。

5)パニック値

　パニック値は、生命が危ぶまれるほど危険な状態にあることを示唆する異常値です。これは、ただちに治療を開始すれば救命しうる診断は、臨床的な診察だけでは困難なため検査によってのみ可能となるという考え方です[1]。その他の呼称としては、緊急異常値（critical values）[2]、要緊急治療異常検査値[3]があります。

　パニック値の例としては、Na（120 ～ 160）、K（2.5 ～ 6.5）、Ca（6.0 ～ 14.0）、Plt（4万）、Hb（4 ～ 5）、血液培養(初回陽性)、髄液グラム染色(菌陽性)、抗酸菌染色(陽性：ガフキー陽性)などが挙げられます。

　その他、疾病と関連したパニック値の例を下記に示します。

- ・糖尿病のリスクの高いGLU（血糖値）
- ・透析導入の必要なCRE値
- ・交換輸血すべきT-Bil値
- ・心・筋障害リスクの高いK、Ca値
- ・感染リスクの高い好中球数
- ・出血リスクの高い血小板数
- ・肝性昏睡のリスクの高いNH$_3$

　また、稀にしかみられない検査値という意味で極端値、極異常値があります。これは、厳密にはパニック値と区別されています。統計的には0.5 ～ 1.0パーセンタイル値以下、99.0 ～ 99.5パーセンタイル値以上を想定した検査値です[4]。

6)診断閾値

　臨床判断値には診断閾値(病態識別値と同様)という検査値があります。この検査の値を通常は、カットオフと呼んでいます。カットオフ値は、特定の疾患群と非疾患群を判別する検査の最適な値で、検査値の設定値は特定された対象疾患に対してのみ有効です。その算出法は、検査の感度や特異性、疾患群の有病率、疫学的調査、あるいは専門医集団の勧告などによって決定されます。このカットオフ値をもとに、医師は独自の判断基準値(意思決定値)により診療を行う場合があります。例として、腫瘍マーカー、自己抗体検査、感染症マーカーなどが挙げられます。ほかには、尿酸値が7.0mg/dLの場合、高尿酸血症とし、それは痛風のリスクファクターと評価されています。また、

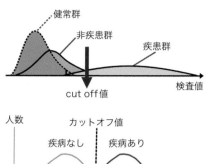

cut off値

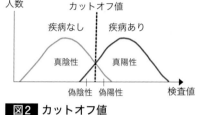

図2 カットオフ値

糖尿病学会の診療ガイドラインによるカットオフ値の例として、①血糖値（空腹時）：126mg/dL、75gOGTT2時間値：200mg/dL、随時血糖：200mg/dL以上のいずれか、②HbA1c（NGSP＊）：6.5％を糖尿病としています。

7)カットオフ値と感度・特異度

カットオフ値については先述しましたが、もう少し詳細に解説すると以下のようになります。

【カットオフ値とは】

・定量的検査について、検査の陽性、陰性を分ける値
・基準範囲と異なり、特定の疾患(群)に罹患した患者群と非患者群とを分ける値
・基準範囲はその検査項目に固有の値であるのに対し、カットオフ値は検査項目と疾患(群)の対に固有な値
・カットオフ値によって検査結果は陽性か陰性かに分けれられる
・感度、特異度を計算することができ、その疾患の診断における検査方法の優劣を比較することができる

8)検査の感度と特異度

感度とは、疾患を持った人のうち、その所見がある人の割合です。一方、特異度とは疾患を持たない人で、その所見がない人の割合です。その2つの指標で検査の特性を判断します。

感度が高いとは偽陰性が少ない、疾患がある人を疾患ありと診断できる確率が高く、検査結果が陰性のときに威力を発揮し、除外診断に有用となります。また、感度が高い検査は、この検査が陰性であればその病気を持っている確率は非常に小さいと判断できます。たとえば、感度99％ということは、患者100人を診察すれば、99人に所見が見られ、疾患があるのに所見が見られない人は1人ということになります。

一方、特異度が高いとは偽陽性が少なく、疾患がない人をきちんと健康と診断でき、確率が高いと判断できます。特異度は、検査結果が陽性のときに威力を発揮し、確定診断に有用となります。特異度が高い検査ということは、この検査が陽性であればその病気を持っている確率は非常に高いと判断できます。たとえば、特異度が99％であれば、100人の健康な人を診察する

用語解説

＊NGSP：HbA1cには「JDS値」と「NGSP値」の2つがあり、JDS値は日本で決められた条件に従った測定値、NGSP値は主に米国で決められた条件に従った測定値で、日本のJDS値はNGSP値に比較して約0.4％低い値となっている。もともと、2012年（3月）以前はJDS（Japan Diabetes Society）という日本独自の基準値を採用していたが、日本糖尿病学会が国際標準化の基本方針を示し、海外と基準値を統一するためNGSP（National Glycohemoglobin Standardization Program）となった。以前は、JDSとNGSPを表記している検査結果が多くあったが、現在はNGSP値のみの記載をすることのほうが多くなっている。

と、99人に所見が見られないということになります。

9）異常値の考え方

異常値が出たら考慮すべきことは、異常値は基準値を外れる値であることを前提に、患者の個人の正常値が基準値外にあるかもしれない、検査値に変動をもたらす要因があるかもしれない、それは生理的変動かもしれない、または、検体採取・保存・測定における過程でのエラー（採血手技、溶血、物理的損傷など）が生じているかもしれないということを必ず認識することです。そのうえで、疾病を反映している、真の異常を推察することが重要です。

いずれにせよ、検査方法や採取部位、血液が違えば異なる基準値となる単回異常値を真の異常値と決めつけてはいけないということです。

10）検査値と個体間変動因子

検査値には個体間の変動因子があります。それは、小児から高齢者までの年齢に伴う発達段階、性別、生活習慣などによって検査値が異なる場合です。以下にその例を示します。

・発達段階（年齢：小児、高齢者）　例）ALP、TP、ALB、RBC、Hb、Hct
・性別（男性、女性）
　例）RBC、Hb、Hct、UA、Cr、BUN、Fe、γ-GTP、HDLコレステロール
・生活習慣（喫煙、飲酒、食習慣、活動、日内変動）
　例）WBC、γ-GTP、TG、TC、CK

検査値はルーチン検査が重要

ルーチン検査（基本的スクリーニング）としては、生化学的検査、血算、凝固・線溶検査、尿検査、動脈血ガス分析などが挙げられます（**表3**）。その検査値は生体のどこの組織で産生され、どの程度の産生量なのか、また、それはどのように体内から排泄され、その排出量の増減はどのようになっているのかを確認します。つまり、検査値が増減するメカニズム（機序）を理解することが必要です。そのうえで、ルーチン検査の時系列変動（変化の幅と速度）を確認することが大切です。

おわりに

ルーチン検査値の推移と組み合わせを最大限に活用することが患者の健康状態、病態変化を読み解き、推論を進めていく重要な手がかりとなります。まずは、特殊な検査方法に頼らず、「血算」「生化学」「凝固・線溶」「尿・便」「動脈血ガス分析」などの基本的なルーチン検査だけでも豊富な情報を得ることができるので、それらを確認・分析することが重要です。

表3 ルーチン検査のチェック13項目

基本確認13項目	検査項目
①全身状態の概ねの経過は？	TP、Alb、Hb、Plt
②栄養状態は？	RTP、Che、Alb、TC
③感染症はあるか？	PCT、白血球分画(左方移動)
④感染症の重症度は？	PCT、WBC(左方移動)、CRP
⑤敗血症の有無は？	WBC(左方移動)、PCT、LCT、Plt、Fib
⑥腎臓の病態は？	Cr、BUN、シスタチンC、UA、Ca、P、尿所見
⑦肝臓の病態は？	AST、ALT、Bil、TC、Alb
⑧胆管の病態は？	γ-GT(GTP)、ALP、Bil
⑨細胞障害は？	CK、AST、ALT、LDH、Hb、WBC、CRP
⑩貧血の有無は？	Hb、MCV、網状RBC、UIBC、フェリチン、I-bil・D-bil
⑪凝固・線溶系の異常は？	DD、Fib、PT、APTT、AT Ⅲ
⑫電解質異常はあるか？	Na、K、Cl、Ca、P、Mg
⑬動脈血ガスはどうか？	酸素分圧、二酸化炭素分圧

　　ルーチン検査を読み解く力を養うことができれば、臨床推論能力を一段と高めていくことが期待できます。しかし、病歴や身体所見、患者の症状などのデータと情報なしに検査所見のみで病態を推論していくことは、多くの見落としをしてしまうリスクがあります。

　　これらの事柄を認識して、検査値をアセスメントすることが臨床推論思考にもとづく看護過程の適切な展開につながっていきます。　　　　（道又元裕）

学生への応援メッセージ

　臨床検査値の項目って、たくさんあります。その検査値を単に見て、眺めていても何も得られません。検査値や患者の病態に関する知識が少なければ、たくさんある検査項目とその値は、どこから何をどのように見て、検査値と検査値との関係を関連づけたらよいのかなんて、最初からわかるはずもありません。

　そこで、大事なのは授業で学んだ基礎知識に臨床的意義を付加することです。たとえば、検査項目が高値もしくは低値を示した場合に、それが患者にどのような影響を与えるのだろうと考えることです。それを臨床的意義といいます。この考えるというのは、目的とする対象に対して、「何か変だなあ」と常に疑ってかかることです。そのことが答えを探し求めようとする探求心となり、徐々に物事の真の姿を探って見きわめようとする探究心に変化していきます。ではありますが、まずは、未知の事柄に対し興味を抱く好奇心が一番大切ですね。疑い・探求し・探究し・発見する、かな。

引用・参考文献

1）Lundberg GD：Panic values five years later．Lab Observer 9：27-34，1977．

2）日本臨床病理学会第2回特別例会：シンポジウム 救急検査におけるpanic valuesの臨床的意義．臨床病理 31臨時号：71-169，1983．

3）千代孝夫，田中孝也：緊急検査におけるパニック値の設定とその評価．救急医学 13：833-839，1989．

4）細萱茂実，多田正人，山崎浩和ほか：緊急検査値の分布に基づいたcritical value設定の試み．JJCLA 26(3):166-169，2001．

5-1 検査とアセスメント① 血液学検査

講義動画

 Summary

血液検査は日常的に臨床で行われている検査の1つです。しかし正常値から高いか低いかの判断しかできない、そんな方も多いはずです。検査データを見るときには、高いか低いかではなく、なぜこの値になっているかが大切です。今回は、そのなかで血球の検査と凝固について学習していきます。

Keyword

▷血液検査 ▷血液計算検査 ▷凝固検査 ▷RBC ▷WBC ▷Plt

はじめに

血液は男女差や個人差はあるものの、平均、体重1kgにつき約80mL、体重60kgの人で約5Lあるとされています。血液は、赤血球、白血球、血小板を含む有形成分である血球と、多くのタンパク質等を含む無形成分である血漿とに分けられます。

血液学検査は主に血球を調べる血液計算検査、血液が固まる能力である凝固機能を調べる凝固検査、血漿成分を検査する生化学検査、炎症の有無やアレルギー反応などを調べる免疫血清学検査に分けられます。血液学検査はほとんどの医療機関において日常的に行われている検査の1つです。病名がわからない患者を診断し今後の治療計画の決定のために、この検査データが活用されています。

血球検査とアセスメント

血液計算検査は血液中の有形成分である血球に含まれる細胞数や形、濃度を観察する検査です。赤血球、白血球、血小板は細胞数を値として出しています。血液中の血球は、骨髄の幹細胞という骨の中にある組織で作られて

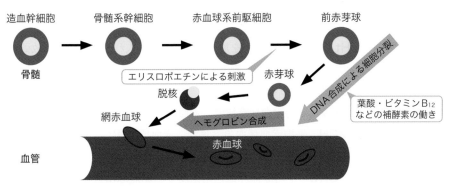

図1 赤血球ができるまで

います。造血ホルモンである腎臓から放出されるエリスロポエチンの刺激を受けて産生量が増加します。血球の生成にはビタミンB_{12}と葉酸、補酵素が必要であり、これらの不足により生成に異常をきたす場合があります（図1）。血球が作られる速度は、体が必要とする量に応じて調節されています。血球には寿命があり、赤血球は約120日、白血球は数時間から数日、血小板は約10日程度です。

1 赤血球

1）赤血球とは

赤血球は、造血幹細胞に由来する赤芽球が骨髄内で増殖・分化を繰り返して形成されます。有形成分のうち、最も多く約96％を占めています。弾力性に富み、どのような狭い毛細血管でも形を変えて通過することができる性質を持っています。人体のすべての細胞にとって、ミトコンドリアにおけるエネルギー産生のために酸素が必要です。赤血球はこの酸素を肺から各組織へ運び、O_2とCO_2を交換するという重要な呼吸機能を営んでいます。赤血球の内容の大部分はヘモグロビンです。ヘモグロビンにはヘム蛋白があり、ヘム蛋白には鉄が含まれています。このヘム蛋白に酸素が結びつくことによって、赤血球は酸素を運ぶことができます。血液が赤いのは、この赤血球中に含まれる血色素（ヘモグロビン）によるものです。赤血球の寿命は約120日程度で、古くなった赤血球は、最終的に脾臓のマクロファージによって処理されます。

赤血球の検査には赤血球数（RBC）、ヘマトクリット（Ht）、ヘモグロビン（Hb）があり、貧血の診断のために行われます。

2）赤血球の検査項目

赤血球の検査項目として、以下が挙げられます。

・**RBC**：血液単位体積中の赤血球数（個／μL）で表され、赤血球数を表しています。

・**Hb**：血液単位体積中のヘモグロビン色素濃度を表しています。ヘモグロ

ビン濃度は100mL中の血液色素量であるヘモグロビン濃度を表します。
- Ht：血液に抗凝固剤を加えて試験管等に入れ、立てたまま放置すると、その分離した状態を見ることができます。ヘマトクリットはこの分離した血液全体に占める赤血球容積の割合を表しています(図2)。
- MCV：平均赤血球容積で、赤血球1個の平均の大きさを表します。
- MCH：平均赤血球血色素量で、赤血球1個に含まれるヘモグロビン量を表します。
- MCHC：平均赤血球血色素濃度で、赤血球に含まれるヘモグロビンを％で表します(図3)。
- Ret：幼若な赤血球である網赤血球の数を表します。網赤血球は正常赤血球の約1％を占め、骨髄での赤血球産生の指標となります。網状赤血球の増加は、骨髄での赤血球産生亢進、減少は産生低下を表します。

3)赤血球検査からのアセスメント

RBCが高値という状況は $1\mu L$ 中の赤血球数が増加している、いわゆる血液中の赤血球濃度が濃くなる事象が発生した場合に高値を示します。そのため、このような場合、なぜ赤血球が増加したのかを考える必要があります。考えられる事象として、1つは、赤血球の生成が増加したことが推測されます。これは多血症やエリスロポエチン産生腫瘍などの可能性があります。もう1つの推測は、赤血球以外の成分が減少したことで血液が濃縮された場合があります。いわゆる脱水症状です。この場合にはHtやHbも上昇しているはずです。電解質データを確認し脱水の状況を判断する必要があります。RBCの増加は血液中の赤血球数が増加していることを示すため、血球の増加による血栓の注意が必要です。

RBCが低値の場合に考えられることは、赤血球を生成する機能が低下、または赤血球が喪失した場合や血液が希釈された場合が予想できます。前者の

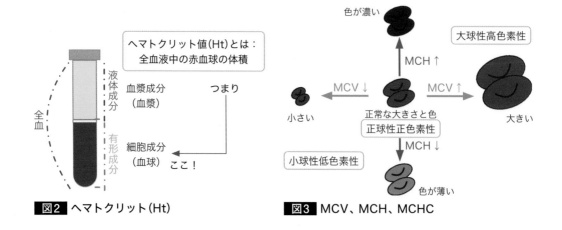

図2 ヘマトクリット(Ht)

図3 MCV、MCH、MCHC

推測は、赤血球は骨髄で生成されています。その際、腎臓からは造血ホルモンであるエリスロポエチンが分泌され、造血機能は促進されます。もし患者が腎臓に障害があれば、正常なエリスロポエチンの産生は行われず、赤血球の生成に障害が生じます。また、その他の造血機能に障害が発生した場合には赤血球数は低下します。後者では輸液を行いながらの血液の喪失、例えば手術などにより血液を喪失した場合に低下を示します。

　赤血球の内容の大部分はヘモグロビンです。そのため、Hbの低下は赤血球内容の低下となるため、赤血球の大きさは縮小します。つまりMCVは低下を示し、MCH、MCHCも低下し小球性貧血を示します。このヘモグロビンは鉄分であるヘム蛋白を有しています。そのため、鉄が低下することになるため、この場合の貧血を鉄欠乏性貧血といいます。鉄欠乏性貧血は鉄の不足により、ヘモグロビンの合成が低下して起こります。

　造血の過程でビタミンB_{12}または葉酸の不足により、赤血球の増殖に異常をきたして起こる貧血を巨赤芽球性貧血といいます。幹細胞での赤血球が完成する前の造血機能に異常が発生するため、赤芽球は大きくなり、そのまま血液中に出されます。そのためMCVは大きくなります。また血液中に出たての網赤血球は赤血球になる前に壊されるためHbは低下します。つまり大球性貧血を示します。

　正球性貧血は、MCVは正常の大きさであるのにHbが低下している状態です。正常に生成された赤血球が何らかの原因で貧血を示します。この場合、まず先にアセスメントするべき病態は血液の喪失です。つまり、どこかで出血している可能性があるかを考える必要があります。しかし急性の出血では、血球と血漿の両方が急激に喪失するため、HtやHbの値に変化を生じない場合があるため注意が必要です。また、自己免疫疾患により、正常に生成された赤血球が破壊されることによって起こる貧血で、溶血性貧血も正球性貧血の値を示します。

2 白血球

　血球の1つである白血球は、細菌やその他の異物や毒素が体内に侵入してきたとき、それらを捕え処理する免疫機能を担っています。白血球は顆粒球(好中球、好酸球、好塩基球)、単球、リンパ球(T細胞、B細胞)等からなり、血球のうち、約3％を占めています。白血球の分画は、好中球が約60％、次いでリンパ球が約30％を占めています。また白血球は成人より小児のほうが数が多いという特徴があります。白血球の寿命は種類により異なり、1～7日間程度です。

1)白血球の検査項目

　白血球の検査項目として、以下が挙げられます。
・**WBC**：血液単位体積中の白血球数(個/μL)で表されます。

- **好中球(Neutro)**：白血球の分画の内一番多い割合を示しています。細菌感染、敗血症、白血病、悪性腫瘍、副腎皮質ステロイドやアドレナリンの副用で増加します。
- **好酸球(Eosino)**：アレルギー疾患や膠原病、寄生虫の寄生で増加します。
- **好塩基球(Baso)**：甲状腺機能低下症、慢性骨髄性白血病などで増加します。
- **リンパ球(Lympho)**：ウイルス性感染症などで増加します。
- **単球(Mono)**：結核、心内膜炎などで増加します。

2)白血球検査からのアセスメント

WBCの増加は、腫瘍性に増殖する白血病と、細菌感染症、炎症、組織破壊性の疾患、ストレス反応性などにより増加する白血病以外の疾患とに大別されます。

WBCの減少は臨床的に多くの場合、好中球の減少です。好中球の減少は造血幹細胞の障害による産生の低下と、薬剤、重症の細菌性感染症、ウイルス感染症や自己免疫性疾患、放射線照射などによる、成熟好中球の消費、破壊の亢進に分けられます。リンパ球、好酸球、単球増加による白血球増加の頻度は比較的低く、好塩基球による白血球増加はまれです。

3 血小板

身体の表面でも内部でも、血管が傷つくと出血します。血液は血管の損傷部位に血栓を作り凝固して血液の出口を塞ぎ、それ以上の出血を止めようとします。この出血を止めようと血小板(Plt)が凝集し傷口を塞ぐ役割を持ちます。血管が損傷し血管内皮が損傷されると、血管内皮細胞組織下にあるコラーゲンに血小板が集まり結合します。この凝集反応を一次止血といいます。Pltは骨髄で作られ、止血のために血管内で消費されるか、寿命により脾臓で破壊されることで、一定数を保っています。血小板は血球のうち、約1%を占めています。骨髄で生成され、生体内寿命は7〜14日間程度です。

1)血小板の検査項目

血小板の検査項目としてPltが挙げられ、血液単位体積中の血小板数(個/μL)で表されます。

2)血小板検査からのアセスメント

Pltの増加は二次性疾患の原因が多いです。Pltとともに、RBC、WBCの増加がないかを確認します。もし血球細胞すべてで増加、またはすべて低下している場合には、血球の生産場所である造血幹細胞の異常を確認する必要があります。その他にPltの増加で疑うべき所見は、術後、感染、血栓症です。その場合、$40 \sim 60 \times 10^4/\mu$L程度の増加です。

$100 \times 10^4/\mu$L以上の場合は造血幹細胞の異常を疑います。Pltが減少している場合には、造血幹細胞での産生量が減るか、消費量・排出量が増える

かのいずれかの状態で、凝固機能が低下します。10万/μL以下を血小板減少症と呼び、5万/μLになると出血傾向が見られます。2万/μL以下は重症とされ、外力がなくても容易に出血します。Pltが低下し出血傾向のある患者では、皮膚に点状の紫斑が見られたり、軽くぶつけた程度であざになったり、または口腔粘膜や歯肉から出血し止まらない場合などの症状が出現します。

凝固検査とアセスメント

　通常、正常な血管内で血液は凝固しません。これは血液中や血管内皮上に存在する種々の抗凝固因子によって血管内での血液凝固が制御されているためです。しかし、一度血管が傷つき出血すると血小板が凝集反応を起こし一次止血を行います。それと同時に、凝固因子が放出されることでフィブリンが形成され血小板で作られ血栓をさらに強固にします。これが二次止血です。血管の損傷が修復、治癒した後、血栓が存在し続けると血流を阻害することになります。そのため、血栓は溶解されます。この血栓を溶かし分解するメカニズムを線溶系といいます。凝固検査は、これらの凝固と線溶の過程での異常を血液検査から判断します。

1 凝固

　凝固の機序である二次止血は外因系と内因系の２種類があります（**図4**）。外因系とは外傷などの際に細胞が傷害を受けた際に各組織から（血管外膜、内皮下の線維芽細胞など、通常、血液と直接接触しない部位）因子が放出されることで行われる凝固形態です。この組織因子(TF)が血液と接触すると第VII因子が活性化されます。

　もう１つの凝固機序は内因系です。内因系は血管内皮細胞が破壊されたことで起こる凝固機序です。血液が血管内皮細胞下組織（コラーゲン）あるいは異物に接すると、第XII因子の活性化が起こり内因系の凝固が始まります。

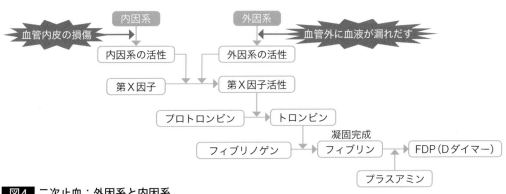

図4 二次止血：外因系と内因系

第Ⅹ因子から先の凝固過程は外因系、内因系共通です。活性化された第Ⅹ因子は、プロトロンビンをトロンビンにします。生じたトロンビンの作用で、フィブリノゲンはフィブリンに変化しフィブリン網が形成されます。つまり血栓が完成します。

1)凝固の検査項目

凝固の検査項目として、以下が挙げられます。

- **フィブリノゲン(Fib)**：肝臓で産生される糖蛋白で凝固因子です。通常100mg/dL以下では出血傾向が出現し、700mg/dL以上では血栓傾向を合併する可能性があります。
- **PT**：外因系に由来しフィブリンができるまでの時間を測定しています。
- **APTT**：内因系に由来しフィブリンができるまでの時間を測定しています。
- **INR**：プロトロンビン時間国際標準化(INR)はPTを国際標準の値と比較したものです。

2 線溶

線溶系にはプラスミンが関与しています。プラスミンは組織プラスミノゲン活性化因子(t-PA)により活性化されます。t-PAは、血管内皮細胞で産生され、循環血液中に分泌されています。血栓が線溶された結果、フィブリン・フィブリノゲン分解産物(FDP)とDダイマーが生成されます(図5)。

線溶の検査項目として、以下が挙げられます。

- **FDP**：フィブリン・フィブリノゲン分解産物で線溶の結果、溶かされたフィブリンとフィブリノゲンを表します。
- **Dダイマー**：線溶により溶かされたフィブリンのうち、血栓化したフィブリンの存在を示します。

3 凝固検査のアセスメント

凝固検査は、前述のPltの値とともに確認が必要です。つまり、凝固の過程である一次止血から二次止血、そして線溶の一連の過程をつなげて確認する必要がありあます。Pltの増加はつまり一次止血が亢進していることを意味し、造血幹細胞での異常や心筋梗塞や脳梗塞、深部静脈血栓症などの血栓性の疾患が疑われます。血栓性疾患の場合、血栓の完成形であるFibが形成されるため、Pltとともに、Fibも上昇します。また血栓ができているというこ

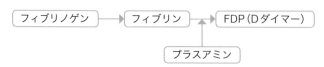

図5 線溶系

FDP：フィブリノゲン、フィブリンの分解産物
Dダイマー：フィブリンの分解産物の最小単位

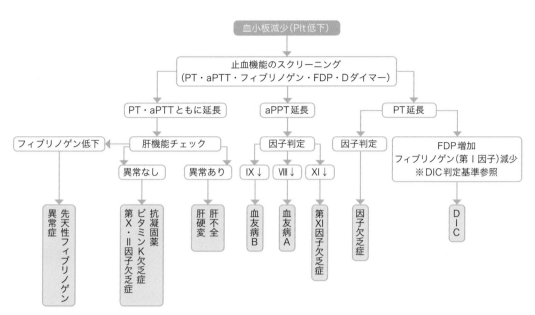

図6 凝固検査のアセスメント

とは、その血栓が線溶される、つまり溶かされている形態も存在することを意味するため、FDPやDダイマーも上昇を示します。Pltが低下している場合には造血幹細胞での産生量が減るか、消費量・排出量が増えるかのいずれかの状態です。

　この消費・排泄量が増加している状況でとくに重要な所見は、播種性血管内凝固症候群(DIC)です。細菌感染や腫瘍細胞、外傷・出血などにより、凝固が亢進してPltが利用されると、産生に追いつかずPltが低下します。それとともに、凝固したFibを線溶しようとするため線溶機能も亢進します。その多くのPltの消費と線溶が重なり、出血傾向となります。そのため、凝固検査ではPTが延長しFibが減少、FDPが高値を示します。

　Pltの低下とともに、PT、APTTもともに延長している場合には肝機能の確認が必要です。二次止血で活性化される凝固因子は肝臓で生成されます。また、その生成にはビタミンKが使用され生成されるため、肝機能障害やビタミンK欠乏などにより凝固機能異常を示す場合があります。

　Pltの低下とともにAPTTの延長のみが認められる場合には凝固因子に異常がある場合があります。その場合、凝固因子自体の検査が必要であり、代表的な疾患に第IX凝固因子が低下する血友病B、第VIII凝固因子が低下する血友病Aが知られています(**図6**)。

おわりに

　血液検査を理解するときには、データの数値を理解するのではなく、各項目が、どのように生まれ、どのような役割を持ち、どのように処理されるかを理解することが大切です。それらの過程に何らかの異常が発生したときに、検査値では異常が表されます。そのため、それらの過程を理解しなければ、なぜ異常が発生したのかも理解できません。また検査データを活かすためには、その数値から、患者に表される症状をプラスすることで、より有効なアセスメントへとつなげられることになります。検査データは患者を理解するための1つのツールであると考え、観察してください。

（後藤順一）

学生への応援メッセージ

　さまざまな情報を活用し看護ケアにどう活かすかは、個々の知識とアセスメント能力、そして、職種を超えたチームワークに委ねられています。皆さんが抱える苦手な学習内容を素直に認め、ともに助け合いながら、学び合い学習し成長してください。皆さんの素敵な看護を患者さんは待っています。期待しております。

5-2 　検査とアセスメント②
生化学検査

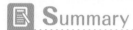

　生化学検査とは、文字どおり「生物を科学的に検査する」ことです。その生物の「何を」
検査するかといえば、生物の生命現象を検査します。生命現象とは個々の細胞が働い
たり、活動することで成長する現象です。そのため生化学検査は身体の各臓器が働き、
活動することで生じる代謝産物や、酵素を検出する検査となります。生化学検査を理
解するためには個々の臓器の働きと役割を理解することが大切です。

▷ 生化学検査　▷ 肝機能　▷ 腎機能　▷ 膵臓機能　▷ 電解質検査　▷ 筋酵素検査
▷ 免疫血清学検査

はじめに

　　生化学検査は、血液を遠心分離し有形成分(血球)と無形成分(血漿)とに分
け、血漿を分析した検査です。この血漿成分には電解質、糖質・脂質・タン
パク質・ビリルビンなどの代謝産物や細胞内に存在する酵素などが検出され
ます(表1)。代謝産物の値が異常を示した場合では、その異常値を示したデー
タの代謝の過程に何らかの異常があることを示します。酵素は各組織の細胞
内に含まれています。そのためその組織が破壊や障害を受けることで、所見
が現れます。酵素を理解するうえで、異常を発見した場合には、それに関連
する臓器をともに確認することが大切です。本項では、各臓器の機能ととも
に、その異常に関連する検査値を説明します。

肝臓機能検査

　　肝臓では食物から得られた栄養を別の成分に変え貯蔵し、必要なときに分
解や合成を行いエネルギーとして全身の臓器に供給します。このような外か

表1 生化学検査の分類と項目

分類		項目
タンパク・タンパク分画		総タンパク（TP）、タンパク分画、アルブミン（Alb）、$\alpha_1 \cdot \beta_2$マイクログロブリン、IgG、IgA、IgM、IgE、フェリチン、心筋トロポニンT、心筋トロポニンI、Cペプチド（CRP）
生体色素		総ビリルビン（T-Bil）、直接ビリルビン（D-Bil）
酵素、アイソザイム		AST、ALT、LDH、ALP、γ-GTP、コリンエステラーゼ（ChE）、アミラーゼ、リパーゼ、CK、CK-MB、アンジオテンシン変換酵素（ACE）、ペプシノゲン
窒素成分		尿素窒素（BUN）、クレアチニン（Cr）、尿酸（UA）、アンモニア
糖代謝		血糖（BS）、空腹時血糖（FBS）、ブドウ糖負荷試験（OGTT）、HbA1c
脂質代謝		総コレステロール（TC）、トリグリセリド（TG）、HDLコレステロール、LDLコレステロール
電解質		Na、K、Cl、Ca、P、Mg、浸透圧
重金属微量元素		Cu、Fe
ビタミン		ビタミンB$_1$、ビタミンB$_{12}$、葉酸
ホルモン	下垂体	甲状腺刺激ホルモン（TSH）、成長ホルモン（GH）、黄体化ホルモン（LH）、副腎皮質刺激ホルモン（ACTH）、卵胞刺激ホルモン（FSH）、プロラクチン（PRL）、抗利尿ホルモン、バソプレシン（ADH）
	甲状腺	遊離トリヨードサイロニン（FT$_3$）、遊離サイロキシン（FT$_4$）、サイログロブリン、カルシトニン
	副甲状腺	副甲状腺ホルモン（PTH）
	副腎	コルチゾール、アルドステロン、17α-ヒドロキシプロゲステロン、アドレナリン、ノルアドレナリン
	消化管	ガストリン
	膵島	インスリン、グルカゴン
	腎臓	血漿レニン活性（PRA）、アンギオテンシン、エリスロポエチン
	性腺・胎盤	エストラジオール（E2）、エストリオール（E3）、プロゲステロン、テストステロン、絨毛性ゴナドトロピン（hCG）
	心臓	心房性ナトリウム利尿ペプチド（ANP）、脳性ナトリウム利尿ペプチド（BNP）
	尿中ホルモン	5-ヒドロキシインドール酢酸（5-HIAA）、遊離コルチゾール、カテコラミン、メタネフリン、ノルメタネフリン、バニリルマンデル酸（VMA）
腫瘍マーカー		α-フェトプロテイン（AFP）、CEA、CA19-9、CA125、PSA
線維化マーカー		KL-6

ら得られた栄養を必要なエネルギーに分解・合成し体内で科学的に変化させることを代謝といいます。肝臓での代謝は糖質、脂質、蛋白質（アルブミン、グロブリン、血液凝固因子）、ビリルビン、ビタミンなどに対する代謝が行われています。そのため肝臓の障害がある場合にはこれらの値と代謝されて産生された代謝産物に異常値が示されます。

　肝臓に由来する酵素はAST、ALT、LDHなどがあります。しかしこの酵素は心筋や骨格筋などにも由来しています。そのため、心筋に由来する他の酵素やタンパク、アンモニアなどの代謝産物の値などとともに複合的に評価し、異常値はどの臓器の影響かを判断する必要があります。

1 肝臓機能の検査項目

　肝臓機能の検査項目として、以下が挙げられます。
- **AST**：アミノ酸を代謝する酵素。心筋、骨格筋などにも存在します。
- **ALT**：アミノ酸を代謝する酵素。肝細胞に特異的な酵素です。
- **PT**：PTは凝固時間を示す値ですが、肝臓では凝固因子が作られます。そのため、肝機能が障害を受けると、凝固時間は延長します。
- **Alb**：肝臓で生成される蛋白の1つです。
- **ChE**：肝臓で生成される酵素で、コリンを有機酸に分解します。
- **TP**：総蛋白で肝臓での蛋白合成機能の程度を示します。

2 胆汁排泄機能検査

　赤血球内のヘモグロビンが分解された色素がビリルビンです。古い赤血球は脾臓で分解され間接ビリルビンとなり、血液中に戻ります。その後肝臓でグルクロ酸抱合を受け直接ビリルビンとなります。直接ビリルビンは肝内胆管へ入り、胆嚢に一時蓄えられ、胆汁として腸管へ排泄されます。

3 胆汁排泄機能の検査値

　胆汁排泄機能の検査値として、以下が挙げられます。
- **ALP**：リン酸モノエステルを加水分解する酵素。胆管細胞や骨に由来します。
- **γGTP**：グルタミンをペプチド、アミノ酸に転移する酵素。胆管細胞に由来します。
- **ビリルビン**：直接ビリルビン(D-Bil)と間接ビリルビン(I-Bil)があり、その総和が総ビリルビン(T-Bil)です。

4 肝臓機能と胆汁排泄機能検査からのアセスメント

　ASTとALTの酵素は、肝細胞に何らかの障害が起こったときに肝細胞から逸脱してくる酵素です。ASTは心筋や骨格筋の障害が起きた場合にも逸脱される酵素です。それに対してALTは肝細胞に特異的な酵素であるため、肝細胞障害はALTの特異性が最も高いです。通常、ALTよりASTが高値を示しますが、肝障害が発生した場合にはALTがASTより高値となります。つまり、ASTが優位の上昇では肝障害以外の心筋障害や骨格筋障害の可能性が

あるためそれぞれの確認が必要です。

　胆汁排泄機能検査では、γGTPとALPは胆管細胞に由来する酵素です。胆管上皮細胞に由来し、胆管系に閉塞や狭窄が生じ通過障害をきたした場合には上昇します。しかし、胆管の通過障害が改善されずにいた場合には肝臓由来の酵素も上昇をきたすため、胆管通過障害の初期の段階での判断に有効です。胆管通過障害では、胆管由来の酵素の上昇とともに、急な発熱は右側腹部から心窩部にかけての痛みを伴うため、身体所見と合わせて判断する必要があります。

腎臓機能検査

　腎臓の機能には主に尿の生成、濾過、血圧の調整、赤血球生成の調整、ビタミンDの活性化の5つがあります。

　腎臓では血液の濾過と再吸収が行われています。糸球体には約1日180Lもの血漿が濾過されて、尿細管での再吸収が行われ、体の電解質や水分の調節のもと約1.5Lの尿が生成されています。この濾過機能が円滑に進むためには、血液の流れが一定に保たれている必要があります。腎臓ではこの血液の流れが保たれるように、レニンという酵素が分泌されています。このレニンが血液中の蛋白質に反応し生成されたアンギオテンシンIIが、血管を収縮させて血圧を上昇させます。また腎臓にはエリスロポエチンというホルモンを分泌します。このエリスロポエチンは、骨髄の造血幹細胞に働いて、赤血球の造血を調整します。

　ビタミンDは肝臓で蓄積され、腎臓に移ると活性型ビタミンDとなります。活性型ビタミンDは小腸からのカルシウムの吸収を促進させます。

1 腎臓機能の検査項目

　腎臓機能の検査項目として、以下が挙げられます。

- **尿素窒素(BUN)**：タンパク質を摂取すると代謝で窒素成分が生じます。タンパク質が分解された最終的な産物である窒素のアンモニアは、肝臓で尿素窒素(BUN)へ合成されます。
- **クレアチニン(Cre)**：筋肉内にはクレアチンリン酸という筋収縮に必要なエネルギー源があります。クレアチニンはこのクレアチンリン酸の代謝産物です。
- **GFR**：濾過量は糸球体血圧(60mmHg)、ボーマン嚢内圧(15mmHg)、膠質浸透圧(25mmHg)で決定されます。糸球体の血管内圧はGFRを増加させます。ボーマン嚢内圧はGFRを低下させます。膠質浸透圧はGFRを低下させます。

2 腎機能検査のアセスメント

BUNの元は窒素であるアンモニアです。アンモニアが血液中に増加することで脳の神経細胞に影響を起こし、神経症状を引き起こします。そのためアンモニアをBUNへ合成する肝臓の機能が低下することで、アンモニア脳症の原因となります。

アンモニアの元は動物性タンパク質です。タンパク質が消化される際にはアンモニアが作られます。そのため、肝臓の機能が低下した患者ではアンモニアが生成される動物性タンパク質制限がされます。BUNは腎臓で一部は再吸収され、残りは尿として排泄されます。そのため、BUNの検査値が高い場合は腎臓の働きが悪くなっていることが考えられます。逆に低い場合は、尿素を作っている肝臓の働きが悪くなっているか、タンパク質の摂取が極端に少ないことなどが考えられます。

しかし、BUNは、腎機能障害以外でもタンパク質が分解される過程が起きることで上昇し、異常値を示します。例えば消化管出血などにより血液中のタンパク質が消化管に漏れ出し、消化液により分解される過程が挙げられます。そのため、腎機能を評価する場合には、血清クレアチニンとともに評価を行う必要があります。クレアチニンは腎臓で再吸収されません。そのため、腎臓の濾過機能が低下した場合では、クレアチニンの排泄が減少し、血中のクレアチニンが増加します。

腎臓の機能が低下している場合、いわゆる腎不全では腎臓の濾過機能が低下するため、排泄機能が低下し体液がたまります。そのため浮腫が出現し、体液量が増加し高血圧をきたします。また、Kが排泄できなくなり高K血症、血液中の尿素が増加します。したがって、腎臓の機能が低下すると、活性型ビタミンDの低下から、カルシウムの吸収が低下し骨軟化症や骨粗鬆症などの原因となります。低カルシウム血症になると、筋肉痛、しびれ感、全身痙攣発作などを起こします。さらに腎臓の機能が低下すると、エリスロポエチンの分泌が低下し、赤血球数も減少します。そのため貧血症状があらわれます。

膵臓機能検査

膵臓には、外分泌機能と内分泌機能の2つの働きがあります。外分泌機能は胃から十二指腸へ食べ物が入ることを契機として、消化管の内分泌細胞からコレシストキニンやセクレチンと呼ばれるホルモンが放出されます。これらが膵細胞に作用し膵酵素を分泌します。この膵酵素は1日1,000～1,500mL分泌される消化液で、無色透明の液体です。膵酵素は、糖分を分解するアミラーゼ、タンパク質を分解するトリプシン、脂肪を分解するリパー

ぜらがあります。膵酵素にはアルカリ性の重炭酸塩が大量に含まれ、十二指腸内で胃酸を中和して消化を助けます。

内分泌機能は、膵島(ランゲルハンス島)と呼ばれる部位にα細胞、β細胞、δ細胞と呼ばれる3種類の細胞が関与します。これらは膵臓内に100万個以上も存在し、膵ホルモンが分泌されます。α細胞はグルカゴンを分泌し、肝臓のグリコーゲンの分解を促進することで血糖値を上昇させます。β細胞は膵島細胞で最も多い細胞であり、インスリンを分泌することで細胞内へのグルコース取り込みを増やし、血糖値を下げます。δ細胞はソマトスタチンを分泌し、インスリンやグルカゴンなどの分泌を抑える役割があります。これらホルモンは吸収された栄養素や消化管ホルモン、神経系で調節されます。

1 膵臓機能検査項目

膵臓機能検査項目として、以下が挙げられます。
- **AMY**：膵臓に何らかの障害が発生し膵臓の細胞が破壊されたことで血中にアミラーゼは放出され高値となります。
- **リパーゼ**：胃液にも存在しますが血中のほとんどが膵臓由来の酵素です。
- **トリプシン**：膵臓のみから分泌される蛋白分解酵素です。

2 膵臓検査からのアセスメント

膵臓に炎症が起き障害が発生した際には、血清AMYは初期に上昇しますが、2～3日で正常化します。そのため、血清AMYだけでは膵炎の重症度の判断はできません。またAMYは膵臓と唾液腺に多い酵素です。そのため膵炎以外にも耳下腺炎でも上昇をきたします。AMYに上昇をきたした際には、耳下腺の症状の観察も重要となります。膵臓の異常の判断にはAMYとともに、リパーゼやトリプシンの値、また腹痛、背部痛の有無や、発熱、白血球数増加を確認する必要があります。

筋酵素検査

筋細胞の異常により細胞内から血液中に移行するいわゆる筋逸脱酵素で、その代表がクレアチン・キナーゼ(CK、CPK)です。CK (CPK)は、骨格筋に最も多く含まれ、細胞内局在の異なるアイソザイムが存在します。このCKのアイソザイムには、骨格筋はCK-MM、脳・子宮・腸管はCK-BB、心筋はCK-MBの3つのアイソザイムが存在します。したがって、このCKの値が高いということは、いずれかのアイソザイムのいずれかの細胞が壊れたことを意味します。この他の筋酵素にはアルドラーゼやアラニン・アミノトランスフェラーゼ(ALT)、乳酸デヒドロゲナーゼ(LDH)などがありますが、特

異性や感度の面で臨床では血清CK活性が最も重要視されます。

1 筋酵素のアセスメント

CK値が微増の場合は、採血前の運動状況を確認することが望ましいです。マラソンなどの非常に強い運動でも筋肉が壊れるためにCKの値が上がります。この場合のCKは骨格筋の破壊による上昇であるためCK-MMが上昇します。またCK-MBは心筋梗塞に対する特異性が非常に高く、心筋梗塞を起こした直後からCK-MBの値が上がり始めます。

電解質

電解質とは、体液中でイオンとして存在し、酸塩基平衡や浸透圧の調節を担っている物質を指します。電解質にはナトリウム(Na^+)、カリウム(K^+)、マグネシウム(Mg^{2+})、カルシウム(Ca^{2+})、塩素(Cl^-)、重炭酸イオン(HCO_3^-)、リン酸(HPO_4^{2-})などがあります。この電解質は酸塩基平衡や体内の水分量の調整、神経伝達や筋肉の動きに関与しています。電解質の濃度は主に腎臓により恒常性が調整されています。また、内分泌の異常でも電解質や代謝に異常を生じさせます。人間はホルモンによりさまざまな器官にシグナルを送り恒常性を調整しています。そのため、内分泌系に異常を生じた場合にはその値に異常を生じます。

1 電解質の検査値

電解質の検査値として、以下が挙げられます。

- Na^+：大半(97％)が細胞外液中に含まれ、血漿浸透圧の維持や細胞外液量の調節を担っています。腎臓で濾過されて、大部分が再吸収されます。
- K^+：細胞内の主要な陽イオンであり、体内の総K量の90％は細胞内に存在します。神経・筋の興奮伝達や筋収縮に関与しています。腎臓での濾過後、一定量以上のKは調節されて排出されます。
- Cl^-：Na^+と並行して増減し、電気的中性を維持します。酸塩基平衡やNa^+代謝異常の予測に用いられます。
- Ca：生体内に最も多く存在する無機物であり、心筋の律動的収縮、ホルモン分泌、細胞内情報伝達、血液凝固などの役割を担っています。90％以上が骨と歯に局在しており、残りは筋、神経、血漿、脊髄液に存在します。腎臓により活性化されたビタミンDが、腸からCaの吸収を促進し骨でCaを貯蔵します。
- Mg：主に細胞内に存在し、さまざまな酵素反応の補酵素として働き、DNA合成や神経・筋興奮伝達などの重要な役割を担っています。

- **リン酸**：エネルギー代謝産物で濾過されます。Caと結合したリン酸Caは重要なミネラルであり、腎臓での濾過後大部分が再吸収されます。

2 電解質のアセスメント

　　Naは、身体の水分を調節する機能である浸透圧を調整する働きがあります。血清Na値が多すぎると、これを薄めるために細胞内に水がたまってしまい、むくみや高血圧の原因となります。そのため浸透圧異常をきたす心不全や腎不全など浮腫性の疾患が予測されます。血清Na値が多い場合でも、浮腫もなく細胞外液量の増加は認められない場合には、細胞外の血清Naに対して水分が低下した状態が考えられます。例として、脱水や嘔吐、下痢などがこれに当たります。

　　血清Na値が低値の場合、1つは、水分が多く失われてしまい、浸透圧を保つため、細胞内の水分が細胞外へ移動するため、口渇を訴えるような高浸透圧の状況です。もう1つが細胞外の血清Naが水分以上に失われたことにより、血清Naが低下し、薄い細胞外液となります。そのため、Na濃度を調整しようと水分を細胞内へ引き込む低浸透圧の状況があります(**図1**)。そのため、Na値を判断するときにはともに水分との関連性を考慮します。

　　Kは主に細胞内の主な陽イオンであり、細胞膜にあるナトリウム・カリウム交換ポンプによりイオン濃度の分布が保たれています。しかし重度の外傷

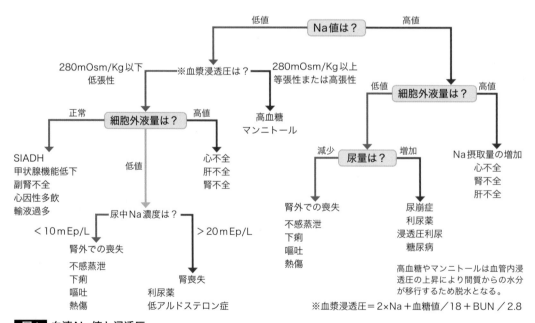

図1 血清Na値と浸透圧

や熱傷などにより細胞が破壊されることで、細胞内のカリウムが血中に漏れ出したことにより、血清Kが高値を示す場合があります。

免疫血清学検査

体外から侵入してくる細菌やウイルスなどの異物、いわゆるこれら抗原に対して体内が抵抗する抗体が作られます。異物と抗体が結合して異物を排除する働きを免疫反応といいます。免疫血清学的検査は、この抗原と抗体が特異的に反応することを利用して抗原や抗体の有無や量を調べる検査です。免疫血清検査には、感染症や、腫瘍マーカー、自己免疫関連などの検査があります（**表2**）。

1 免疫血清学検査の値

CRP：C-リアクティブプロテインというタンパク質で、体内での炎症により組織細胞に障害が起こると、このタンパク質が増えます。一般的に炎症の確認に用いられる検査項目です。

表2 感染・腫瘍マーカーの検査

感染症	HBs抗原	B型肝炎ウイルス抗原陽性は現在の感染を意味する
	HBs抗体	B型肝炎ウイルス抗体陽性は過去の感染既往、ワクチン接種後を意味する
	HBc抗体	抗体陽性は現在の感染、過去の感染既往を意味する
	HCV抗体	C型肝炎ウイルス感染の有無を確認する検査
	HIV抗体	HIVウイルス感染の有無を確認する検査
	RPR	梅毒の感染の有無を調べる検査
	TPLA	
腫瘍マーカー	AFP	肝炎、肝硬変、肝がんで上昇する腫瘍マーカー
	CEA	消化管や肺などの悪性腫瘍で上昇する腫瘍マーカー
	CA19-9	主に膵がん、胆嚢がんをはじめとする各種消化器がんで上昇する腫瘍マーカー
	PSA	前立腺がんの早期発見に使用される腫瘍マーカー。また前立腺肥大でも上昇する
	CA125	主に卵巣がんで上昇する腫瘍マーカー。子宮内膜症や子宮筋腫のときにも上昇する
	KL-6	間質性肺炎で上昇する
	シフラ	肺がんで上昇する腫瘍マーカー
	CA15-3	乳がんで上昇する腫瘍マーカー
	PIVKA-II	肝細胞がんで上昇する腫瘍マーカー

CRPは感染症や悪性腫瘍、自己免疫疾患などの炎症または組織壊死がある場合に血液中に増加するタンパク質で、急性炎症の指標として使用されます。

その他に炎症を調べる検査として白血球数が利用されていますが、炎症の発症時からの反応に乖離があります。それは、白血球は細菌感染などの侵襲が加わるとすばやく反応し上昇します。その結果、発赤・腫脹・痛み・熱感といった炎症反応が生じます。炎症の過程で単球やマクロファージからIL-6やTNFαなどのサイトカインが分泌され、肝細胞に作用してCRPやフィブリノゲンなどの急性期蛋白が産生されます。そのため、白血球数の上昇は数時間以内に起こり、CRPの増加は6〜12時間後から始まり、血中濃度の上昇が明確になるのに半日を要します。そのため、急性期の炎症の判断には白血球数が参考になりますが、白血球数はストレス、痙攣、中毒性疾患などの炎症以外の状況でも上昇するため注意が必要です。

おわりに

生化学検査は各臓器の働きを理解する必要があることは先に述べましたが、各臓器は個々で働いているわけではないことが理解できたでしょうか？臓器はそれぞれつながり合い、協力し合い活動しています。そのため、1つの臓器が障害を得ると、それに付随する臓器にも影響を及ぼします。生化学を学習するためには、個々の臓器とともに、その臓器の役割と機能を理解し、その臓器が出すサインを理解する必要があります。

(後藤順一)

学生への応援メッセージ

教科書通りにはいかないのが現実です。臨床の現場でも学んだ内容がそのままの形で出ることはないでしょう。しかし基本を理解しなければ、基本から逸脱した状態もわかりません。学習した知識は活用しなければ意味がありません。今回の学びを患者さんに照らし合わせてみてください。いま学習していることは、きっと未来の自分と患者さんのためになるはずです。

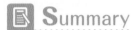

5-3 検査とアセスメント③ 臨床検査（検体検査、生理機能検査）

講義動画

Summary

　医師が病気を診断し治療を行う、または健康状態が維持されているかの確認をするためには、身体の状態を知らなければなりません。身体の状態を知るためには、身体から発せられるさまざまな徴候、いわゆるサインを確認していくことが大切です。身体から発せられるサインは、さまざまな形で表されます。例えば、血圧や脈拍、体温といった、いわゆるバイタルサインなどの生命活動を数値として示すサインや、尿や便などの排泄物、血液や臓器の一部など身体から採取したものなどに、身体の状態を表すサインが表されます。

Keyword

▷臨床検査　▷生理機能検査　▷血液ガス検査　▷X線画像検査　▷心電図

はじめに

　通常、健康な状態であれば、身体から発せられるさまざまなサインは一定の範囲で保たれています。この一定に保つ身体の機能を恒常性、またはホメオスターシスといいます。この恒常性を保とうとする反応や、身体に発生した異常に対する反応として、一定の範囲を逸脱した値がサインに表出されます。

　この恒常性の反応や身体の異常が発生したとき、さまざまな症状を自覚し、身体所見の変化が出現します。例えば、風邪をひいたと自覚したときに、人はだるさや頭痛、咳、咽頭痛などの自覚症状に気づき、それに伴い、発熱や痰の増加、呼吸音の異常という身体所見が出現します。この自覚症状や身体所見に対して、診断をつけ治療を行う場合、その自覚症状と身体所見から、予測される疾患に見合った臨床検査を選択し、その結果で医師は診断を行います。また、治療による効果を検証するためにも臨床検査は行われます(**図1**)。

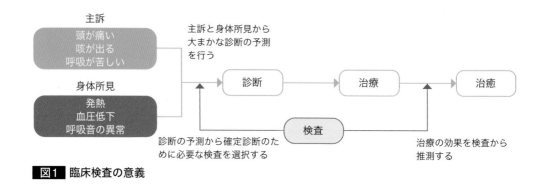

主訴
頭が痛い
咳が出る
呼吸が苦しい

身体所見
発熱
血圧低下
呼吸音の異常

主訴と身体所見から
大まかな診断の予測
を行う

診断 → 治療 → 治癒

検査

診断の予測から確定診断のた
めに必要な検査を選択する

治療の効果を検査から
推測する

図1 臨床検査の意義

臨床検査と種類

　　　臨床検査は、「検体検査」と「生理機能検査」の2つに大きく分けられます。臨床検査は、患者の疾病の重症度や治療の方針、経過の確認をするための大きな判断要因にもなります。

1 検体検査

　　　検体検査には、身体から取り出した尿、痰、便、組織などを調べる一般検査と、血液を採取して行う血液検査、患者と輸血の適合を判断する輸血検査などがあります。

2 生理機能検査

　　　生理機能検査とは、患者の身体をさまざまな機器を用いて、直接調べることにより判断する検査です。生理機能検査には心電図、エコー、脳波、X線画像などが含まれます。

臨床検査と看護師の役割

　　　医師は患者の治療や診断のために検査を活用しています。では、看護師はこの検査をどのように活用すればよいのでしょうか。

　　　看護師は、一般的に患者への看護を行うときには、看護過程であるアセスメント、看護診断、看護計画、看護の実施、評価の5つを繰り返し行います。つまり、アセスメントにより情報の収集を行い、それらの分析をします。看護診断ではアセスメントで得られた情報や分析内容を元に、問題の要因を特定します。そして、看護計画問題解決までの目標を設定し、実施計画を策定します。策定した計画に基づき看護ケアを実施し、実施した看護ケアからどのような結果を得られたか評価します。さらに、評価内容によっては看護計画内容の見直しを行います。このような過程を繰り返し行います。

　このなかで、患者から得られる情報とは何を意味しているのでしょうか。
　情報は、患者の訴えの主観的情報と、バイタルサインや検査値などの客観的情報に分けられます。これらの情報を合わせて最終的に病態を理解することが、より患者を理解することへとつながります。そのためには、基本的な病態と検査の関連を理解しておく必要があります。また、患者に行われている検査を理解することで、患者が今どのような病態にあるのかが判断でき、その病態から、どこを観るべきか、どのような身体的症状を呈するのかを推測することが可能となります。

生理機能検査

1 呼吸機能検査

　呼吸により肺から出入りする空気の量を測定します。肺の容積、気道の狭窄など呼吸の能力を評価し、拘束性肺機能障害、閉塞性肺機能障害（COPDなど）などについて調べられます。

1）スパイロの値

①**肺活量**：肺に入る空気の容量であり、最大吸気位から再びゆっくり最大呼気位まで吐き切った際の空気量です。

②**％肺活量**：年齢・性別から算出した予測肺活量の基準値に対しての実測肺活量の比率を表します。

③**努力性肺活量**：最大吸気位から最大の速さで強く一気に吐き出したときの空気の量を表します。

④**1秒量**：努力性肺活量のうちの最初の1秒間に吐き出した空気量を表します。

⑤**1秒率**：努力性肺活量に対する1秒量の比率を表します。

⑥**残気量**：息を吐ききった後に肺内に残っている空気量を表します。

2）スパイロのアセスメント

　％肺活量（％VC）は、80％以下となると異常とされます。低い場合は、肺が硬くなっていたり、呼吸筋が弱くなっていたりして肺が十分に広がらないため、肺が取り込むことのできる空気の量が少なくなっている可能性があることを意味します。この息が吸いにくい状態を拘束性換気障害といい、間質性肺炎や肺線維症がこれに当たります。気道の狭窄がある場合には、最初の1秒ではなかなか吐き出すことができず、ゆっくりとしか吐き出せなくなるため、1秒率が低下します。1秒率が70％を下回ると閉塞性換気障害とされます。気管支喘息やCOPDがこれに当たります。これら拘束性と閉塞性換気障害の両方が生じる状態、つまり％肺活量と1秒率がともに低下した、息

が吸いづらく吐きにくい状態を混合性喚起障害といいます。

2 血液ガス検査とアセスメント

1)血液ガス検査

　血液ガス検査は、血液中に含まれる酸素(O_2)や二酸化炭素(CO_2)の量、あるいはpHを測定する検査であり、指先で図る酸素飽和度(SpO_2)よりもより正確な呼吸状態を知ることができる検査です。

　空気には窒素(N_2)、酸素(O_2)、二酸化炭素(CO_2)などのガスが存在します。これらが肺胞に入り必要なO_2を血液中に取り込み、不要なCO_2を排出する換気を行っています(ガス交換)。肺を通過した後の血液(動脈血)はO_2を豊富に含みます。そのため動脈血を採取して血液ガス分析によるO_2とCO_2の量を調べることにより、肺が正常に機能しているかどうかがわかります。

　血液中に溶け込んだ酸素分圧をPaO_2といい、二酸化炭素分圧を$PaCO_2$といいます。分圧とは、その気体が持つ圧力のことで、濃度(量)に比例します。ヒトの身体は、呼吸や腎臓の排泄機能の働きによって、常にpHを7.4前後の弱アルカリ性(pH7.35 〜 7.45)に保とうとします(酸塩基平衡)。しかし、さまざまな原因で酸性やアルカリ性に傾くことがあります。血液が酸性側に傾いた状態をアシデミア、アルカリ性に傾いた状態をアルカレミアといいます。この酸塩基平衡は肺と腎の機能で一定に保たれているため、pHに異常を認めた場合には、肺(呼吸性)と腎(代謝性)のどちらに原因があるかを見きわめる必要があります。

　pHに異常をきたした病態をそれぞれアシドーシス、アルカローシスといいます。例えば、肺の異常により引き起こされたアシデミアであれば、呼吸性アシドーシスと表現します。酸塩基平衡の指標として、動脈血pH、重炭酸イオン(HCO_3^-)、塩基過剰(ベースエクセス:BE)などが指標となります。また、BEや電解質の値は、動脈血と静脈血ではあまり差がないため、酸塩基平衡の状態だけを知りたいときは、静脈血によるガス分析の評価でも可能です。血液ガス検査は、これらの値により①酸素化②肺胞換気③酸・塩基平衡の主に3つの生理学的な評価を行うのに役立つ検査です。

2)血液ガス検査の値

　血液ガス検査の値として、以下が挙げられます。

①pH:身体の酸塩基平衡を評価する指標です。pHは$PaCO_2$とHCO_3^-によって調節され、低値を酸血症(pH<7.35)またはアシデミア(acidemia)、高値をアルカリ血症(pH>7.45)またはアルカレミア(alkalemia)と表現します。

②$PaCO_2$:動脈血二酸化炭素分圧である$PaCO_2$は、動脈血中の二酸化炭素分圧であり、動脈血中の二酸化炭素濃度に比例します。

③PaO₂：動脈血酸素分圧です。PaO₂は動脈血中の酸素分圧のことであり、動脈血中の酸素濃度に比例します。

④HCO₃⁻：腎臓における酸塩基平衡の調節を反映します。HCO_3^- が21mEq/L未満で代謝性アシドーシス、HCO_3^- が27mEq/Lを超えると代謝性アルカローシスです。

⑤BE：正常なpH（pH7.40）へ戻すために必要な追加、または削減する酸の量です。BEが負の異常値の場合は主にHCO_3^- の減少、または非炭酸の増加が示唆され、代謝性アシドーシスが考えられます。逆に、正の異常値の場合は主にHCO_3^- の増加または非炭酸の減少が示唆され、代謝性アルカローシスが考えられます。

3)血液ガスからのアセスメント：ガス交換の異常

肺胞換気での予測される異常は次の5つが考えられます。

①肺胞低換気：十分なガス交換を行うだけの換気量が得られていない状態で、脳の呼吸中枢の障害や、換気を行う呼吸筋の障害により発生した換気障害です。

②換気血流比不均等：肺胞の換気量（V：ventilation）と血流量（Q：perfusion）の均衡が取れていない状態をいいます。換気を行う肺胞が炎症などによる浸潤や虚脱が発生し換気量が低下したことで、V＜Qの状態や、肺の血流量が低下したことで起こるV＞Qの状態により換気量と血流量の均衡が崩れた換気障害です。

③拡散障害：拡散とは濃度の高低差によって物質が移動することをいい、ここでの拡散は肺胞内の酸素・二酸化炭素分圧と肺血管内の酸素・二酸化炭素分圧です。肺胞と肺血管との間に拡散に障害を与える状況を拡散障害といいます。肺胞壁の線維化や肥厚、肺胞間質の肥厚がこれに当たります。

④シャント：右室から出た血液が肺胞と接することなく酸素化もされずに左室に入ってしまう状態です。肺胞低換気と違い血流はあるが肺胞に空気が入らず血液の酸素化ができない換気障害がこれにあたります。

⑤吸入気酸素分圧の低下：吸った空気自体の酸素濃度の低下です。高地などの低酸素環境や人工呼吸器装着中の酸素濃度の低下がこれに当たります。

4)酸塩基平衡のアセスメント

pHを正常範囲内に維持することは、生理的に非常に重要であるため、酸塩基平衡障害が起こるとpHを正常化させようとするためにPaCO₂とHCO₃⁻によって調節され代償反応が起こります。pHがアシデミアに傾いたとき、PaCO₂が45mmHg以上になりその影響によりアシデミアになった状況が呼吸性アシドーシスです。その場合、pHを維持しようとするため腎臓でのHCO_3^- の再吸収が増加し、HCO₃⁻は高値になろうとします。このように肺と腎臓でpHを正常化させようとする反応を代償反応といいます。

3 画像検査

X線を使用した画像検査は、体に照射することにより、X線の吸収度の変化による濃淡を画像化する検査です。

X腺の吸収度はX線の波長・厚み・密度等によって変化します。空気はX線を通しやすいため、画像では黒く映ります。逆に固形の物体はX線を吸収するため白く映ります。体では肺には空気が多く含まれているので肺野は比較的黒く映り、骨はX線を吸収して透過させないため画像上は白く映ります。

胸部X線画像検査は、胸部にある臓器である肺、心臓、大動脈などの評価に撮影されます。つまり呼吸器と循環器に異常がないかを画像を通して調べる検査です。心臓の形や大きさ、大動脈の太さや走行の異常も写真から推測できます。腹部X線画像検査は、異常なガス像や腹水の有無、結石の有無などの判断にX線撮影が行われます。また、CTは、X線を使って断層写真を撮影する検査で、撮影部位の周りを一周するようにX線を照射し撮影します。撮影した画像をコンピュータ処理することで、身体を輪切りにしたような断面図を得られます。頭部のCTでは、頭部外傷、脳腫瘍、脳出血などの診断を行います。

1）X線画像検査からのアセスメント

①肺野X線画像のアセスメント

肺は空気が多く存在しているため黒く映り、肺の血管は空気よりもX線を吸収し、骨よりもX線を吸収しないため、グレーに映ります。つまり、背面は黒く、その中にグレーの血管ラインがあるのが通常の肺野のX線画像です（図2）。

肺や血管の区別ができないような真っ白な状態をコンソリデーションといいます。また、通常は黒い肺野がグレーに映し出される状況を、すりガラス状陰影といいます（図3）。肺の血管陰影が映らないような真っ黒な画像も、

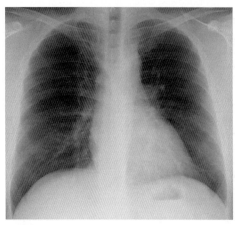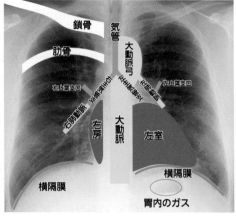

図2 肺野のX線画像（正常）

コンソリデーション	すりガラス状陰影
肺血管が見えない状態、つまり境界が見えないほどの白い画像 コンソリデーション （肺野と血管の区別がないくらい真っ白）	血管が映し出される程度の肺野の濃度の上昇がある。つまり灰色の背面であり、血管の白い線が映る すりガラス （肺野と血管の区別ができる灰色）

図3　コンソリデーション（浸潤影）とすりガラス状陰影

肺が虚脱した可能性があり異常です。

　胸部X線画像では、肺以外に心臓や大動脈が映し出されます。心陰影では心臓の大きさが確認できます。心臓の大きさの指標は心臓と胸郭の比率で求められ、これを心胸郭比といいます。通常では50％以上が心拡大とされます。また胸部X線画像で肺野に対して心臓、大動脈、横隔膜の境界陰影が消失し白く映し出される所見をシルエットサインといいます。これは心臓や大動脈のX線濃度と肺の濃度が同じになり境界が不明瞭になった状況であり、つまり肺に空気がなく、気管が閉塞している状況を意味します。

②腹部X線画像のアセスメント

　腹部X線画像では腸管のガス像が観察されます。

　通常大腸にガス像が映し出されるのは正常ですが、小腸のガス像は異常である場合があります。小腸ガスが映し出された場合には、腸管の活動が低下している可能性があるため、腹部の痛みや吐き気などの症状もともに観察する必要があります。腸の通過障害や閉塞した状態を腸閉塞といいます。また腸が麻痺を起こし活動が停止した状態をイレウスといいます。腸閉塞とイレウスという病態を混合して捉えている場合が多いですが、厳密には別の病態です。

　腸閉塞とイレウスが起きた場合には、X線画像では水平液面形成像（ニボー像）という特徴的な所見が映ります。立位での腹部X線撮影で、腸管に溜まった液面とガスの境面が水平に映るため現れます（**図4**）。また、立位での腹部X線撮影では消化管から漏れ出した遊離ガスが、横隔膜下に移動し、三日月様の陰影を映し出すため、消化管穿孔の診断でも行われます（**図5**）。

③頭部CTからのアセスメント

　頭部CTは、脳出血や脳腫瘍の判断などに行われます。脳出血では被殻出血が最も多く、次いで視床出血、皮質下出血の順に多く発生します。被殻の内側には、内包があり、その内包後脚には運動神経が末梢に向かい続いています（**図6**）。そのため被殻出血により神経圧迫が発生した場合には、運動麻痺が出現する可能性が高いです。

　頭部CTは脳の周囲を覆う膜間の出血の診断にも使われます。脳の表面は

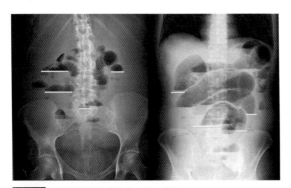

図4 水平液面形成像(ニボー像)

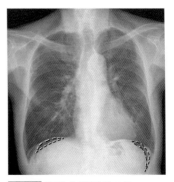

図5 腹腔内遊離ガス像

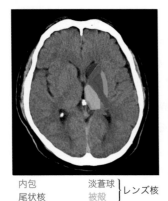

内包　　　　淡蒼球
尾状核　　　被殻　　　レンズ核
　　　　　　視床

図6 頭部CT

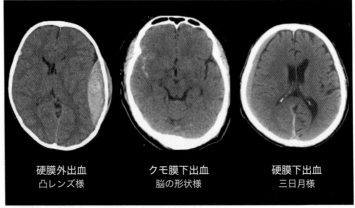

硬膜外出血　　　クモ膜下出血　　　硬膜下出血
凸レンズ様　　　脳の形状様　　　　三日月様

図7 CTで脳の膜間出血を理解する

　軟膜が覆っています。軟膜とクモ膜と脳の間に出血を起こした場合には、脳の表面を這うように血液は広がります。これをクモ膜下出血といいます。クモ膜と硬膜との間の出血では、内側の脳に圧をかけながら、クモ膜を覆うように出血は広がります。これを硬膜下出血といい、三日月様の出血が頭部CTでは映し出されます。硬膜と骨との間に出血を起こした場合を硬膜外出血といい、骨に接合している硬膜を剥がすように出血は広がるため、凸レンズ様に出血が頭部CTでは映し出されます(図7)。

4 循環機能検査

　心臓はポンプのように収縮と拡張を絶えず繰り返します。これは、電気信号が心臓の心筋細胞に伝わり、心筋細胞が興奮し、間欠的に収縮することで拡張と収縮を繰り返します。これを拍動といいます。この電気信号を心電計で記録したものが心電図で、循環機能を評価するために使用されています。

1)12誘導心電図検査

　心電図は電気信号を測定するために、特定の位置に電極を貼り、その電極

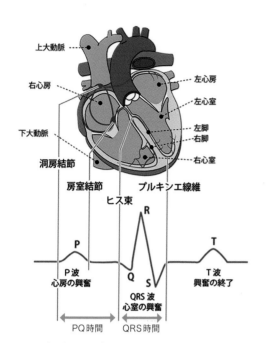

P波：心房の興奮を示す
QRS波：心室の興奮を示す
T波：心室の興奮が冷めていく過程を示す

図8 心電図と刺激伝導系

に対して近づく電気信号は上向きの波形として、離れてゆく電気信号は下向きの波形として心電図で記録します。電極を付け、電気刺激を測定する組み合わせには、標準肢誘導（双極肢誘導）、単極肢誘導、胸部誘導があります。これらを12誘導心電図と呼びます。

　心臓の拍動は通常、規則正しいリズムで発生し、電気信号は特定の電気伝導路を通過し心筋全体へ伝えます。この伝導路は刺激伝導系と呼ばれ、①洞結節→②房室結節→③ヒス束→④左右脚→⑤プルキンエ線維→⑥心室筋へと伝導します（**図8**）。そして、その電気刺激が心電図の波形として表示されます。

　心電図上の波形はP、Q、R、S、Tの文字で表現されます。P波は心房の興奮を表し、QRS波は心室の興奮を表し、T波は心室の興奮が回復していく過程を表しています。

2）心電図検査からのアセスメント

　心電図異常とその特徴などについて、**表1**（p.196〜197）に示します。

その他の検体検査

　検体検査には、身体から取り出した尿、痰、便、組織などを調べる一般検査と、血液を採取して行う血液検査、患者と輸血の適合を判断する輸血検査などがあります。ここでは先に述べた血液検査以外で有用される検体検査である一般検査を説明します。

1 一般検査　一般検査は、尿、糞便、体腔液（胸水、心嚢水、腹水、関節液）、髄液などを材料として、性状や成分量を分析することで病態の把握を行う検査です。

　尿や便は、痛みを伴わず採取できるため、健康診断などのスクリーニング検査として幅広く用いられています。尿は腎臓や尿路系の異常を知るだけでなく、全身の代謝の状態を広く反映しています。代表的な尿の検査には尿定性検査、尿沈渣検査、妊娠反応検査、尿生化学検査などがあります。便の検査では、糞便中に血液（ヘモグロビン）が含まれているかどうかを検査することで、大腸などの下部消化管からの出血を調べることができます。その他

表1 心電図検査からのアセスメント

心電図異常	心電図の特徴	波形
上室性期外収縮 APC（SVPC）	P波、QRS波、T波が早期に出現する。	
心室性期外収縮 PVC（VPC）	P波がない幅の広いQRS波が早期に出現する。T波はQRS波と逆方向を向いている。	
発作性上室性頻拍 PSVT	P波がなくRR間隔は規則的な頻脈である。	
心房細動 AF（Af）	P波がない。fibrillation波（f波）がみられる。RR間隔は不規則。	
心房粗動 AFL（AF）	P波がなく基線にはノコギリ歯のようなFlutter波（F波）がみられる。RR間隔は比較的規則性。	
心室頻拍 VT	P波はなく幅の広いQRS波が規則正しい間隔で出現する。	
心室細動 VF	P波、QRS波、T波の判断がつかない幅も形も異なった不規則波形がみられる。	
Ⅰ度房室ブロック	PQ間隔が0.24秒以上、目盛が6mm以上長くなっている。	
Ⅱ度房室ブロック ウエンケバッハ型	PQ間隔が拍動とともに徐々に長くなり、ついにはP波のみになり、QRS波が出現しない。	
Ⅱ度房室ブロック モービッツⅡ型	P波のあとのQRS波が突然出現しない。	
Ⅲ度房室ブロック	PP間隔、RR間隔は一定であるが、P波とQRS波は無関係に存在し、PR間隔は不定。	

原因	症状と看護
洞結節以外の心房・房室接合部から刺激が発生したために、通常の心拍よりも早く心拍が生じたもの。	基本的に治療対象にはならないが、頻発するようであれば、電解質や基礎疾患をチェックする。
心房の興奮とは関係なく心室から刺激が発生して通常よりも早く心拍が生じたもの。刺激電導路を通らないため、遅い刺激となり心室に伝わるため幅の広いQRS波となる。	通常、日に数回から数十回はみられる。しかし頻発する場合には血圧がともに低下している可能性があるため血圧測定を行う。
リエントリー回路を電気刺激がグルグル回っている。His束上部で発生したリエントリーが多い。	突然の動悸や気分不快を主症状として訴えることがある。治療薬はATP（アデノシン）をゆっくり静注することがある。根治のためにカテーテル（アブレーション）治療によりリエントリー回路を焼き切ることもある。
心房のいたるところ無秩序に興奮を起こして小刻みに揺れる波形・f波（fibrillation波）が発生する。房室結節は不応期が長いので、すべての信号を伝導せず、RRは不整となる。	心房が痙攣している状態であり、血液がスムーズに流れないため心房内に血栓ができる可能性がある。洞調律に戻すためにジギタリスや除細動が用いられる場合があるが、時間が経過した心房細動では血栓形成が予測されるため、抗凝固が行われているかを確認する必要がある。
右心房内の三尖弁の周囲でリエントリー回路を作り、興奮が規則的に旋回する。この規則的な旋回がノコギリのようなFlutter波を表し、心室がこれに対して規則正しく一定間隔で応じている状態。	対応は心房細動と同様であるが、心房細動ほど血栓はできにくい。カテーテル治療が行われる場合もある。
心室のある場所で興奮が増加し、100回/分以上の心拍数で3発以上続く心室起源の不整脈を心室頻拍という。心室の心筋細胞の自動能が亢進することで発生する。心室細動に移行しやすい。	早急に応援を要請し意識の有無と血圧を測定する。意識がない、または血圧（脈が触れない）がない場合には心停止と判断し胸骨圧迫を開始し気道を確保する。意識があり血圧（脈が触れる）も安定している場合には、救急カート、除細動、酸素を準備しておく。可能であれば心電図を測定する。洞調律へ戻すため除細動を行う。再発する心室頻拍に対しての薬物療法ではアミオダロン静注がリドカイン静注よりも有効である。
心室が不規則にけいれんを起こしているような状態。心臓機能は果たしていないため、心停止と判断してよい。心肺蘇生が必要な状態。	心停止と判断して胸骨圧迫、AEDを早急に行う。救急カートや挿管の準備も必要。
心房から心室に刺激（興奮）が伝わりにくくなっているためPQ間隔が延長する。	スポーツを行っている人にもみられ治療は不要である。しかし、老年者では薬剤による影響の場合があるため、投与薬剤の確認が必要。房室ブロックを起こす主な薬剤はβ遮断薬、カルシウム拮抗薬、ジゴキシン、アミオダロンなどがある。
ウエンケバッハ型は、房室結節の伝導時間が徐々に延長する房室結節の障害である。	機能性で健常者にみられることもある。治療は不要である場合が多い。
モービッツⅡ型はQRS波が突然脱落するためヒス束より下部における刺激伝導路の障害である。	モービッツⅡ型は病的であるため治療が必要である。Ⅲ度房室ブロックへ移行する可能性があるため、ペースメーカー適応である。
P波はQRS波と関連がない、つまり心房興奮は心室に伝導していない、心房と心室がそれぞれの固有リズムで興奮している状態。	心静止に関連した失神および突然死のリスクが高くなる。早期にペースメーカーの埋め込みが必要である。

には、髄液・胸水・関節液など、貯留した液を穿刺して採取された液の性状を確認し、細胞の数や種類、また生化学成分を調べることで貯留した原因や病態を推測する検査も一般検査に含まれます。

2 尿検査

1)尿定性検査

尿中の色調や混濁、潜血などを調べる検査です。血尿が疑われる場合、糖尿病のスクリーニング、ネフローゼ症候群、糸球体腎炎、糖尿病ケトアシドーシスを疑うときに用いられます。

- **尿の色調**：淡黄色〜黄色：健康な色

    混濁：尿路感染症(腎盂腎炎、膀胱炎)など

    黄褐色：肝臓、胆道疾患など

    赤褐色〜茶褐色：出血など

- **比重**：尿は90％以上が水分で、その他に尿酸、アンモニア、クレアチニン、ナトリウム、淡白などが含まれます。尿比重はこの濃度を測定しています。1.004以下は比重の低い希釈尿、1.026以上は比重の高い濃縮尿となります。

- **潜血**：出血(腎炎、尿路炎症、結石、腫瘍など)

- **糖**：糖尿病、腎障害

- **ケトン**：血中のケトンを反映しています

- **蛋白**：腎臓、尿路の障害(腎疾患、尿路感染症など)

- **ウロビリノゲン**：肝臓や胆嚢の疾患(閉塞性黄疸、溶血性疾患など)

2)尿沈渣

尿を遠心分離し尿中の細胞など有形成分を顕微鏡で観察する検査です。

- **白血球**：腎臓、尿路、膀胱の炎症(膀胱炎、腎盂腎炎など)

- **赤血球**：腎臓、尿路、膀胱の炎症、腎出血疾患など

3 便潜血

便潜血検査は、消化管の潰瘍、腫瘍、炎症、感染症などの病変から出血した血液が便に含まれていないかを見る検査です。しかし、上部消化管(口腔から十二指腸)からの出血では、十二指腸液によりヘモグロビンが壊されるため、出血の判定は困難になります。そのため、下部消化管(大腸から直腸)の出血性疾患の検出に用いられます。

4 便培養

主に食中毒や消化管感染などによる下痢の原因菌の検索に用いられます。

5 髄液検査

脳脊髄液は側脳室の脈絡叢で生成され、脳室およびクモ膜下腔を満たし絶えず循環している液体です。通常は無色透明な液体で、全量は150mL程度存在します。500mL/日程度産生され、主に脳と脊髄を保護する役割を果た

しています。髄液検査は腰椎間（第3腰椎と第4腰椎間）から穿刺し、腰椎クモ膜下腔から脊髄液を採取する検査です。クモ膜下出血、髄膜炎の診断を行うことができます。また、悪性腫瘍の腫瘍マーカーなどの測定もでき、腰椎穿刺は頭蓋内圧を測定する場合もあります。

おわりに

　今回は生理機能検査を中心に説明をしてきました。生理機能検査はさまざまな機器を使用し、検体から発せられる患者のサインを数字、または画像所見として表す検査です。

　すべての検査を理解するには非常に多くの学習と経験が必要となります。検査値や画像は医師だけが必要とされる情報であるという考えは古いです。看護師も率先して画像所見や検査値を確認したり、その内容を看護に活かしていく時代となりました。つまり、現場の看護師は「何かおかしい・いつもと違う」という患者の状態変化に対する気づきを、患者データを自ら探りにいく時代になっています。

(後藤順一)

学生への応援メッセージ

　日々の学習は大変でしょうが、知識が増えていくことの喜びと、学ぶことの嬉しさを大切にしてください。それとともに、看護師は看護を行うことで対価を得るプロフェッショナルです。プロになるための基本の技と心と態度を今、皆さんは学習しています。その学びをこれからの現場に活かしてください。私が患者になったときには、皆様の学習してきた素晴らしい看護が受けられるよう願っております。

6 緊急度と重症度の臨床判断

講義動画

 Summary

　患者の異常に気づいたとき、最初に緊急度と重症度を評価する必要があります。緊急度が高い場合に対応が遅れれば生命危機に直結します。まず、意識の有無、呼吸の有無、脈拍触知の有無で心肺停止を確認します。心肺停止でなければ、バイタルサインの異常（生理学的評価）と、身体所見の異常（解剖学的評価）から、生命危機の可能性がある「重症」を判断します。院内トリアージの判定に用いられる「救急患者緊急度判定支援システム」は観察・確認項目が具体的に明示されており、緊急度の判定に有用です。

Keyword

▷生理学的評価　▷解剖学的評価　▷救急患者緊急度判定支援システム

はじめに

　臨床推論を進めるとき、最初に確認することは「緊急事態か否か」です。緊急事態であれば、すぐに救命処置をしなくてはいけませんので、時間をかけて全身観察をしている時間はありません。ここでは、緊急度と重症度の評価の仕方について解説します。

緊急度と重症度の違い

　緊急度とは、生命の危険度を時間的に規定したものです。ただちに改善しないと生命が危うい状態は、緊急度が高いと判断します。

　重症度は、生命予後や機能の予後を示すものです。十分な治療をしても死亡または機能障害に至る可能性の程度、つまり患者がどれほど重症かということです。しかし、そこに至る時間的な余裕は規定されません。救急搬送時の傷病者重症度分類表を**表1**に示します。重症度は、軽傷、中等症、重症、重篤、死亡の5つに分類され、心肺停止状態（死亡）、生命危機の切迫状態（重

表1 重症度分類

死亡	心肺停止状態
重篤	生命危機が切迫している 心肺停止のおそれがある 心肺蘇生を行った
重症	生命危機の可能性がある
中等症	生命の危険はない
軽症	入院を要しない

文献1)を参考に作成

篤）、生命危機状態（重症）の3つが重症です。
緊急度と重症度は必ずしも一致しません。

場面で考える緊急度と重症度

1 緊急度の高い場面

　嘔吐したときに吐物が気道を閉塞した場面を考えてみましょう。
　"窒息"です。窒息は呼吸ができず数分で生命危機に至りますから非常に緊急度は高い状態であると判断できます。しかし、吐物が除去できれば重症化はしません。病態や対応は単純です。

2 重症度の高い場面

　嘔吐と腹痛があり、検査値で炎症データも高いという場面を考えてみましょう。
　"癒着性イレウス"です。癒着性イレウスは癒着物や索状物によって腸管が折れ曲がったり狭くなったりして、消化管の内容物の流れが悪くなります。炎症を起こしており血行障害の合併などから徐々に悪化し、敗血症やショックに至る可能性もあります。時間的猶予はありそうですが、重症度は高い状態であると判断できます。病態や対応も複雑です。

3 緊急度と重症度が高い場面

　突然胸痛が出現し、「胸が締めつけられる」と訴えた場面を考えてみましょう。
　"急性心筋梗塞"です。梗塞部位によっては、短時間で生命危機に至りますから緊急度は高い状態です。また、急性循環不全から重要臓器の機能不全に進展する可能性もあり、重症化する可能性も高いです。このように、緊急度も重症度も高い状態もあります。

緊急度と重症度の判定

　緊急度はまずバイタルサインで生理学的評価による異常で判定します（バイタルサインの生理とアセスメント、p.57 〜 76参照）。生理学的異常がない

場合は、身体所見など解剖学的に異常がないかで判定します。

1 「重篤」の判定

まずは、生命危機の切迫している「重篤」を意識・呼吸・循環の3つの側面から判定します。意識では開眼（まぶたを開けて開瞼）しているか、呼吸では呼吸はあるか、循環では脈が触れるかを確認します。1つでもできなければ蘇生が必要な状態ですから、重篤かつ緊急度が高いと判定します。

2 「重症」の判定

重篤ではない場合は、生命危機の可能性がある「重症」を判断します。

1）意識の生理学的評価

意識では、まずは意識レベルで評価します。計測できる生理学的評価ではありませんが、スケールで点数化します。スケールは、GCS8点以上、またはJCS100点以上で重症と評価します。解剖学的評価では、進行性の意識障害の有無、痙攣重積の有無、頭蓋内圧亢進症状（呼吸パターンの変調、クッシング徴候、瞳孔散大・対光反射消失など）の有無で判定します。

2）呼吸の生理学的評価

呼吸の生理学的評価では、10回/分未満、30回/分以上、SpO_2 90%未満で重症と評価します。解剖学的評価では、胸郭の動きの左右差の有無、呼吸音の左右差の有無、著明な喘鳴、喀血、努力呼吸の徴候（p.79参照）の有無で判定します。これ以外に、窒息のサインである「チョークサイン」も重要です。チョークサインとは、無意識に親指と人差し指で自身ののどをつかむような動作のことです。チョーク（choke）とは、息がつまる、呼吸ができないという意味があり、世界共通の窒息のサインとされています。

3）循環の生理学的評価

循環の生理学的評価では、収縮期血圧が90mmHg未満または200mmHg以上、脈拍が120回/分以上、または50回/分未満で重症と評価します。解剖学的評価では、血圧の左右差の有無、20分以上持続する胸痛または絞扼痛、チアノーゼの有無、ショック徴候の有無で判定します。収縮期血圧は、脈拍がどこの部位で触れるかで推定することができます（p.70参照）。当然、低い場合の推定方法ですが、血圧は高いより低いほうが生命危機となるため重要です。循環ではショック徴候の有無を観察することがとても重要です。

ショックとは「全身性急性循環不全」のことで、ショック徴候があるときは、重要臓器の血流障害が起こっていることを意味します。生体は、臓器血流が減少すると交感神経を興奮させます。交感神経が興奮すると、末梢血管を収縮させ末梢の血流を減らし、頻脈となって血流を維持しようとします。頻脈、四肢末梢の冷感、皮膚湿潤は、生体の代償反応として交感神経の興

- 蒼白(pallor)
- 虚脱(prostration)
- 冷汗(perspiration)
- 脈拍不触
  (pulselessness)
- 呼吸不全
  (pulmonary insufficiency)

ショックの5P(5徴候)

奮によって起こるのです。ショック徴候は、ショックの5Pがありますが、それ以外に、毛細血管の再充満時間(CRT、p.17参照)も重要です。CRT2〜3秒以上は末梢の循環不全を示し、急変の徴候としても重要視されています。

4)腹部の生理学的評価

　腹部は計測できる生理学的評価はありませんが、解剖学的評価は重要です。大量の吐血、大量の下血、繰り返す嘔吐、腹部の激痛、腹壁緊張、反跳痛は重症と判定します。大量の吐下血や嘔吐は循環血液量の減少からショックにつながる可能性があります。激しい痛みや腹膜刺激症状は腹膜炎など腹部の緊急性の高い疾患の可能性があります。

　いずれも1つでも該当すれば、生命危機の可能性があると判断し重症かつ緊急度が高いと判断して対応する必要があります。

3 緊急度の分類

　2012年度から診療報酬の改定によって「院内トリアージ実施料」が新設され、緊急度の判定に注目が高まっています。トリアージとは、「選別する」という意味で、院内とくに救急外来において来院や受付順ではなく、患者の危険な状況や病態に応じて優先順位を決めることです。トリアージの判定に用いられるのが「救急患者緊急度判定支援システム」(表2)で、観察・確認項目が具体的に明示されています[1]。緊急度は、青、赤、黄、緑、白の5段階に分類されています。青は最も緊急度が高く「重篤」に該当し、ただちに対応が必要です。赤は「重症」に該当し、10分以内に対応が必要です。緊急度が高

表2 緊急度の分類(救急患者緊急度判定支援システム)

緊急度	状態	酸素飽和度	循環	意識
蘇生(Blue)	●心停止 ●痙攣重積 ●高度意識障害 ●高度呼吸障害	＜90％	ショック	GCS 3〜8点
緊急(Red)	●中等度意識障害 ●激しい頭痛 ●胸痛 ●激しい腹痛	＜92％	ショック	GCS 9〜13点
準緊急 (Yellow)	●中等度の頭痛 ●中等度の腹痛 ●意識回復した痙攣	92〜94％	基準値の上限 基準値の下限	GCS 15点
低緊急(Green)	●尿路感染症 ●不穏	＞94％	基準値	GCS 15点
非緊急(White)	●軽度アレルギー反応 　(発赤など)	＞94％	基準値	GCS 15点

いか迷ったときには、「コードブルー」もしくは「コードレッド」に該当するかで判断できます。

4 緊急度と重症度の高い疾患

生理学的評価と解剖学的評価からの緊急度判定は、生命に直結する疾患が疑われる所見を想定しています(**表3**)。

脳疾患所見では、意識レベルの低下や痙攣の出現は、クモ膜下出血などの脳血管疾患が疑われます。頭蓋内圧亢進症状は脳ヘルニアが疑われます。

心臓疾患では、胸痛や絞扼痛の出現は、冠動脈の狭窄である狭心症や冠動脈の閉塞である心筋梗塞、つまり急性冠症候群(ACS：acute coronary syndrome)が疑われます。血圧の左右差の出現は上肢の動脈の解離による虚血で生じるため大動脈解離が疑われます。

努力呼吸の徴候は多くの肺疾患で出現しますが、臥床患者の離床後に努力呼吸が出現したときなどは、血栓が肺動脈を塞栓する肺塞栓症が疑われます。胸郭の動きの左右差や呼吸音の左右差の出現は気胸が疑われます。気胸は胸腔に空気が漏れて肺がしぼんだ状態のことですが、その空気が肺や心血管を圧迫する血圧が低下しショック状態となります。これを緊張性気胸といい、対応が遅れると致命的となります。嗄声や呼吸困難、チョークサインの出現は上気道の閉塞である窒息が疑われます。感冒後などで咽頭痛や嚥下時痛を伴うときは急性喉頭蓋炎が疑われます。

消化器疾患では、反跳痛など腹膜刺激徴候を伴う腹痛は、急性腹症を疑います。急性腹症は緊急手術を含む迅速な対応を要する腹部疾患の総称です。大量の吐血下血は出血性ショックに至る可能性があります。

そのほか、抗菌薬や抗がん薬など薬剤投与後の呼吸困難や嗄声、皮膚発赤の出現はアレルギー反応であるアナフィラキシーを疑います。アナフィラキシーは内服より点滴のほうが悪化しやすく、また、血圧低下や意識障害に至る場合をアナフィラキシーショックといいます。

表3 緊急度・重症度の高い疾患

	疾患	所見		
脳疾患	脳血管疾患	●意識レベル低下	●痙攣	●頭蓋内圧亢進症状
心臓疾患	急性冠症候群(ACS) 大動脈解離	●胸痛、絞扼痛	●血圧の左右差	
肺疾患	肺塞栓症 緊張性気胸 窒息(急性喉頭蓋炎)	●努力呼吸の徴候 ●嗄声、呼吸困難	●胸郭の動き・呼吸音の左右差	
消化器疾患	急性腹症 大量吐下血	●腹痛、反跳痛	●出血性ショック	
その他	アナフィラキシー	●呼吸困難、嗄声、皮膚発赤		

重症患者の重症度評価

重症患者は生命の危機的状況にあり、**表4**に示すような特徴があります。重症度を客観的に評価するツールとして、APACHE（アパッチ）スコアがあります。生理学的パラメータに対する点数の総和として求めますが、点数が高いほど重症度は高くなります[3]。また、重症患者の予後には多臓器障害の関与が高いため、多臓器不全の評価方法としてSOFAスコア（Sequential Organ Failure Assessment score）があります（**表5**）。6種類の重要臓器を取り上げ、それぞれ点数化して評価します。各臓器のSOFAスコア3点以上を臓器不全とし、不全臓器の数を表示します。

全身性炎症反応症候群（systemic inflammatory response syndrome：SIRS）も重症患者の病態把握に使用されます（**表6**）。全身性の炎症反応を反

表4 重症患者の特徴

- 医療の介入なしに生命が維持できない。
- 生体反応が急速的である。
- 生命を失うような事態に陥る危険性が高い。
- 生命維持の生体の代償機転が最大限に機能している。
- 全身諸臓器、組織、細胞が疾患治療による大きな影響を受けている。
- 新たな侵襲に対する抵抗力が低下している。

表5 SOFAスコア：多臓器不全評価法

	0点	1点	2点	3点	4点
呼吸器 PaO_2/F_IO_2 (mmHg)	≧400	<400	<300	<200 ＋呼吸補助	<100 ＋呼吸補助
凝固能 血小板数（×10^3/μL）	≧150	<150	<100	<50	<20
肝臓 ビリルビン（mg/dL）	<1.2	1.2～1.9	2.0～5.9	6.0～11.9	>12
循環器 MAP（mmHg）	MAP≧70	MAP<70	DOA<5 or DOB	DOA5.1～15 or Ad≦0.1 or NOA≦0.1	DOA>15 or Ad>0.1 or NOA>0.1
中枢神経　GCS	15	13～14	10～12	6～9	<6
腎臓 クレアチニン （mg/dL） 尿量（mL/日）	<1.2	1.2～1.9	2.0～3.4	3.5～4.9 <500	>5.0 <200

MAP：拡張期血圧＋（収縮期血圧－拡張期血圧）÷3
・多臓器障害や敗血症診断に用いられる。
・「感染に対する制御不能な宿主生体反応に起因した、生命を脅かすような臓器障害」でSOFA 2点以上の場合、敗血症と定義される。ガイドライン2020でもSepsis-3を踏襲している。（qSOFAの推奨は↓）
・ICU入室時のSOFAスコアが、「9点以下では死亡率は33％以下」であり、「11点以上では死亡率が95％」とされる。
・敗血症性ショックの診断基準：十分な輸液でも次の2つを満たす。①MBP≧65mmHgの維持に血管作動薬を要する、②Lac＞2mmol/L

（日本版敗血症診療ガイドライン2020特別委員会：日本版敗血症診療ガイドライン2020.
日集中医認，28（Suppl）：S1-411，2021．を参考に作成）

表6 SIRS（全身性炎症反応症候群）

項目	診断基準
体温	＜36℃、＞38℃
脈拍	90回/分以上
呼吸数	20回/分以上 or $PaCO_2$＜32mmHg
白血球数	12,000/μL以上、4,000/μL以下 or 10%以上の幼若球

診断基準の2項目以上を満たす。SIRSは低体温も含まれる。

映する4項目、体温、心拍数、呼吸数（あるいは$PaCO_2$）、末梢血白血球数（あるいは未熟顆粒球）のうち2項目以上該当する場合にSIRSと診断します。

　最も重症度の高い疾患は「敗血症」といわれています。世界で年間5,500万人が発症し、1,100万人が死亡しています。死者の5人に1人は「敗血症」であり、死因でがんを上回っています。敗血症とは、「感染症によって重篤な臓器障害が引き起こされる状態」と定義されます。続いて、「敗血症は、感染症に伴う生体反応が生体内で調節不能な状態となった病態であり、生命を脅かす臓器障害を引き起こす」とされています[4]。敗血症の診断は、感染症もしくは感染症の疑いがあり、かつSOFAスコアの合計2点以上の急上昇です。以前は敗血症の診断にSIRSが含まれていましたが、8例に1例はSIRS基準を満たさない感染症においても臓器障害の進展を認めたため、現在の診断基準からは削除されています。

こんな事例に注意！

事例

➡細菌性大腸炎で反復性の下痢がある。あるとき、悪寒を訴えシバリング（骨格筋のふるえ）出現後、体温39℃まで上昇した。

●この後、どうなるかわかりますか？ ショックになって急変する可能性があります。なぜかわかりますか？

　細菌性大腸炎ということは感染症がベースにあり、敗血症の可能性があります。さらに下痢を繰り返しており脱水の可能性もあります。その状況でシバリングです。体は熱を上げるために血管を収縮させ熱の放散を抑え、交感神経を活性化して骨格筋を震えさせています。熱が上がり切ったら次は血管が拡張し血圧が下がります。これが敗血症性ショックです。これが予測できれば輸液や昇圧薬の準備をするなど、急変に備えることができます。できればショックになる前に対応できれば、急変を防ぐことができます。

➡高齢の誤嚥性肺炎患者で、咳嗽はできるが、排痰困難な状態である。あるとき、悪寒を訴え、シバリング（骨格筋のふるえ）が出現したが、体温35.8℃と変わらなかった。

●この後、どうなるかわかりますか？ やはり、ショックになって急変する可能性があります。なぜかわかりますか？

肺炎でシバリングを起こしていますから、生体は防御反応として発熱して外敵と闘おうとしています。しかし、生体は骨格筋のふるえに反応して発熱しません。高齢であり予備能が低く発熱できないと考えられます。SIRSの基準にも低値が含まれていますが、生体の必要に応じられない状態は生命予後が悪い可能性が高いです。

おわりに

患者が訴える症状や所見に対し、生理学的評価と解剖学的評価から生命に直結する疾患を考え、緊急度と重症度を判定することが必要です。緊急度が高い場合は教科書を開いて確認している時間もありません。そして対応が遅れたら、異常所見を見逃したら、生命危機につながります。目の前の患者の予後は皆さんの知識・技術に左右されるのです。

（露木菜緒）

学生への応援メッセージ

先日、建付けの悪い簡易トイレに上司が閉じ込められる事件が発生しました。私たちは慌ててドアを蹴ったりドライバーを探したりしていました。ドアを蹴り続けているとあるタイミングでドアが開いたと思ったら、「もう出られないかと思ったよー。夕ご飯食べられなかったらお腹すいちゃうしなぁ」と言って笑顔で出てきました。緊急度が高いときこそ、落ち着いて行動！ のお手本でした。

■ 引用・参考文献

1) 財団法人救急振興財団：救急搬送における重症度・緊急度判断基準作成委員会 報告書, 2004.
2) 黒田啓子, 杳沢智子, 高良文子ほか：日本緊急度判定支援システム（Japan Triage and Acuity Scale；JTAS）による判定の最適化. 日臨救急医会誌（JJSEM）, 23 (1)：1-11, 2020.
3) 小林弘祐：予後と予後予測因子. 急性肺損傷/急性呼吸窮迫症候群（ALI/ARDS）：診断と治療の進歩. 日本内科学会雑誌, 100 (6)：1590-1598, 2011.
4) 日本版敗血症診療ガイドライン2020特別委員会：日本版敗血症診療ガイドライン2020. 日本集中治療医学会雑誌, 28, Supplement, 2021.

7 ケアの選択と根拠 （客観的理由付け）

講義動画

 Summary

　ケアを選択・実施するうえでの客観的理由付け（科学的根拠、仮説、推理、臨床知）は、ここまで臨床推論を通して学んできた「専門的な知識（臨床経験に基づく知識）」と「研究成果」を使用して判断される科学的根拠、加えて「資源」や「患者の意向」に基づくもので、それによりケアは選択されます。こうした一連の科学的な根拠に基づいたケア選択（客観的理由付けの方法）の仕方をEBN（evidence based nursing）といいます。EBNを身につけることで適切にケアを選択・実施することができるようになります。

Keyword

▷ケアの選択　▷科学的根拠　▷EBN（evidence based nursing）

はじめに

　　　ここで学ぶことは、ケアを選択・実施するうえでの客観的理由付け（科学的根拠、仮説、推理、臨床知）の概要です。例えば、次のような患者がいたとします。あなたならば、この患者にどのようなケアを選択しますか。

事例

● 肺炎で入院中の68歳の男性
● 寒気を訴えナースコール　● 夕方18時ごろより38.9℃

　　　適切なケアの選択とは、なぜこのケアを選択したのか、それを患者や他の医療者に上手に説明できるようになるということでもあります。上手に説明するためには、論理的であることはもちろん、裏付け（証拠）となる客観的理由（科学的根拠、仮説、推理、臨床知）も必要になります。

論理的にケアを選択するための概要

　適切にケアを選択するためには、概ね次のような流れになります。細かな説明は違えど、(1)～(8)は皆さんが取り組まれている看護過程で同じことをしているはずです。

(1)患者の諸症状を説明する仮説を考える
(2)病態生理(発生機序)を考える
(3)原因を解決または緩和する効果的なケア方法を探す
(4)そのケアの目的(効果)を考える
(5)そのケア方法は、研究で効果が確認されているかチェックする
(6)最終的にケアを行う理由(益と害のバランス)をまとめる
(7)ケアの受取手とケア方法を選択決定する
(8)選択したケア方法の効果を測定・評価する

　この流れを論理的に組み立てることは非常に重要です。さっそく先ほどの事例をもとに考えてみましょう。

論理的に原因を考えて、ケアの選択肢を考える

　肺炎で入院中の68歳の男性が、夕方18時ごろ寒気を訴えナースコールがあり検温したところ38.9℃の発熱があった、とのことでした。
　このときまず考えなければいけないことは、発熱の原因は何かです。ここを間違えると、選択するケア方法も間違ったものになってしまいます。ですので、この原因が「何か」を考える臨床推論をここまで学んできたわけです。ここまで学んできた知識をフル活用して、原因を考えてみましょう。

1 発熱の原因は大きく分けると2つ

　熱が高くなる原因は2つ、1つは「**①熱を通常より多く生産している場合**」、もう1つは「**②熱を下げる機能が障害されている場合**」です。運動後をイメージするとわかりやすいので、これを例に説明していきましょう。
　運動、例えばランニングをするとどうなるでしょう。運動に伴い全身の筋肉でエネルギー代謝が増加します。エネルギーを生み出すのは何かが燃える状況に近いので、自ずと体内で熱産生が増加します。これが一定の基準を超えてくると、暑いと感じるようになるはずです。このときに、発汗などによって体熱を下げる機構が適切に機能すれば、体温は下がり正常になります。したがって、今回の事例の患者も、この2つのうち、どちらかに障害が起こる

ような原因があるはずです。

2 発熱が起こるメカニズムを考える

　もう少し踏み込んで、今回の事例の原因を考えてみましょう。原因しだいで行うべき介入がまったく異なるので、こうした推論がとても重要になります。

　例えば、①「熱を通常より多く生産している場合」の原因には、感染性の疾患、がん、手術や外傷、熱傷、膵炎、薬剤性の発熱(アナフィラキシーショック、悪性症候群、造影剤、セロトニン症候群など)などの非感染性の疾患があります。原因となる疾患はたくさんありますが、最終的には同じようなメカニズムで発熱が起こります。

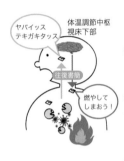

　具体的には、免疫担当細胞や血管内皮細胞などで、熱を上昇させるような情報伝達物質(サイトカイン)が作られます。サイトカインなどの情報伝達物質は読んで字の如く、細胞間で情報を伝え合う「手紙(メール)」のようなものです。この手紙が、体温調節中枢である視床下部へ届けられると、熱を産生するような指令が全身に出されることになります。最終的には発熱を起こすような物質がたくさん作られ、それが体温調節中枢である視床下部を刺激して熱生産を促すことで発熱が起こります(図1)。そのため、原因物質の産生後はそれほどメカニズムに大きな差はありません。しかし、その原因となる疾患は、大きく異なります。とくに、先ほど紹介した感染性と非感染性の原因では、対処すべき介入やケアはまったく異なります。

さまざまな刺激(エンドトキシン、ウイルス、腫瘍、HMGB-1など)

↓

単球、マクロファージ、血管内皮細胞、その他の免疫担当細胞

↓

発熱性サイトカイン(IL-1β、TNF-α、IL-6)

↓

NSAIDs —| 視床下部 ←|— 解熱性物質 (IL-10、アルギニン、バソプレシン、メラノサイト刺激ホルモン、グルココルチコイド)

PGE$_2$

↓

視索前核、視床下部前部

↓

熱保持(血管収縮) / 熱生産増加(不随意筋収縮)

↓

熱生

図1 発熱が起こるメカニズム

3 感染性の発熱が考えられる場合

原因によってケア方法が異なるよい例が、この発熱です。

例えば、感染性の原因によって起こる発熱は、実は感染症をコントロールするための人体に備わった機能でもあります。図1のように、人体は熱を出すことによって、白血球の動きを活発にするなど免疫機能を高める作用、病原体の複製を抑制する作用、病原体を死滅させる作用、バクテリアの繁殖に必要な鉄・亜鉛・銅の血漿濃度を低下させる作用などが起こり、結果的に菌やウイルスなどが増殖しにくくしています。

加えて、こうした発熱は多くの場合一過性です。体温調節中枢では先ほど説明した情報伝達物質によって、セットポイント（p.74参照）といって体温の基準値が一時的に変化することが起こります。とはいえ、一時的ですので、セットポイントまで体温が上昇し、発熱すればセットポイントがまた下がり自然と解熱していくことが多いといえます。これは風邪をひいたときに皆さんも経験があるのではないでしょうか。寝て起きたら熱が下がっていた、解熱剤（セットポイントを下げる薬）を飲んだら熱が下がった、などです。したがって、こうした感染性の発熱の場合、病態から考えれば熱を下げる必要はそれほど高くないわけです。

4 解熱ができずに高体温となるメカニズムを考える

一方で、同じ熱がある患者でも、解熱ができずに高体温となっている場合はどうでしょうか。

解熱、つまり熱を下げる機能が障害、またはうまく機能しない疾患には、熱中症などの環境要因を原因とするものや、体温調節中枢が障害されるような脳卒中などがあります。これらに関しては、熱を下げる仕組みがうまくいかないことが原因で、熱がこもった状態になっており、今後人体が耐えられる限度を超えて体温が上昇する可能性もあります。皆さんも熱中症で死亡などというニュースを聞いたことがあるかもしれません。体温が限度を超えて上昇することで細胞が壊れ、死亡するリスクがあります。しかも、この状態では待っていても体温が下がる可能性は低いので、「体を冷やす冷罨法（クーリング）」が最も必要な状態であるといえます。

5 病態から推測して予防・改善可能なケア方法を考える

ここまで、原因によってケア方法は異なるということを説明しました。原因やその症状が出ているメカニズムにドライブされて、ケアは選択されます。だからこそ、ここまで学んできた臨床推論はとても大切なのです。そのうえで、ケアを選択するうえでいくつか重要なことがあります。その1つが、効果のあるケア方法を探し選択することです。

例えば、今回の事例ではどうでしょうか。発熱し、その原因はおそらく感染症によるものです。単純に感染症のことだけを考えれば、この患者に「冷罨法（クーリング）」はそれほど必要ないことになります。一方で、患者は熱がつらいために、氷枕のような冷やすものが欲しいと訴えていたとします。この場合はどうでしょうか。同じ感染症による発熱であっても選択されるケア方法は異なるはずで、誰でも「冷罨法（クーリング）」を選択するのではないでしょうか。

　この例のように、同じ1つのケア方法でも、その目的は複数あることがあります。例えば、「冷罨法（クーリング）」1つとっても次のような複数のケアの目的(効果)が考えられます。

・体温を下げる
・代謝を下げる
・発熱による不快感を緩和する
・局所の痛みを緩和する　など

　しかも、この目的は、患者の状態やタイミングによっても異なります。例えば、心臓手術をした患者の場合、手術後だんだん発熱していきますが、このとき患者は寒気を感じ震えるような動作(シバリング)になり、「冷罨法（クーリング）」はむしろ患者に苦痛を与えることになります。しかし、しばらくすると体温はセットポイントに達し、今度は逆に発汗し、暑さを感じるようになってくるというダイナミックな変化が起こります。この時期に「冷罨法（クーリング）」をすることは患者に快適性を与え、体温の低下を促進し、代謝を下げるというよい効果が重ねて起こるかもしれません。

科学的根拠を持ってケアを選択する

　ケア方法を、「どのような効果があるかを適切に見きわめ選択する」ためには、科学的な根拠がとても重要です。なぜ科学的根拠が重要かというと、それは私たちがプロフェッショナルだからです。プロフェッショナルとは、「たまたま」や「偶然」を、できる限り「必然」に変えていくことができる集団を指すと、筆者は思います。

　看護師もプロフェッショナルであるのならば、「何をするにも」、「しないにしても」当てずっぽうではダメなわけです。きちんと考え、理由(根拠や条件)をつけ、実施し、結果を振り返り、また考え、理由(根拠や条件)を変えてみて、結果がどう変化するのかを再度見ていくといった過程が必要になります。こうした医療のプロフェッショナルとして、重要な理由(根拠や条件)のことをエビデンスといいます。もちろん先ほどまで考えてきたケアを行う理由、例えば原因疾患や、症状が起こるメカニズム、一般的に考えられてい

るケアの効果などを論理的に説明するのも根拠（エビデンス）といえます。エビデンスのうち、とくに研究結果、つまり科学的根拠であるものに基づいた看護を下記のように表現します。

①EBN（evidence based nursing）：エビデンスに基づいた看護

②EBHC（evidence based health care）：エビデンスに基づいた保健活動）

看護の変化：「テクネ（技能）」から「テクノロジー（技術）」へ

歴史的には医師や看護師などの保健や医療に携わる専門家は、それまで伝えられてきた伝統や習慣、それぞれの個人的な経験と勘に頼った治療やケアを行っていました。そうした知識を口伝のように教え・伝え・積み上げてきたわけです。しかし、患者からは、そうした経験や勘だけではなく、より確実なエビデンスに基づいた治療・ケアが行われ、効果のある治療を期待する声が広まってきました。この「より確実なエビデンス」として、研究結果が使用されるようになってきたわけです。これを「テクネ（技能）」から「テクノロジー（技術）」への変化といいます。別の言い方をすると、科学の積み重ねによって、看護を含む医療が誰しもが学び身につけることができるように体系化された知識になったともいえます。

科学的根拠というその名の通り、科学的に作られるものです。科学的というのは、基本的には客観的であるという意味であり、これは誰の目で見ても明らかということです。そして今、このエビデンスは治療を受ける患者も知ることができるようになってきました。

科学的根拠の作られ方

科学的根拠は科学的に作られると説明しましたが、どう科学的に作られているのでしょうか。

例えば、入院した高齢者に、日中日光を長時間浴びてもらうと「もしかしたら夜間よく眠れ、せん妄などの意識障害を起こしにくくなる」と考えられていたとします。このとき先輩たちによって「考えられている」のだから、きっといいはずと実践するのが「テクネ（技能）」であり、経験と呼ばれるものです。科学的であるという場合には、これを実験で試してみて、何度行っても概ね同じような結果になりそうか試して、その結果を見ることになります。しかも、その実験の仕方も詳細に記述して、結果とともに世界中の人（医療者も、非医療者＝患者にも）に公表します。そうすることで、客観的であるという

意味をもち、これは誰の目で見ても明らかな科学的根拠となるわけです。

科学的根拠の種類

　　科学的根拠であるという場合には、実験で試してその方法と結果を世界へ公表されたものとお伝えしました。これを研究といいますが、研究の仕方には多くの種類があります。主な研究の種類を**表1**に示します。では、どんな研究を科学的な根拠として使ったらいいのでしょうか。

科学的根拠とは間違いの少なさ

　　ケアの根拠には、多くの種類があります。科学的に証明されたものから、そうでないものまでです。例えば、先輩を含む誰か専門家の意見も立派な根拠です。とはいえ、科学的に、つまり「実験で試してみて、何度行っても概ね同じような結果になりそうか試して、その結果」を見ていないので、もしかしたら間違えている可能性があるわけです。こうした間違いの少なさの程度をエビデンスレベルといいます（**図2**）。とくに間違えが少ないのは、ランダム化比較試験という実験研究や、システマティックレビューやメタアナリシスという方法とされています。

ガイドライン？　システマティックレビュー？

1)ガイドラインとシステマティックレビュー

　　ガイドラインの定義は、「健康に関する重要な課題について、医療利用者と提供者の意思決定を支援するために、システマティックレビューによりエビデンス総体を評価し、益と害のバランスを勘案して、最適と考えられる推

表1 研究の種類

1. 観察(記述)研究	1)症例報告 2)ケースシリーズ 3)ケースコントロール研究 4)コホート研究 5)時系列研究
2. 実験研究	1)ランダム化比較試験 2)並行デザイン、クロスオーバーデザイン 3)逐次デザイン
3. データ統合型研究	1)決断分析 2)費用効果分析 3)メタ分析

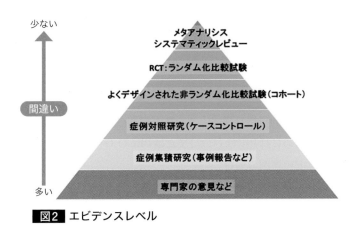

図2 エビデンスレベル

奨を提示する文書」とされています。皆さんが、最初にケア方法の科学的な根拠を確かめる場合には、このガイドラインを参考にすることがよいと思います。1つひとつの論文の良し悪しを、皆さんが考える必要がないからです。

　なぜかという理由を説明するために、システマティックレビューという研究がどのように実施されるかを説明します。システマティックレビューは日本語で「系統的文献検索」といいます。系統的というのは、順序立てて網羅的にという意味で、誰がやっても同じように文献を検索できるようになっています。そうして調べられた論文をいくつもまとめて、体系化された知識とするのがシステマティックレビューです。そこに各専門家の意見が反映されるわけですから、私たちがケア方法の科学的な根拠を求めるにはもってこいということになります。

2）その他の体系化された知識

　システマティックレビュー以外にも体系化された知識はたくさんあります。身近なところですと、皆さんが参考にされる学術書（教科書）もそうです。ただし、教科書に書いてある情報は、ある程度時間が経った後にしっかりと検証された確実なことが載っていることが多い傾向があります。確実な知識というメリットとともに、言い換えれば古い古典的な情報であるともいえます。また、教科書は多くの場合、1名の人間によって書かれていますので、個人の見解や社会通念であることが多い傾向があります。ガイドラインの場合、複数の専門家と、患者などの利害関係者の目が入って作られることがほとんどですので、個人の見解となることはほぼありません。この他にも、UpToDate®やBMJ Best Practiceなどの臨床意思決定支援ツールがありますが、これらの多くは医師が治療方法の科学的根拠を求める場合に用いられ、ケア方法について載っていることは稀です。

科学的根拠の探し方

1 PI（E）COで疑問を定式化する

　　　　科学的根拠を探すとき、まず行うべきは、疑問を定式化することです。そのためにはPICO（ピコ）またはPECO（ペコ）を使います（**表2**）。例えば、先ほどの事例の場合、

P：発熱のある肺炎、高齢、女性

I：「冷罨法（クーリング）」

C：「冷罨法（クーリング）」をしない場合

O：体温を下げる、代謝を下げる、発熱による不快感を緩和する、局所の
　　痛みを緩和する、など

　　　　といった、PICOを作ることができます。この定式化された疑問をもとに、ガイドラインを探し、調べることになります。

2 ガイドラインを探す

　　　　PICOで疑問を定式化したら次はガイドラインを探し、科学的根拠を調べます。ひとえにガイドラインといっても、たくさんの種類があります。そのため、ガイドラインを探す方法を知っておく必要があります。ガイドラインには、日本語で書かれたものと、英語など外国語で書かれたものがあります。今は自動翻訳の機能が正確になってきており、簡単に外国語のものにも手をのばすことができます。

　　　　今回は、まず日本語ということで、国内のガイドラインの探し方をご紹介

表2 PI（E）CO

Patient population： どんな人	●年齢、性別、人種 ●特定の疾患(例：SLE) ●特定の治療法(例：ステロイド) ●社会的、精神的特徴
Intervention / Exposure / Risk： どんな介入(曝露／リスク)	●治療法 ●看護介入法 ●リスクとなる要因
Comparison： こんな人たちと比較をすると	●○○を行わなかった ●リスク要因がなかった群
Outcome： 目標とする効果や、知りたい結果	●死亡率 ●生理学的指標 ●満足度 ●快適さ ●診断の正しさ

します。もっとも簡単な方法は、Mindsガイドラインライブラリ(https://minds.jcqhc.or.jp/)というサイトで、キーワードを入力し検索する方法です。Googleなどで「Minds ガイドラインライブラリ」と検索すればすぐにサイトへ辿りつくことができます。出てきた画面にPICOで定式化したキーワードを入力してみましょう。PICOの中でもPとIのキーワードを入れるとよいです。

　例えば、

P：褥瘡リスク高く高機能エアマットレスを使用している入院患者に、

I：2時間毎の体位変換を行った場合

C：2時間より長い時間？　体位変換しない？　場合を比較して

O：新規褥瘡の発生？　褥瘡治癒の促進？

　というPICOを立てたとします。PまたはIのキーワードとして、今回は、褥瘡予防と入れたとします。そうすると、『褥瘡予防・管理ガイドライン（第4版）』と、『高齢者在宅医療・介護サービスガイドライン2019』がヒットするかと思います。このうち、調べているPICOに近いほうのガイドラインを紐解いていけばよいわけです。

3　推奨分と推奨度を読む

　先ほどのPICOの回答を得られそうなのは、『褥瘡予防・管理ガイドライン（第4版）』(http://www.jspu.org/jpn/info/pdf/guideline4.pdf[1])のほうであると判断した場合、こちらのガイドラインを読み解いていきます。多くの場合、PDFでインターネット上で閲覧できます。今回のガイドラインもそうです。皆さんも実際に検索してみてください。

　まず探すのは、ガイドラインの目次です。最初にCQ（クリニカルクエスチョン）といって、疑問の一覧が載っています。このリストからPICOの疑問を解決する文章を探します。今回の場合、該当のCQとして「CQ9.2 体圧分散マットレスを使用する場合、何時間ごとの体位変換が褥瘡部分に有効か」があり、その解答として、「体圧分散マットレスを使用する場合、2～4時間の間で体位変換を行えばよい」という主旨の内容を汲み取ることができます[1]。

　続いて重要なのは、この科学的な根拠がどれくらい確実かを見ることです。そのためには推奨度の欄を見るとよいです。今回の場合、「推奨度C1」となっています。推奨度C1というのはどの程度、確実なのでしょうか。この確実さや推奨の強さ、どういう推奨かというのは、実はガイドラインごとに少しずつ異なります。新しいガイドラインはほぼ同じ方法で作られるようになってきていますが、現在はまだ過渡期にあります。そのためガイドラインごとに、推奨度の意味を確かめたほうがよいでしょう。

　今回の場合は「推奨度C1」で、「C」は「根拠は限られているが、行ってもよ

い」とされていますから、根拠となった論文が限られていることがわかります。とはいえ、専門家の集団は「行ってもよい」と判断しているわけですから、必ずしも2時間毎に体位変換する必要はなさそうです。このように科学的な根拠を調べることになります。

おわりに：ケアの選択の主体と資源

　EBN、科学的な根拠に基づいたケアの選択は、ここまででよいのでしょうか。科学的に正しいからといって有無を言わさず実践してよいのでしょうか。

　それは違います。どのようなケアも、もちろん治療も最終的には患者の意向が反映されるべきものです。EBNで扱う科学的根拠も絶対ではありませんし、現在わかっていないことも多くあります。それに1つのケアにメリットがあれば、デメリットもあるわけです。そうした情報を正確に患者に提供し、一緒に選択していくことが重要になります。

　加えて、別の要素も病院などの実践現場では加味する必要があります。ガイドラインで、あるAというケアを実施することを強く推奨していたとします。Aというケアを行ったほうがもちろんよいのですが、実践現場には、そのAというケアを行うことができる看護師がいないかもしれません。ほかにも、ケアを行う時間や、機材がない場合もあります。そうした人・もの・金といった資源もケアを選択するうえでは加味する必要があります。こうしたケアを選択するうえで必要な要素として、ここまで臨床推論を通して学んできた「専門的な知識(臨床経験に基づく知識)」、本書で解説した「研究成果」、加えて「資源」や「患者の意向」に基づいてケアは選択されるということになります。

(櫻本秀明)

学生への応援メッセージ

　学生の皆さんには、このケアを選択するための科学的根拠という内容は難しかったかと思います。しかし、皆さんが看護師として患者の前に立ったとき、きっとここで学んだことが役に立つはずです。実践現場では、「本当に私のしていることは正しいのか」といった疑問は尽きません。そうした悩みに応えてくれるのが、本項で学んだ内容だからです。何年か後に、皆さんが「エビデンスが」と話しながら、立派に働いている姿を楽しみにしています。

引用・参考文献

1) 日本褥瘡学会　教育委員会　ガイドライン改定委員会：褥瘡予防・管理ガイドライン．日本褥瘡学会誌, 17(4)：487-557, 2015.

2) DiCenso, A, Cullum, N, Ciliska, D：Implementing evidence-based nursing: some misconceptions.．Evidence-Based Nursing, 1(2)：38-39, 1998.

8 客観的情報伝達
～ISBARCとSOAP～

講義動画

Summary

　臨床推論の論には、「論理的に言語化して客観的に説明する」ことが含まれています。しかし、言語化して伝えることは難しく、医療事故にもつながるため「ISBARC」という報告のツールが開発されました。ISBARCに沿って報告することで、相手が何を伝えたいのかがわかるだけでなく、医療安全にもつながります。また、報告内容はSOAPなどを用いて看護記録に残す必要があります。

Keyword

▷客観的説明　▷言語化　▷ISBARC　▷SOAP

はじめに

　臨床推論とは、「推理・推察・推測によって、論を進めること」です。論とは、ある物事について筋道を立てて述べることです。

　臨床では、あるケア行為をするときは、なぜ必要だと思ったのか、なぜこの行為をするのか、行為の理由付けがあるはずです。それを説明できなければいけません。しかし、説明する際には「何となくいいと思ったから」では、なぜそのケア行為をしたのか、相手に伝わりませんし、患者にとっては不利益を被ることさえあります。相手に伝わるように、相手にわかるように説明するためには、論理的に言語化する必要があります。普遍的に納得できる客観的な説明が必要なのです。臨床推論の論には、「論理的に言語化して客観的に説明する」ことまでが含まれているのです。

　一方で、医師や実習指導者、先輩に論理的にわかりやすく自分の意見を説明するのが苦手な方も多いと思います。そこで、相手にわかりやすく伝える方法としてISBARCを解説します。また、報告内容をどのように記録に残すのか、SOAPを用いた記録の書き方にも触れます。

ある報告場面で考えてみよう

以下に、報告場面の一例を示します。

例

看護師：先生、報告いいですか？

医師：はい、どうしました？

看護師：今日、脳動脈瘤のコイル塞栓をした○○さんなんですけど、お昼くらいから、SpO₂が下がってきたんです。

医師：そうなんですか。それで？

看護師：とりあえず体起こして換気野広げて様子を見てたんですけど、なかなか改善しなくて。

医師：それで？

看護師：30分くらい前から、意識も低下してきていて。

医師：えっ？ 主治医は知っているの？

看護師：あ、はい。いらしてます。で、先ほど呼吸止まってしまって、主治医が換気してくれているんですけど、手が足りないから他の先生を呼んでって言われて、コールしました。

医師：早く言ってよ！

さて、この報告場面、皆さんはどう思いますか？ 皆さんが報告される立場だったら、どう言ってほしかったですか？

医師が最後に言った「早く言ってよ！」の意味がわかりますよね？ 早口で言ってほしいわけではないですよ(笑)。「急変したからすぐに来て」を先に言ってほしかったと言っているのです。ここに大きなポイントがあります。相手にわかりやすく伝えるためには、「結論から伝える」のです。これを倒置法といいます。

ISBARCとは

相手にわかりやすく報告できないのは、新人だけでなく、日本中、世界中の看護師が抱えている悩みです。相手にわかりやすく報告できないことの何が問題かというと、医療事故につながるのです。そこで、医療安全対策の一環として、伝わりやすい基本的な報告のツール「ISBARC」が米国で開発されました。ISBARCは6つの項目の頭文字を取ったものです(**表1**)。ISBARCはIからCまで順番に報告します。順番を入れ替えてはいけません。

表1 ISBARC（アイエスバーク）

I	Identify（報告者・対象者の同定）
S	Situation（状況・状態）
B	Background（背景・経過）
A	Assessment（評価）
R	Recommendation（依頼・要請）
C	Confirm（口頭指示の復唱確認）

1）I：Identify（報告者と患者の同定）

　報告する人の所属と氏名、患者の氏名を伝えます。今から誰のことについて報告するのかを先に伝えるのです。

「私は◇◇病棟の看護師△△です」（報告者の所属と氏名）

「◇◇病棟1号室の○○さんの報告です」（患者の同定）

2）S：Situation（状況・状態）

何を報告したいのか、発生している問題を伝えます。

「○○○○○○（という状況）について報告します」

「○○○○○○という状況（問題）が発生しているので報告します」

例）

・「胸痛を訴えているので報告します」（何を報告したいのか）

　➡ここでは"胸痛の出現"を報告したいのです。

・「SpO_2が90％以下でドクターコールの指示があり、現在SpO_2 88％が持続しているので報告します」（何の問題が発生しているのか）

　➡ここでは、"ドクターコール指示に該当している"ことを報告したいのです。

3）B：Background（背景・経過）

問題に関連する（裏付ける）身体所見やデータを伝えます。

①**バイタルサイン、SpO_2値、現在の投与酸素流量**：いつからこの値なのか、変化はあったのか。酸素投与をしたうえでの値なのか。酸素投与している場合は、もともとの酸素流量からどの程度増量したのか。

②**患者の訴え**：どのような訴えなのか、きっかけはあるのか、随伴症状はあるのか。

③**痛みの程度**：痛みがあるときは、痛みの評価ツールであるNRSで何点なのか。

④**患者の問題**：糖尿病や高血圧などの既往歴の有無や、どのような薬を内服しているのか。

⑤**とくに急変の前兆に関連する身体所見**：努力呼吸徴候などの呼吸の異常所

見や、心不全徴候などの循環の異常所見、発疹などの皮膚症状などがあるか。

⑥**意識状態、不安・せん妄などの意識状態**：通常と違いがあれば、GCSやJCSで何点なのか。どんな不安を訴えているのか。

⑦**患者の入院理由、目的、入院後の経過サマリ**：主治医以外であれば、患者の基本情報を知らない可能性があるため、簡単なサマリを伝える。

例）

・「今朝は違和感程度だったのが、30分ほど前から胸痛が増悪しています」
・「今朝はNRS 2だったそうですが、現在はNRS 6です」
・「糖尿病と高血圧の既往があり朝の降圧薬は内服しています。現在の血圧は160/90mmHgです。」
・「意識レベルの低下はありません」

➡Sで胸痛が出現していることを伝えたら、次は胸痛に関連する背景を伝えます。いつからなのか、NRS、バイタルサイン、それに伴う既往歴と内服歴、意識レベルなどです。

4) A：Assessment（評価）

あなた自身の評価を報告します。

評価では、観察項目から主観的に導くもので「正解」はありません。「自分の評価」の結果の「判断」、評価者の結論を述べます。結論として診断名を考える必要はありません。「……かもしれません」「……の可能性があります」「……が心配です」などの表現が有用です。複数疑うことができたら、緊急度・重症度の高いものから伝えます。

例）

・「心筋梗塞かもしれません」
・「心筋梗塞を疑ったほうがいいですか？」
・「痛みが増悪しているので、循環器疾患の合併が心配です」

5) R：Recommendation（依頼・要請）

提言または具体的な要望・要請を伝えます。報告者は、どのような対応が適切と考えているか、適切と考える対処方法を提案します。

例）

・「12誘導心電図を取りますか？」
・「12誘導心電図を取ったので見てください」
・「心筋逸脱酵素の採血をしますか？ オーダーを入れてください」
・「酸素投与量を上げたほうがいいですか？」
・「輸液の準備をしますか？」

提案したのに、「経過観察」や「様子見て」と言われることがあります。これがトラブルのもとになります。「様子見て」は何の様子を見るのか、「経過観察」

は何の経過をいつ観察するのかわかりません。しかし、医師が訪室したときに、「いつまで放っておくつもりなのか」などと怒られたりします。お互い嫌な思いをしますし、患者の不利益につながりかねません。そこで、具体的な指示を確認します。

例)
・「バイタルサインのチェック間隔はどうしますか？」
・「次は、どうなったらドクターコールしますか？」

6) C：Confirm（口頭指示の復唱）

医師の行動・指示内容を口頭で復唱確認をします。

医師への報告時は、緊急で指示を受けなければならない状況が多く、電話等での口頭指示がほとんどです。口頭指示の聞き間違いからエラーにつながることが多いため、事故防止の観点から口頭指示における復唱確認が必須とされています。

例)
・「○○○○、x mg投与ですね」
・「酸素流量5L/分から8L/分へ増量ですね」
・「すぐ来てくれますね」

報告する前に

報告をする前に、何を報告するのか、報告の目的は何か明確にしておきましょう。報告する前には表2のような内容を確認しておきます。そのうえで何が問題なのか、何を報告するのか整理します。そして、直接来て患者を診察してほしいのか、それとも指示を出してほしいのか、薬を出してほしいのか、してほしいこと、報告の目的を明確に伝えることが大切です。

最後の「Recommendation（依頼・要請）」を伝えないと、医師から「で？何してほしいの？」「なんでコールしてきたの？」などと言われ、報告が怖くなったり、躊躇するようになったりします。アセスメント能力を高め、わずかな変化でも何かしらの懸念があるのなら、的確にアセスメントして、

表2 報告前に確認すべき内容
- 診療録（既往・経過）
- 自覚症状
- 他覚症状
- バイタルサイン
- 使用している薬剤
- 検査データ

223

表3 SOAPの各項目の書き方

♯：問題を明確化

S	Subjective data 主観的情報	患者の訴えをそのまま記録
O	Objective data 客観的情報	観察したこと、測定したことをそのまま記録（アセスメントは記録しない）
A	Assessment 評価	SとOからどう考えたのか、評価したのか
P	Plan 計画	アセスメントした結果、どうしたらいいのか、どう実施するのか

ISBARCに沿って、医師や実習指導者に相談、報告をしましょう。

看護記録の書き方

　報告内容は記録に残す必要があります。代表的な看護記録の方法にSOAPがあります。SOAPは、看護過程、つまり看護を行うプロセスに沿って記録していきます。看護過程の枠組みは、情報収集、看護診断、看護計画、看護介入、看護評価の5つの要素から成り立っています。

　情報収集では、主観的情報と客観的情報を整理整頓し、潜在的または予測される問題を把握していきますが、この主観的情報がSOAPのS（Subjective data）にあたり、客観的情報がSOAPのO（Objective data）にあたります。その収集した情報を分析し問題を特定します。この看護診断がSOAPのA（Assessment）です。そして問題解決のための看護計画がSOAPのP（Plan）です。また、SOAPは問題志向型システムですから、問題を明確化して、看護問題ごとに記録します（**表3**）。

SOAP記録の悪い例と良い例

　表4に便失禁のSOAPの悪い例と良い例を示しました。見比べて、SOAP記録として何が悪いのか、どうすれば良い記録になるのか考えてみましょう。

　Sの悪い例では、1人でトイレに行っているという客観的情報、そして便意はわかるようだと憶測が書かれています。Sは主観的情報ですから、患者の訴えをそのまま記載します。

　Oの悪い例では、"協力的"や"意欲的"というアセスメント、つまり自分の意見や判断が書かれています。Oは客観的情報ですから、測定したデータなど、問題に関する事実のみを記載します。

表4 SOAP記録の悪い例と良い例

♯：便失禁

	悪い例	良い例
S	●1人でトイレに行っている ●便意はわかるようだが、間に合わない	●1人でトイレに行きたい ●便意はわかるけど、行きたいとなったら、すぐに出てしまう
O	●下着を変えることには協力的で、排泄動作の自立に意欲的	●便秘の既往あり、下剤内服中 ●3回/日水様便あり ●部屋のベッドの位置は一番奥で、トイレも2部屋隣にある
A	●水様便のため、下剤の調整が必要	●便秘のため下剤を内服しているが、下剤が多い可能性があるため、本人に普段の便性と回数を確認し、医師へ下剤量の調節を依頼 ●便意の自覚はあるが、トイレが部屋から遠いため間に合わない可能性がある。トイレの近い部屋を調整する必要がある
P	●医師へ下剤の調整を依頼する	●便性と排便回数を確認する ●医師へ下剤量の調整を依頼する ●下剤量調整後の便失禁の有無を確認する ●トイレの近い部屋へ調整する

　Aの悪い例では、アセスメントが書かれているため良いように思いますが、この結論、判断に至った根拠が不明確です。Aでは、SとOで得た情報を分析・考察した結果を書くのですから、SとOの情報が不十分であれば、当然Aも不十分になります。結論の根拠を得る情報が足りなければ、再度情報収集しなければいけません。3回/日の水様便が普段と同じであれば、下剤を調整する必要はありませんね。便意の自覚もあり、便性や回数も普段と同じだけれど、トイレの場所が遠いために間に合わず失禁してしまうのであれば、トイレの近い部屋に調整することをしないと根本的な解決にはなりません。安易に下痢だから下剤の調節をすればいいと結論づけるのではなく、便失禁という問題に対して、なぜ便失禁するのか、便失禁しないためにどうするのかを多角的に考える必要があります。

　Pの悪い例では、計画が書かれていますが、アセスメントが足りなければ、当然プランも足りなくなります。情報が足りなければ再度情報収集が必要ですから、普段の便性と排便回数を確認し、普段と異なるようであれば医師へ下剤量の調整を依頼します。そして、下剤量を調整した後の便失禁の有無を確認することも忘れてはいけません。計画の是非を確認、判断するのです。また、下剤の調整をしてもすぐに効果を得ることは難しいでしょうから、トイレの近い部屋へ調整する対応は必要です。このように、便失禁という問題

を解決するために(便失禁しないために)、どうしたらいいのか、原因を多角的にアセスメントできれば、多角的にプランが計画できます。

練習問題

次の事例について、SBARを使って報告してください(ここではIとCは割愛します)。

事例

- 患者:切磋琢磨さん、50歳男性。
- 現病歴:交通事故で下腿開放骨折し、本日整形外科に入院した。
- 場面:昼より抗菌薬を開始し1時間後、ナースコールがあり訪室した。「なんか、かゆいなと思ったら発疹が出てきました」と前腕を見せると、前腕には、蕁麻疹が出現していた。

1)情報収集

まずは、情報収集が必要です。何を観察、または確認しますか?

①意識、呼吸、循環の確認

まずは、緊急度と重症度判断が必要でしたね。意識はあるか、呼吸困難感や喘鳴、努力呼吸の徴候など呼吸器症状はないか、ショック徴候はないか確認します。

②以前に同様のことがあったか

緊急度が高くなければ既往歴を確認します。アレルギーの既往はあるのか、あるならどんなアレルギーか、問診もしくはカルテで確認しましょう。

③バイタルサイン

生理学的な評価であるバイタルサインは、客観的情報として重要です。

④身体所見

解剖学的な評価として、身体所見を確認します。フィジカルイグザミネーションです。前腕に発疹が出ているのは確認しましたが、その発疹が全身性かは重要な所見です。交通外傷で外部から入院した場合は、植物などの接触性皮膚炎の可能性も視野に入れます。そのため、背部や腹部など衣服に隠れているところにもあるのか確認します。

2)SBARで報告

観察の結果は、表5でした。この結果をもとに、SBARで報告してみましょう(IとCは割愛)。

表5 観察した結果

- ●意識、呼吸、循環の確認
  - ・呼吸困難感、喘鳴なし
  - ・ショック徴候なし
- ●以前に同様のことがあったか
  - ・はじめて
  - ・アレルギー既往なし
- ●バイタルサイン
  - ・血圧120/70mmHg、脈拍70回/分、呼吸数16回/分、体温36.8℃、SpO_2 97%
- ●身体所見
  - ・前腕、腹部、大腿部、背中に発疹あり

S：状況

・切磋琢磨さんが発疹の出現と搔痒感を訴えているので報告します。

B：背景

・抗菌薬を投与1時間後から、前腕、腹部、大腿部、背中に発疹が出現しています。

・呼吸困難や喘鳴はなく、SpO_2の低下もありません。

・血圧の低下もありません。

A：評価

・アナフィラキシーの疑いがあると思い、抗菌薬を中止しました。

R：提案

・抗菌薬を中止したままでよいですか？

・ステロイドなどの点滴をしますか？

3) SOAPで記録

報告内容を記録に残します。SOAPで記録してみましょう。

#全身性発疹

S：主観的情報

・かゆいなと思ったら、発疹が出てきました。

O：客観的情報

・抗菌薬の投与1時間後から、四肢、背部、腹部に発疹を認める。

・呼吸困難なし、喘鳴なし、SpO_2 97%

・血圧120/70mmHg、脈拍70回/分、呼吸数16回/分、体温36.8℃

A：評価

・抗菌薬によるアナフィラキシーが疑われる。

・現在は皮膚症状のみであるが、数時間は呼吸器症状の出現に注意してい

く必要がある。

P：計画

- ステロイドなど医師の指示を確認する。
- 呼吸困難感の自覚や喘鳴出現時はすみやかにナースコールをするように説明する。

おわりに

　臨床の中では、患者へ説明する場面はとても多いです。その際「何かあったら、遠慮せずに教えてください」という説明はよく使われます。

　しかし、「何か」とはなんでしょうか。知識があれば、多くの「何か」を疑えますが、何を「何か」と捉えるかは、1人ひとり違います。多くの患者は「何か」がわかりません。例えば、喘鳴が出現してもアナフィラキシーと結びつけられないかもしれません。「少なくともこのくらいの時間はこういう症状が出る可能性がある」と、教えてほしい症状を具体的に伝えることが必要です。これが論理的に言語化して説明するということです。言語化して具体的に伝えることで、患者の協力も得られ、早期発見、急変予防につながります。

（露木菜緒）

学生への応援メッセージ

　こんなに学生時代に勉強しても、就職してからは、自分が配属された領域の疾患や看護を、さらに深く勉強しなくてはいけません。情報化の時代ですから、患者のほうが知識を持っていることも少なくありません。

　言語化して伝えることの重要性を説明してきましたが、実習中や臨床では、一生懸命に勉強しても、言語化して皆さんを褒めてくれることは数少ないです。そんなときは、自分で自分を褒めましょう。日々まったく成長がないように感じるかもしれませんが、振り返れば、「できる」ことが無数にあります。ぜひ、「これができるようになった」を意図的に積み重ねて、言語化して同僚や先輩に、そして自分に伝えてください。成長が実感できますよ。

引用・参考文献

1) 東京慈恵会医科大学附属病院看護部・医療安全管理部：TeamsSTEPPS® を活用したヒューマンエラー防止策-SBARを中心とした医療安全のコミュニケーションツール．日本看護協会出版会，2017．
2) 佐藤憲明：急変対応のすべてがわかるQ&A．照林社，2011．

事例による臨床推論の進め方

- ■ 臨床推論の進め方〜段階的思考過程の8Step〜

- ■ 事例① 慢性心不全の患者が息苦しさを訴えている

- ■ 事例② 糖尿病患者がみぞおちの痛みを訴えている

- ■ 事例③ 胆石性胆嚢炎の患者が腹痛・吐き気を訴えている

- ■ 事例④ 肺炎患者の元気がなく、記憶があいまいである

- ■ 事例⑤ 心臓外科術後のリハビリで、めまいと痛みを訴えている

- ■ 事例⑥ 大腸がん術後２日目に腹痛を訴えている

- ■ 事例⑦ 訪室すると、患者が倒れていた！

- ■ 事例⑧ 骨折患者の退院支援と多職種連携のプロセス

- ■ 事例⑨ 医療チームとのかかわり
  〜栄養サポートチーム・呼吸サポートチーム〜

臨床推論の進め方
〜段階的思考過程の８Step〜

講義動画

はじめに

　ここからは、今まで学んできた内容を事例で考えていきます。

　次の項目(p.234 〜)より計9事例を挙げますが、それぞれは基本的には
Step1 〜 8の8Stepで説明していきます(**表1**)。事象の気づきから段階的に
考えていくことで、臨床推論の思考過程が整理できます。

表1 臨床推論の段階的思考過程 8Step
Step1：事象の気づき
Step2：データ収集・整理と情報変換
Step3：推論仮説・検証
Step4：問題判断と優先順位
Step5：ケアの選択
Step6：ケアのメリット・デメリット
Step7：ケアの報告
Step8：ケアの記録

Step1　事象の気づき

患者に何か起こりま
したか？ 患者や家
族の訴えや反応から
気づいたことは何で
すか？

　Step1 では患者に何が起こったのか、患者や家族の訴え、反応から気づい
たことは何か、なぜ「変だ」と思ったのかを言語化します。患者の訴えや、症
状、所見で、医学的あるいは看護学的に重要と思われるキーフレーズ、キー
ワードを挙げます。それを普遍化された用語、SQ (Semantic Qualifier)に変
換します。

　SQとは、患者の表現をそのまま記載するのではなく、医学用語のキーワー
ドに置き換えることです。たとえば、「昨日の夜から左膝が痛くなってきまし
た」という訴えをSQに変換すると、「昨日の夜から痛くなった」は「急性痛」、
左膝は「単関節」となり、「左膝の急性単関節痛」と普遍化された用語になりま
す。SQにすることで、原因疾患を想起しやすい、また鑑別疾患の絞り込みが
しやすいといったメリットがあります。

Step2の前に　緊急度の判断

　　Step2に行く前に、いついかなるときも、まず緊急度、生命危機の状態か否かを判断することが重要です。生命危機の状態か判断するためには、「意識・呼吸・循環」を確認する必要があります。

　　「意識」は開眼（開瞼）しているか、意識のスケールJCSで何桁かで判断します。JCSは1桁なのか（自発的に開瞼している）、2桁以上に低下しているのか（刺激しないと開瞼しない、または刺激しても開瞼しない）、普段との違いで考えます。

　　「呼吸」は「呼吸はあるか」確認します。呼吸の有無は、胸郭の動きはあるか、四肢の動きはあるかなどで判断します。

　　「循環」は脈が触れるか、ショック徴候はあるかで判断します。ショック徴候とはショックの5P、指先のCRT（毛細血管再充満時間）は3秒以内かを確認します。

Step2　データ収集・整理と情報変換

　　Step2では、事象の気づきに関連する必要なデータを集めます。その集めたデータを整理して、意味づけをした情報に変換し、事象の原因を考えます。

■Step2-1

気づきに関連する客観的データを以下の6項目について収集します。

1) 診察前データ

　年齢、主疾患名、既往歴、現病歴、罹患期間などのデータを確認します。

2) インタビュー（問診）

　以前に同様のことがあったか、労作時と非労作時で症状に変化があるか、体位で自覚症状に違いはあるか、きっかけはあったか、随伴症状はあるかなどを確認します。

3) バイタルサイン

　血圧、脈拍、呼吸数、体温、SpO_2を測定します。

4) フィジカルイグザミネーション

　観察者の五感を使って、視診・触診・打診・聴診で身体所見を観察します。

5) 症状に関連した観察事項

　「使用している薬剤」や「医師の指示書、記録」などを確認します。

6) 検査データ

　採血結果、生理機能検査、画像所見などを確認します。

Step2-2

6つの項目に沿って集めたデータを整理して、情報に変換します。呼吸数やSpO$_2$の値であれば、それだけではデータにすぎません。他のデータと整理・統合した結果、その値が正常か異常かなど、意味づけした情報に変換していきます。

Step3　推論仮説・推論検証

集めたデータ、整理した情報から、原因を推論し仮説を立てます。そして、その仮説を立証するために、検証していきます。

■**Step3-1**

Step2の情報から、何が起こったのか、原因は何が考えられるのか、仮説を立てます。1つに絞らず、複数の可能性を検討します。

■**Step3-2**

その仮説を立証するために必要な検査や観察などを検証します。

Step4　問題判断と優先順位

Step3で挙げた仮説の優先順位付けをし、その理由を考えます。

■**Step4-1**

図1は、縦軸が重症度、横軸が緊急度を表しています。重症度が高いか低いか、緊急度が高いか低いか、A～Dの4つに分けて優先度を考えます。ここでは「この原因のほうが疑わしい」という、原因特定の可能性の高さではなく、「可能性は低いかもしれないけど、まずはこれを否定しておかなくては危ない」という、緊急度・重症度の高さで優先度を考えます。

■**Step4-2**

A～Dの4つに優先順位をつけた理由を考えます。

Step5　ケアの選択

Step3で挙げた仮説が原因であった場合のケアを検討します。Step4で検討した優先順位の高い仮説からケアを考えます。

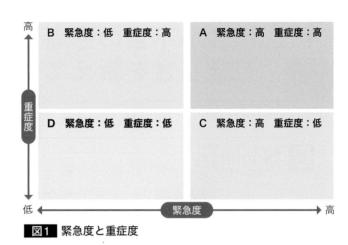

図1 緊急度と重症度

B　緊急度：低　重症度：高　　A　緊急度：高　重症度：高

D　緊急度：低　重症度：低　　C　緊急度：高　重症度：低

重症度　低／高

緊急度　低／高

> Step5で挙げたケアを実施することで、患者が得る利益と不利益を検討してください。

Step6　ケアのメリット・デメリット

　Step5で挙げたケアを実施することで患者が得る利益と、ケアを実施しなかった場合の不利益を検討します。

Step7　患者への説明

> Step4で問題判断し、Step5でケアを選択した内容を実施するために、患者へ説明してください。

　Step 5で考えたケアを実施するためには、患者へなぜそのケアをするのか説明しなければいけません。

　まずは、Step1で気づいた事象が心配であること、それを少しでも楽にできるようにしたいことを伝えます。

　必要であれば、Step3の推論仮説を説明します。気づいた事象が、なんらかの病気と関連しているかも知れないので、原因を探る必要があることを伝えます。ただし、確定診断ではないため、患者を不安にさせないように注意します。これまで段階的に進めてきた推論のStepに沿って説明するのです。主治医に相談することは合わせて伝え、患者が納得するように論理的に言語化して説明します。終始、患者の思いや不安を受け止める姿勢は忘れてはいけません。

Step8　ケアの報告と記録

> 気づいた事象と実施したケアをリーダー看護師へSBARで報告してください。観察した内容と実施したケアを診療録へSOAPで記録してください。

　気づいた事象と実施したケアをリーダー看護師へ報告するつもりでSBARに沿って内容を記載してください。そして、観察した内容と実施したケアをSOAPで記録してください。

（露木菜緒）

事例① 内科系（呼吸器系）

1 慢性心不全の患者が 息苦しさを訴えている

講義動画

 Summary

呼吸に問題がある患者のSQ（Semantic Qualifier）は「呼吸困難感」が重要です。

この原因を推論していくために必要なデータとして、頻呼吸の有無、努力呼吸の徴候の有無などを確認したうえで、画像所見や感染や貧血を疑う検査データなどから仮説を立てます。さらにその仮説を検証するために12誘導心電図検査などの必要性を考え、優先度の高いケアを検討します。

呼吸困難感を自覚している場合のケアは、酸素消費量を減少させるケアを考えることが重要であり、そのケアを実施するためには、患者そして医師やリーダー看護師などが納得を得られる説明が必要です。

Keyword

▷呼吸困難感　▷頻呼吸　▷努力呼吸の徴候　▷酸素消費量

はじめに

呼吸器症状といわれる自覚症状は、「息苦しい」「息切れがする」「ため息が出る」など表現はさまざまですが、SQとしては呼吸困難感がほとんどです。しかし、呼吸困難感を生じる原因疾患は肺炎などの呼吸器疾患だけではありません。心疾患、内分泌疾患、神経症など多岐にわたります。また、呼吸困難感は死を連想させるため恐怖や不安に襲われることが多いので、早期に対応、介入が必要です。

DATA

■ 患者：看護太郎、75歳男性

■ 主病名：慢性心不全

■ 既往歴：心筋梗塞

■ 経過（入院時情報）：

・3年前心筋梗塞発症後、心不全で入退院を繰り返している。
今回、下肢の浮腫と息切れを自覚し入院した。

・身長160cm、体重50kg、入院時血圧120/80mmHg、脈拍65回/分、呼吸数26回
/分、体温36.9℃、足背浮腫あり

・内服薬：レニベース®5mg 1錠、ラニラピッド®0.05mg 1錠、ダイアート®60mg 1錠、
アルダクトン®A25mg 1錠、アムロジン®5mg 1錠

・入院時胸部X線写真：肺うっ血あり、CRT（心胸郭比）65%

・入院後ラシックス®20mg 2錠追加となった。

・本日4日目。本日より「病棟内歩行可」の指示あり。

・入院してから排便がなかったため、自力にてトイレ歩行した。

・患者との会話：「トイレに行ったら疲れて息苦しくなった。なかなか便が出なくてすっ
きりしない」と訴えた。

Step1　事象の気づき

何が変だと思ったでしょうか。患者の訴えから重要と思われるキーフレー
ズを挙げてみましょう。それをSQ「普遍化された用語」へ変換してみましょう。

Thinking Time!

MEMO

_____

_____

_____

Answer!

「息苦しい」→呼吸困難感

「トイレに行ったら疲れた」→ 歩行後疲労感

「トイレに行った後から苦しい」→ 歩行後呼吸困難感出現

「なかなか便が出ない」→ 便秘

「便が出なくてすっきりしない」→ 排便困難、排便障害、または残便感

Step2の前に　緊急度の判断

　いついかなるときも、まず緊急度、生命危機の状態か否かを判断することが重要です。生命危機の状態か判断するためには、「意識・呼吸・循環」を確認します。

Thinking Time!

MEMO

_____

_____

_____

_____

Answer!

　ショック徴候がなかった場合で考えてみます。
　看護師に向かって話していますから、開眼し、意識はJCSでは1桁、呼吸は"話しています"から、「呼吸あり」となります。ショック徴候なしとなれば、「意識」「呼吸」「循環」いずれも緊急性はなく、「生命危機状態はなし」と判断します。これらのことから、ゆっくりと観察し、推論を進められることがわかります。

Step2　データ収集・整理と情報変換

■**Step2-1**　「診察前データ」「インタビュー(問診)：患者の訴え」「バイタルサイン」「フィジカルイグザミネーション」「症状に関連した観察事項」「検査データ」の6つの項目に沿ってデータ収集していきます。

Thinking Time!

MEMO

_____

_____

_____

_____

Answer!　1)診察前データ
●年齢：75歳
●主疾患名：慢性心不全
●既往歴：心筋梗塞
●現病歴：3年前心筋梗塞発症後、心不全で入退院を繰り返している。今回、

下肢の浮腫と息切れを自覚し入院した。

●罹患期間：3年間

2）インタビュー（問診）

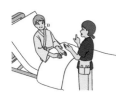

　呼吸困難に関連した事項を確認していきます。初回発症か否かは重要です。繰り返しているのであれば、前回と同じ原因の可能性が高くなります。労作性呼吸困難なのか、体位による自覚症状の差があるのかの確認は病態を考えるうえで必要です。また便秘や残便感の訴えもあるため、便に関するデータも確認します。

●以前にも同様のことがあったか→「今回入院するときも、歩いただけで苦しかった」

●非労作時も呼吸困難感があるか→「横になっても息苦しい気がします」

●座位と臥位での自覚の違い→「座っても息苦しさはそんなに変わらないです」

●腹部膨満の有無→「お腹が張っている気がする。でも食欲ないし、あまり食べていないです」

●最終排便日→「便は入院する前日に出たきりです」（4日間排便なしとなります）

3）バイタルサイン

　血圧110/70mmHg、脈拍100回/分、呼吸数28回/分、体温37.3℃、SpO₂ 93%

4）フィジカルイグザミネーション

　フィジカルイグザミネーションは、視診・触診・打診・聴診と、五感を活用して確認します。今回は「呼吸困難感」と「便秘」に関連した所見を観察する必要があるため、胸部と腹部のフィジカルイグザミネーションを行います。

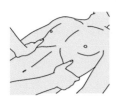

〈胸部〉

　胸郭の視診：動きの左右差なし、肩呼吸あり、鎖骨上窩の陥没あり

　胸郭の触診：圧痛なし、皮下気腫なし

　胸郭の打診：濁音なし

　胸郭の聴診：喘鳴軽度あり

〈腹部〉

　腹部の視診：腹部の膨満あり

　腹部の触診：腹部緊張なし

　腹部の打診：鼓音なし

　腹部の聴診：腹鳴あり

5）症状に関連した観察事項

●使用している薬剤

　内服薬：レニベース®5mg 1錠、ラニラピッド®0.05mg 1錠、ダイアート®

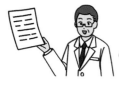

60mg 1錠、アルダクトン®A25mg 1錠、アムロジン®5mg 1錠、ラシックス®20mg 2錠

●医師の指示書、記録

指示書：本日より病棟内歩行可

6)検査データ

●採血結果

朝9時：

WBC 3,800/μL	RBC 411/μL	Hb 14.7g/dL	Ht 42.5%
Plt 13.2×10^4/μL	T.P 5.6g/dL	Alb 3.2g/dL	Tbil 2.2mg/dL
GOT 17U/L	γ-GTP 74U/L	LDH 483U/L	ALP 107U/L
CPK 81U/L	TC 190mg/dL	TG 103mg/dL	BUN 20mg/dL
Cre 0.9mg/dL	Na 140mEq/L	K 4.7mEq/L	Cl 108mEq/L
Glu 98mg/dL	CRP 0.3mg/dL		

●心電図波形：不整脈なし

●心エコー：EF（左心室駆出率）40%

●胸部X線所見：朝9時、CTR（心胸郭比）55%

 Step2-2　集めたデータを整理して、意味づけした情報に変換します。

MEMO

_____

_____

_____

_____

Answer!

1)SpO₂ 93%について

　トイレ歩行後から呼吸困難感が出現し、SpO₂が93％と低下しています。SpO₂の絶対値はデータですが、それを高いか低いか判断します。これが、意味づけした情報への変換です。そして、患者は呼吸困難感を訴えていますから、低酸素血症や呼吸不全に至っていないかを考える必要があります。

　呼吸不全はPaO₂が60torr以下の場合と定義されます。現在のPaO₂はわかりませんが、酸素解離曲線を用いてSpO₂から推測することができます。酸素解離曲線に当てはめてみると、SpO₂ 93％のときは、PaO₂が約70torr程度のため低酸素血症ではないと判断できます。

2)肩呼吸、鎖骨上窩の陥没について

　胸郭の視診で、肩呼吸、鎖骨上窩の陥没を認めました。これは努力呼吸の徴候です。呼吸に問題がある事例では努力呼吸徴候の有無の観察は重要です。

3）検査データについて

①画像所見

　肺うっ血やCTR（心胸郭比）を確認します。肺うっ血は肺を循環している血液量が多くなっている状態です。CTRは胸部X線画像における最も広い胸郭幅と最も広い心臓幅の比のことです。CTRの基準値は50％未満ですが、循環血液量が多くなるなど、心臓に過度な負担がかかると心拡大が起こります。朝の9時時点の胸部X線画像では、肺うっ血はなく、CTRは入院時65％であったものが55％と改善しています。

②採血データ

　感染や貧血を疑うデータ、電解質異常や肝機能腎機能異常、低血糖がないかを確認します。

　感染を疑うデータには、白血球、CRP、PCT（プロカルシトニン）などがあります。SIRS（全身性炎症反応症候群）は何らかの原因から発症する全身性の炎症反応のことですが、SIRSの診断基準にも白血球は含まれており重要なデータです。CRPはC反応性たんぱくのことで、炎症などの生体侵襲を受けたときに上昇します。PCTは感染症に特異的に白血球よりも早く上昇するデータですが、今回は検査していません。本事例は、WBC3,800/μL CRP0.3mg/dLと上昇はなく、感染を示すデータの上昇はありません。

　呼吸困難感が出現しているときは、貧血は疑う必要があります。Hb14.7、Ht42.5％であり貧血データはありませんでした。なお、HbとHtは出血直後には低下しないため、あきらかに出血が疑われる場合などは時間を置いてから再検査も検討します。

　その他、腎機能障害などでは電解質異常をきたしますが、ナトリウム、カリウムなど電解質異常もなく、腎機能データの悪化もありませんでした。血糖98と低血糖もありません。腹部の膨満はありますが緊満はなく、ビリルビンやGOT、ALPなど肝機能データは悪化を示す値はありません。

Step3　推論仮説・推論検証

Step3-1
集めたデータ、整理した情報から原因を推論し仮説を立てます。

1）慢性心不全の増悪

　主疾患が慢性心不全で、呼吸困難感があり、喘鳴、頻脈、食思不振があるため、まずは「慢性心不全の増悪」が考えられます。

2)肺塞栓症

SpO$_2$の低下、4日間のベッド上安静後の初離床、頻脈、微熱があるため「肺塞栓症」が疑われます。

3)肺水腫

呼吸困難、喘鳴、SpO$_2$の低下、労作時呼吸困難があるため、「肺水腫」も疑われます。

4)誤嚥

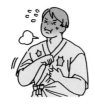

75歳という高年齢はもともと嚥下機能が落ちている可能性があります。また、28回/分という頻呼吸であり、頻呼吸というだけで実は「誤嚥」が疑われます。嚥下時は息を止めなくてはいけませんが、頻呼吸の場合は息止めができないため、嚥下するときに声門が開いたままとなり誤嚥する可能性が高くなるのです。

5)喘息

喘鳴の出現があるため、喘息も疑っておきます。

6)虚血性心疾患(ACS)

今回入院の主原因である心不全という病態は、心筋梗塞の既往から合併しています。治療としてラシックス錠を追加して利尿を図ったので、除水による循環血液量の減少による冠血管の虚血などACSも疑われます。

7)貧血

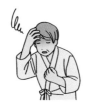

入院の主原因である心不全は水分が多くなるため、うっ血による血液の希釈された可能性があります。食思不振であり、低栄養になっていれば貧血も否定できません。

8)便秘

腹部膨満があり、4日間排便がありません。便秘は便の貯留により横隔膜が圧迫されるため、呼吸困難感が出現する可能性もあります。

9)排便時の努責

4日間排便がなく、トイレでもなかなか便が出ないと訴えているため、トイレで努責をした可能性があります。努責は酸素消費量を増大させるため、排便時の努責の影響も考えられます。

以上のように、Step2までに挙げたデータや整理した情報から、9つ程度の推論仮説が立てられると思います。この他にも、37.3℃の微熱が出ており、肺炎も考えられます。その際は、炎症データはこれから上昇するかもしれません。また、「どこかにぶつけた」などを患者が訴えれば、「気胸」も仮説として挙がってきます。「気持ちの問題かな」とも訴えがあったため、不安や悲嘆の可能性もあります。

このように、データを集め、整理して情報化することで、多くの原因を疑

うことができます。収集するデータの量や質が要ですが、知識が多いほど疑う疾患は多くなります。その中で、推論し仮説を立てるときにまず考えるのは、主疾患の増悪か、新たな疾患の発症かです。心不全の病態は、良くなったり悪くなったりを繰り返しますから、まず主病態である「心不全の増悪」はないかを考えていきます。

■Step3-2

仮説を立証するために、どのように検証するかを考えます。

Thinking Time!

MEMO

_____

_____

_____

_____

Answer!

1）慢性心不全の増悪

　フィジカルイグザミネーションで心不全徴候の身体所見がないか確認をします。頸静脈の怒張、下腿の浮腫の有無、気道分泌物の増加の有無、尿量、水分バランス、起座呼吸（**図1**）の有無などです。

　心不全の指標となる検査値としてBNPがあります。BNPは心臓を守るために心室から分泌される

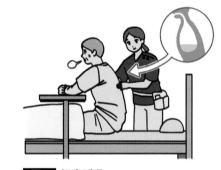

図1 起座呼吸

ホルモンで、心負荷が大きいほど多く分泌されます。

2）肺塞栓症

　肺塞栓症は、胸痛、咳嗽といった症状や、ときには喀血も認めるため、排痰時は痰の性状も確認します。また、肺塞栓症は血栓が肺動脈に詰まって起こりますが、血栓ができるとDダイマーという検査値が上昇します。肺塞栓症を疑ったら、検査値はまずDダイマーを確認します。その他、血液ガス分析でガス交換能の評価、心臓超音波や下肢の静脈エコー、診断には造影CTや肺動脈造影などを行います。

3）肺水腫

　肺水腫を疑ったら、分泌物の性状の確認をします。肺水腫では分泌物が増え、血液と空気が混ざるため、泡状で薄い血液が混ざったピンク色の痰になります。また、胸部X線所見では、心陰影の拡大や両側肺野の血管陰影の増強が特徴的です。

4) 誤嚥

誤嚥を疑ったら、食物の残留がないか、口腔を確認します。また、嚥下機能を評価し、嚥下障害がないか確認します。

5) 喘息

喘息を疑ったら、喘息の既往やアレルギーの有無を確認します。また、アナフィラキシーの可能性もあるので、皮疹などの皮膚症状がないか、新たな薬剤が開始されていないかなども確認します。

6) 虚血性心疾患（ACS）

虚血性心疾患を疑ったら、12誘導心電図検査を実施し波形の変化がないか、心筋が障害されたときに上昇する検査値CK、AST、トロポニンなどの上昇がないか確認します。

7) 貧血

貧血を疑ってもHbやHtの値に反映されるのにタイムラグがあるため再検査が必要です。眼球結膜の蒼白など貧血の身体所見を確認し、下血など新たな出血の有無も確認します。

8) 便秘

便秘が疑わしければ、便の貯留により横隔膜が圧迫されているのか、打診により横隔膜の位置を推定する方法もあります。

9) 排便時の努責

便秘時の努責であれば、一過性である可能性があります。安静により呼吸困難感の程度や頻呼吸が改善するか、SpO$_2$が上昇するか確認します。

Step4　問題判断と優先順位

Step4-1

緊急度と重症度の図に当てはめて優先順位をつけ、その理由を考えます。Step3で挙がった9つの仮説に対し、A〜Dに分類します（**図2**）。

Thinking Time!

MEMO

_____

_____

_____

Answer!

慢性心不全の増悪はAでもよいと思います。心不全の増悪にはレベルがあるため、心機能が著しく悪化をきたすリスクが高いと判断すればAになります。しかし、重症度は高いけれど、緊急度は低いと考えれば、Bでもいいと思います。少なくとも、CとDではありません。

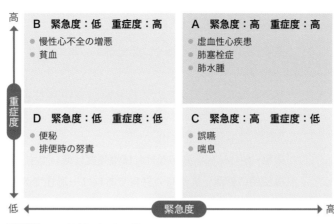

図2 問題判断と優先順位

■Step4-2　A〜Dに分類した理由を考えます。

(A)緊急度が高く、重症度が高い

「虚血性心疾患」

　心筋梗塞であれば、梗塞部位によっては生命危機の状態になりますから重症度は高いと判断します。そして心筋梗塞は時間との勝負であり緊急度も高くなります。

「肺塞栓症」

　肺塞栓症は詰まった部位が肺動脈の太い部位であれば、急激に低酸素血症に至り、さらにショックに移行する可能性があります。

「肺水腫」

　心筋梗塞の合併や心不全の増悪であれば心原性肺水腫、または肺塞栓症による非心原性肺水腫も考えられます。肺水腫も低酸素血症からショックに移行する可能性があります。

(B)重症度は高いが、緊急度は低い

「慢性心不全の増悪」

　慢性心不全の増悪であれば、除水不足によるうっ血や心機能低下などが考えられ重症度は高いです。しかし、すぐにショックに移行するなど短時間で生命危機状態に至ることは考えにくいため、緊急度は低いと考えます。

「貧血」

　頻脈になっており、新たな出血であれば緊急検査や処置が必要となります。新たな出血であれば重症度は高くなりますが、血圧低下はきたしていないため、緊急度は低いと考えます。しかし、血圧が低下してきたら、緊急度は高くなりAになります。

(C)重症度は低いが、緊急度は高い

「誤嚥」誤嚥は嚥下評価や口腔観察が必要ですが、窒息が疑われる場合は緊急度が高くなります。

「喘息」喘鳴の原因がアナフィラキシーの可能性が高い場合、気道狭窄が疑われるため緊急度は高くなります。

(D)緊急度も重症度も低い

「便秘」便秘は腸閉塞がなければ優先度は低いです。

「排便時の努責」排便時の努責であれば一過性で改善するため重症度、緊急度は低いです。

Step5　ケアの選択

Step3で挙げた仮説が原因であった場合のケアを検討します。Step4で検討した優先度の高い順にケアを考えます。

Thinking Time!

MEMO

_____

_____

_____

_____

Answer!

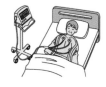

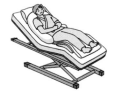

まず、緊急度・重症度の最も高い虚血性心疾患を否定するために、12誘導心電図検査の実施、血液ガスを含む採血、画像検査を医師へ依頼し、準備をします。同時に心電図モニターを装着し、SpO_2の持続的な測定と、酸素投与がすぐに始められるように酸素療法の準備をします。

肺塞栓症や肺水腫、慢性心不全の増悪などに対しては、共通したケアとして、「呼吸困難を助長させないケア」が求められます。体位で呼吸のしやすさは変わるため、ファーラー位や起座位など安楽な体位の調整は患者と相談して整えます。枕の位置も背中に入れるのか、抱えるようにするのか工夫します。トイレ移動など離床するときは自力歩行ではなく、車椅子で看護師が介助するか、ベッド上安静が必要であればベッド上排泄の介助をします。移動や排泄の介助は貧血時も必要です。

誤嚥に関しては、誤嚥予防として、飲水の中止もしくは飲水を控えます。頻呼吸のときは飲水だけでなく含嗽もむせるため、口渇や口腔汚染を認めるときは口腔清拭をします。もし排痰があれば、血性や膿性など性状を確認します。

便秘に対しては、下剤の処方を医師へ依頼します。もし排便があれば、下

血など性状も確認します。

Step6　ケアのメリット・デメリット

ケアを実施することで、患者が得る利益と不利益を検討します。

Thinking Time!

MEMO

_____

_____

_____

_____

Answer!

すみやかな診断や、病態変化に気づくために、検査やモニタリングの準備は必要です。そのうえで、呼吸困難感を自覚している場合は、酸素消費量を減少させるケアを考えることが重要です（**表1**）。

「息苦しい」というのは、体は酸素不足を感じています。酸素が足りないときに自発的な活動をすると、より酸素を使用することになり、酸素不足が助長されます。したがって、酸素消費量を減少させるケアを行わなかったときは酸素消費量が増加し、急変につながる可能性があります。しかし、ベッド上安静も苦痛であり、トイレで排泄できないことも苦痛です。呼吸状態に合わせてケアを選択する必要があります。

表1 ケアのメリットとデメリット

ケア	メリット	デメリット
検査の依頼と準備	すみやかな診断	診断が遅れる
モニター装着 SpO₂の持続的測定	バイタルサインの把握 継時的変化に気づける	継時的変化に気づけない
酸素療法の準備	SpO₂低下時にすみやかに酸素療法が開始できる	酸素療法開始の遅れ 低酸素血症を長引かせる
安楽な体位の調整	苦痛の緩和、酸素消費量の減少	酸素消費量の増加
離床時は車椅子で移動する ベッド上安静とする	酸素消費量の減少 病態の悪化防止	酸素消費量の増加 呼吸困難の増強
飲水は中止する 口渇、口腔汚染時は口腔清拭	誤嚥の予防 口腔汚染時は誤嚥性肺炎予防	飲水時の誤嚥
下剤の依頼 便性の確認	便秘の解消 消化管出血などの出血性病変の確認	便秘の長期化 出血性病変が確認できない

Step7　患者への説明

ケアを実施するためには患者へなぜそのケアをするのか説明が必要です。

Thinking Time!

MEMO

_____

_____

_____

_____

Answer!

下記に、一例を示します。

【患者への説明の例】

「トイレに行った後に息苦しさが出ているのが心配です」

「看護太郎さんの病気が悪化していたり、何らかの病気と関連していたりするといけないので、問題ないか確認させてください」

「息苦しさが強くなったら、すぐ教えてください。我慢しないでください」

「主治医に確認しますが、トイレも車椅子で行きましょう。すぐに来ますので、遠慮なくナースコールで呼んでください」

「少しでも楽になるように、枕も追加しましょうか」

「不安になるかもしれませんが、主治医と相談して、すぐに伝えます」

Step8　ケアの報告と記録

気づいた事象とそれに対するケアを実施したら、必ず報告と記録が必要です。

Step8-1

リーダー看護師へSBARで報告します。

Thinking Time!

MEMO

_____

_____

_____

_____

Answer!

以下に、一例を示します。

1)状況(S：Situation)

「看護太郎さんが呼吸困難感と排便困難を訴えているので報告します」

2）背景（B：Background）

「看護太郎さんは慢性心不全で入院し4日目で、本日より病棟内歩行が開始となりましたが、トイレ歩行後から呼吸困難感を訴えています」

「SpO₂が93％まで低下し、鎖骨上窩の陥没など努力呼吸も認めています。ベッド上安静にしても改善を認めません」

「また、入院後排便がなく、排便困難も訴えています」

3）評価（A：Assessment）

「肺塞栓症や虚血性心疾患を合併している可能性があると思います」

または、「呼吸状態が悪化しないか心配です」

4）提案（R：Recommendation）

「呼吸困難の増強時はすぐ知らせるよう伝えましたが、移動は車椅子にしたほうがいいと思います。もしくはまたベッド上安静にしてもらったほうがいいでしょうか」

「12誘導心電図はこれから検査しますが、医師に採血や画像検査の必要性を確認したほうがいいでしょうか？」

「心電図モニターの装着、酸素療法は始めたほうがいいでしょうか」

「排便困難に関しては、下剤の処方はいかがでしょうか」

　このように、倒置法で今から何を報告するのかを先に伝えると、聞く側はそのことについて報告されるのだと聞く準備ができます。次に「背景」を伝えますが、いつからなのか、きっかけはあるのか、バイタルサインは異常に関連したもののみを伝えます。評価では自分がどう考えたのか結論を伝えますが、複数挙がった場合は優先度・重症度の高いものから伝えます。最後は、「これをしてほしい」「これをしませんか」と具体的に提案します。

■Step8-2　診療録へSOAPで記録します。

Thinking Time!

MEMO

_____

_____

_____

_____

　以下に、一例を示します。

Answer!

1）主観的データ（S：Subject）

「トイレに行ったら疲れて息苦しくなった」

「座っても、息苦しさはそんなに変わらないです」

「ベッドで横になっても、息苦しい気がする……」

「また入院になっちゃって、気持ちの問題かな」

「なかなか便が出なくてすっきりしない」

「便は入院する前日に出たっきり。お腹も張っている気がするよ」

「食欲ないし、あまり食べられなかったんだ」

2) 客観的データ (O：Object)

● バイタルサイン：血圧110/70mmHg、脈拍100回/分、呼吸数28回/分、体温37.3℃、SpO_2 93%

● 胸郭の動きの左右差なし、肩呼吸あり、鎖骨上窩の陥没あり、胸郭の圧痛なし、皮下気腫なし、胸郭の打診による濁音なし、胸郭の聴診にて喘鳴軽度あり

● 腹部の膨満あり、腹部の緊張なし、腹部の打診による鼓音なし、腹部の聴診による腹鳴あり

● ベッド上安静4日間後、本日より病棟内歩行可の指示あり

  ● 朝9時の検査データ：WBC 3,800/μL　CRP 0.3mg/dL

  Hb 14.7g/dL　Ht 42.5%　　　　Na 140mEq/L　　K 4.7mEq/L

  Cl 108mEq/L　BS 98mg/dL　　Tbil 2.2mg/dL　　GOT 17U/L

  ALP 107U/L　　BUN 20mg/dL　Cre 0.9mg/dL

3) 評価 (A：Assessment)

● 4日間のベッド上安静後の初離床時に呼吸困難出現し、努力呼吸、SpO_2の低下、頻脈、微熱を認め、安静にした後も自覚症状が変わらないことから、努責などによる一過性のものではなく、肺塞栓症が疑われる。

● 心筋梗塞の既往あり、慢性心不全の治療としてラシックス®を追加したため、除水による循環血液量が低下している可能性あり、心筋梗塞の合併も疑われる。

● 検査データからは、貧血や感染徴候なく、肝機能・腎機能は悪化を示す徴候はない。

● 排便困難の訴えあり。食思不振あり、食事摂取量が減っている可能性や、運動不足による腸蠕動の刺激が少ない可能性もある。下剤の内服がないため、追加処方を依頼したほうがいいのではないか。

4) 計画 (P：Plan)

● 呼吸困難の増強時はすぐ知らせるように患者に説明する。

● 移動は車椅子で行う。

● 12誘導心電図検査の実施。

● 採血、画像検査の実施と結果確認。

● バイタルサイン、とくに呼吸数の頻繁な測定とモニターの継続的観察。

● SpO_2値の変化に伴い、医師の指示に沿って酸素療法の実施。

● 下剤の内服説明と排便状況の確認。

　SOAPのSは、患者の訴えをそのまま記録します。Oでは、客観的データのみの記載であり、アセスメントは記載しません。AでSとOのデータからどう考えたのかアセスメントします。Step3の推論仮説を述べます。最後のPで、Step5で考え実施したケアをケアプランへ追加します。

おわりに

　今回の事例に対し、医師の見解は「心不全の増悪」か「肺塞栓症」が疑わしいということで、採血と画像検査を追加することになりました。

　呼吸に問題がある患者のキーワードは「呼吸困難」または「呼吸困難感の自覚」であり、患者の訴えをこのSQに変換することが重要です。

　バイタルサインでは呼吸数に注目し、とくに「頻呼吸」がある事例では「急変の可能性がある」と思って対応する必要があります。そして第5のバイタルサインといわれているSpO$_2$は絶対値も大事ですが、どう変化してきているのか推移が重要です。

　フィジカルイグザミネーションでは、鎖骨上窩の陥没など努力呼吸の徴候の有無は押さえておく必要があります。また、緊急度の判断で、最初にショック徴候の有無を確認し、そこでチアノーゼの有無を判断します。チアノーゼの出現は動脈血酸素飽和度の低下を示しているため、チアノーゼの出現を放置したり対応が遅れたりすると「急変」につながります。

　最後に、私たちのケアとしては、酸素消費量を増加させないことです。患者が「呼吸困難感」を訴えているのに、「今日から歩行の許可が出ているので歩いてください」などと歩行させたり、清拭の時間だからと清拭したりしないでください。患者の状況を無視したケアが苦痛を与えること、酸素消費量を増加させ、状態を悪化させることを認識しましょう。　　　　　（露木菜緒）

学生への応援メッセージ

　「ありがとう」って、素敵な言葉ですよね。臨床では、一生懸命看護をすると、患者から「ありがとう」と言ってもらえることがあります。でも、どんなに頑張っても言ってもらえないこともあります。それが不満につながることもあります。しかし、私たちは患者から「ありがとう」をもらうために働くのではありません。小さな変化に気付けたり、日々のケアの積み重ねが患者を回復に導いたり、そんなことが喜びや看護の楽しさにつながります。

■ 引用・参考文献

　　1）石松伸一監：看護の臨床推論 ケアを決めるプロセスと根拠. 学研メディカル秀潤社, 2014.

事例② 内科系（循環器系）

2 糖尿病患者がみぞおちの痛みを訴えている

講義動画

 Summary

● 急に起こった激しい痛みの症状は、短時間で重症化することがあります。臨床推論を進める前に、気道と呼吸に問題がないこと、切迫した循環障害がなさそうなこと、意識障害がないことを第一印象で判断しましょう。

● 心窩部痛をきたす疾患は消化器疾患だけでなく、循環器疾患の可能性があります。循環器疾患は、見逃すと生命の危機状態に陥ることがあるため、早期に対応しましょう。

● 主訴や問題となる所見だけでなく、問題がなさそうな所見を確認しておくことも、仮説の検証では必要なことを理解しましょう。

● 循環器疾患が疑われる場合は、心筋酸素消費量を少なくするために安静を促し、すばやく12誘導心電図検査を行い、モニター監視により異常の早期発見に努めましょう。

Keyword

▷心窩部痛　▷悪心・嘔吐　▷2型糖尿病

はじめに

　本項目では、臨床推論の具体的な進め方について、事例をもとに解説していきます。今まで学習してきた病態生理、症状のメカニズム、フィジカルイグザミネーションや検査に関する知識を総動員させる必要があります。1つひとつのStepをじっくり考え、臨床推論の思考について整理していきましょう。

DATA

- 患者：藤隆志、58歳男性
- 主病名：2型糖尿病
- 既往歴：高血圧、脂質異常症
- 経過（入院時情報）：

・56歳のときに受けた会社の健康診断で高血糖を指摘され、近医を受診した。自覚症状はなかったが、空腹時血糖（BS）178mg/dL、HbA1c 7.8％であった。栄養指導と運動療法では改善を認めず、内服による薬物治療が開始となった。深夜まで残業することがあり、一人暮らしで食事は外食が多い。喫煙習慣はなし。入院の目的は糖尿病教育入院であり、栄養指導、運動指導、服薬指導（メトホルミンを追加）を行う予定である。

・身長165cm、体重74kg、BMI 27.18

・血圧146/80mmHg、脈拍82回/分、呼吸数16回/分、体温36.4℃、SpO₂ 98%

・内服薬：グリメピリド1mg 1回2錠 1日2回

・本日2日目、午後に栄養指導、リハビリ室での運動を予定していた。

・昼食後にナースコールあり。「ご飯を食べてテレビを見ていたら、突然みぞおちのあたりが痛くなった。気持ち悪くなってトイレで吐いた」

Step1　事象の気づき

まずは、最初のStepです。

ここでは事例を読み、訴えや症状で重要と思われるキーフレーズ、キーワードを挙げてみましょう。それを普遍化された用語、SQ（Semantic Qualifier）に変換していきます。

Thinking Time!

MEMO

_____

_____

_____

_____

Answer!

藤さんの訴えや症状で重要なものは、以下の2つが考えられます。

●気持ち悪くなってトイレで吐いた

●みぞおちのあたりが痛い

「気持ちが悪くなってトイレで吐いた」というのは、SQに変換すると「悪心・嘔吐」になりますね。一方、「みぞおちのあたりが痛い」はどうでしょうか。み

ぞおちとは、上腹部の中央付近、心窩部のことです。つまり、「みぞおちのあたりが痛い」は、「心窩部の痛み」になりますね。

Step2の前に　緊急度の判断

Step2に行く前に、患者と接した場合、まずは緊急度、すなわち生命の危機につながる危険な徴候を数秒で判断します。これを、**第一印象の評価**といいます。具体的には、血圧計やモニターなど器具は使用せず、生命の危機状態につながる意識、呼吸、循環に関する危険な徴候について、五感を活用して迅速に評価します(**表1**)。

Thinking Time!

MEMO

_____

_____

_____

_____

Answer!

それでは、藤さんにショック徴候がなかった場合、第一印象はどうでしょうか。

●開眼している

●看護師と会話ができる、呼吸がある

●ショック徴候がない

これらの情報から、気道に問題がないこと、意識はJCSが1桁で意識障害がないこと、呼吸が可能で切迫した循環障害がなさそうなことがわかりますね。つまり、第一印象では、「生命の危機状態はなし」と判断することができます。この臨床判断によって、藤さんの状態をゆっくりと観察し、次のス

皆さんも、病院に実習に行く際、担当の患者さん以外でも出会ったり、話したりする患者さんで、何かおかしいと感じたら、そのままにせず、担当の看護師に伝えるようにしましょう。

表1 第一印象の評価

「何かおかしい」をそのままにしない	
①まず、声をかける	発語があれば気道(airway)は開通していて切迫する意識障害(disability)はない
②呼吸を観察	呼吸(Breathing)は浅くないか、速くないか ※この時点では聴診器などの器具は使わない
③脈に触れる	循環(Circulation)を評価する、橈骨動脈は触れるか、速くないか、弱くないか、皮膚は湿って冷たくないか

テップに従って推論を進めることができます。

Step2　データ収集・整理と情報変換

■Step2-1

次にStep2に進みましょう。

Step1で挙げた事象の気づきに関連するデータは、何が必要でしょうか。

●診察前データ

●インタビュー（問診）

●バイタルサイン

●フィジカルイグザミネーション（視診、触診、打診、聴診）

●症状に関連した観察事項

●検査データ

これらの6つの項目に沿って整理していきましょう。

Thinking Time!

MEMO

_____

_____

_____

_____

Answer!

既往歴とは、現病歴以外の過去に罹った病気やけがなどの情報であり、いつ（年齢）、どのような病気やけががあり、どのような治療（手術療法や薬物療法など）を行ったかが情報として含まれます。現病歴とは、現在の症状（主訴）の経過、つまり、始まりから今までのことになります（佐居, 2018）。

1）診察前データ

診察前データとは、主に年齢、主疾患名、**既往歴**、**現病歴**、生活習慣などになります。藤さんの場合、現病歴は、入院の原因となった主疾患である2型糖尿病で入院するまでの経緯ということになりますね。

●年齢：58歳

●主疾患名：2型糖尿病

●既往歴：高血圧、脂質異常症

●現病歴：自覚症状はなかったが、2年前に高血糖を指摘された。栄養指導と運動療法では改善を認めず、内服による薬物治療が開始となった。

●生活習慣：深夜まで残業することがあり、一人暮らしで食事は外食が多い。喫煙習慣はない。

2）インタビュー（問診）

患者にとって苦痛が大きく、重大な疾患が潜んでいる可能性が高い心窩部痛から紐解いていきましょう。痛みに関する情報収集は、OPQRSTT（p.50参照）で整理すると漏れがなくなります。藤さんの回答とともに、以下にま

とめます。

●以前にも同様のことがありましたか？ →こんな痛みは初めてだ

●痛みはどのように始まりましたか？（Onset：発症時間、様式）→テレビを見ていたら突然

●どのようなときに痛みが強くなりますか？（Provokes：緩和、増悪因子）→トイレに歩いたら痛みが強くなった

●人生最悪の痛みを10とすると、今はどれくらいですか？（Quality：痛みの程度、性質）→今は5か6ぐらいかな

●身体のどのあたりでどのような痛みですか？（Radiation：部位、放散、Quality：痛みの程度、性質）、ほかに痛いところはありますか？（Symptom：随伴症状）→みぞおちのあたりがズキズキ痛い、他に痛いところはない

　Time：時間経過は、問診時点で現在も続いているため省略、Treatment：治療は、まだ何も実施していないため省略しています。痛みは主観的な症状のため、医療従事者によって評価が異なったり、経時的な変化がわかりにくくなります。そのため、より客観的に評価する必要がありますが、その際に用いられるのが痛みの評価スケールです。さまざまな評価スケールがありますが、本事例のように意識のある患者で最も簡便なスケールが、NRS（Numeric Rating Scale、p.107参照）です。これは、「0：痛みなし」から「10：想像できる最大の痛み」までの11段階に分け、痛みの程度を数字で選択します。重要なことは、質問方法を医療従事者間で統一することです。例としては、以下のような質問方法があります。

●人生最悪の痛みを10とすると、今はどれくらいですか？

●これまで経験した一番強い痛みを10とすると、今はどれくらいですか？

●想像できる最大の痛みを10とすると、今はどれくらいですか？

　質問の方法を統一することで、聞き手によって評価が異なるという問題点を回避することができます。

　次に、悪心・嘔吐に関する問診を行います。

●腹部膨満感はありますか？ →ありません

●吐物に血液は混じっていましたか？ →混じっていなかった

●最終排便はいつですか？ →今日の朝、柔らかかった

3)バイタルサイン

　バイタルサインは、血圧、脈拍、呼吸回数、体温、SpO$_2$でしたね。藤さんの現在のバイタルサインは以下でした。

●血圧：154/88mmHg

●脈拍：110回/分、不整あり

●呼吸回数：22回/分

●体温：36.0℃

●SpO₂：96%

4）フィジカルイグザミネーション

フィジカルイグザミネーションは、視診、触診、打診、聴診と、五感を活用して確認するのでしたね。四肢の所見は、主に末梢循環を評価する際に行います。実習や臨床では、バイタルサインの測定と並行して行うことが多いと思います。現在の藤さんの所見は以下のようになります。

〈四肢〉

末梢冷感なし、湿潤なし

足背動脈、橈骨動脈の触知に左右差なし

毛細血管再充満時間（CRT）正常

浮腫、チアノーゼなし

毛細血管再充満時間（Capillary refill time：CRT）とは、末梢循環を簡易的に判定する指標で、爪を5秒間加圧した後に解除し，爪の赤みが回復するまでの時間です（p.17参照）。3秒以上時間がかかる場合に、低灌流な状態と評価します。しかし、年齢や性別、評価時の外気温の影響を受けるため、高齢者では4秒を正常値の上限とする場合もあります（Anderson, B., 2008）。

続いて、現在の藤さんの胸部と腹部の所見は以下のようになります。

〈胸部〉

胸郭の視診：動きの左右差なし、努力呼吸なし

胸郭の触診：圧痛なし、皮下気腫なし

胸郭の打診：濁音なし、過共鳴音なし

胸郭の聴診：左右差なし、心雑音、過剰心音なし

〈腹部〉

腹部の視診：腹部の膨満なし

腹部の聴診：腸蠕動音聴取可能

腹部の打診：鼓音なし

腹部の触診：筋性防御、反跳痛・圧痛なし

5）症状に関連した事項

症状に関連した観察事項は、使用している薬剤や医師の指示書、記録になります。これらのデータは、事例に書かれていましたね。藤さんでは、以下のようになります。

●使用している薬剤

内服薬：グリメピリド＊1mg 1回2錠 1日2回

用語解説

＊グリメピリド：スルホニル尿素（SU）薬であり、膵β細胞膜上のSU受容体に結合してインスリン分泌を促進させ、服用後短時間で血糖降下作用を発揮する（一般社団法人 日本糖尿病学会, 2018）。

●医師の指示書、記録

指示書：糖尿病に対して、栄養指導、運動指導、服薬指導(メトホルミン*追加予定)を行う。

6)検査データ

藤さんは、糖尿病の教育入院が目的のため、現在の検査データは朝8時の採血結果のみとなります。最新の画像検査などがある場合は、そのデータも必要になりますね。藤さんの採血結果は、以下になります。

WBC 8,600/μL	RBC 466/μL	Hb 15.5g/dL	Ht 45.1%
Plt 230,000/μL	APTT 27.4秒	PT-INR 1.02	T.P 7.5g/dL
Alb 4.6g/dL	Tbil 0.4mg/dL	AST 19U/L	ALT 25U/L
γ-GTP 44U/L	LDH 206U/L	ALP 88U/L	CK 86U/L
BUN 16mg/dL	Cre 0.76mg/dL	Na 137mEq/L	K 3.7mEq/L
Cl 97mEq/L	BS 166mg/dL	CRP 0.3mg/dL	

■Step2-2

Step2の次の段階として、把握しているさまざまなデータの意味づけを行い、状況に対する解釈を進めていきます。共通の現象を構成する情報をまとめ、本書で学習してきた内容を活かして、分析していきましょう。まずは、藤さんの主観的な症状について考えていきます。

Thinking
Time!

MEMO

_____

_____

_____

_____

Answer!

1)OPQRSTTによる症状の評価

●みぞおちにズキズキする痛みがある

藤さんの症状について、問診ではOPQRSTTで評価しましたね。みぞおちのズキズキする痛み、というのは**悪心・嘔吐を伴う、安静時、NRS5～6の心窩部の鋭い痛みがある**ということになります。

みぞおちのあたりが痛い。藤さんは心窩部痛を訴えていることから、この時点で主訴を腹痛と判断して消化器系の疾患を想像しがちです。しかし、心窩部痛＝腹痛という考え方は危険です。なぜなら、心窩部痛をきたす疾患は、消化器疾患だけでなく、心血管疾患まで多岐にわたるからです。心窩部痛は、

用語解説

＊メトホルミン：ビグアナイド薬であり、肝臓での糖新生、消化管からの糖吸収を抑制するなど、さまざまな膵外作用によりインスリン抵抗性を改善させる(一般社団法人 日本糖尿病学会，2018)。

胸痛としてとらえる、腹痛としてとらえる、という2つの視点で推論をする必要があります。

2）循環動態の評価

続いて、バイタルサインと四肢、胸部のフィジカルイグザミネーションの結果から、循環動態を評価します。

●血圧154/88mmHg、脈拍110回/分、不整あり
●足背動脈、橈骨動脈触知に左右差なし
●毛細血管再充満時間（CRT）正常
●心雑音、過剰心音なし

心雑音や過剰心音は認めないため、弁膜症や心不全などの可能性は低く、末梢循環は問題がないことがわかります。一方、血圧の上昇、脈拍の増加・不整を認めます。その理由として、心窩部痛によって交感神経が緊張することで脈拍が増加します。また、交感神経の緊張によって血管が収縮し、血圧が上昇します。血管の収縮は組織の血流低下を招き、組織が酸素欠乏となり、代謝が悪化することにより組織が障害され、ブラジキニンなどの発痛物質が産生され、これらがさらに痛みを誘発するという悪循環を生み出します。

つまり、藤さんの循環の状態は、**痛みの影響で血圧上昇、脈拍増加、脈に不整がある状態**であると意味づけできます。

3）呼吸・胸腹部の評価

次に、呼吸と胸腹部のフィジカルイグザミネーションの結果を意味づけしていきます。

●呼吸数22回/分、SpO$_2$ 96%
●呼吸困難感なし
●胸腹部のフィジカルイグザミネーションで異常所見がない

これらの情報から、**今の時点で呼吸に問題がなく、腹膜刺激症状がないこと**がわかります。主訴や問題となる所見だけでなく、問題がなさそうなところを確認しておくことも仮説を検証する際に重要となってきます。

4）血液検査結果の評価

次に、血液検査の結果です。血液検査は、バラバラに評価するのではなく、意味内容が似ている項目ごとにまとめていきます。

●WBC 8,600/μL、CRP 0.3/μL
●CK 86U/L、LDH 206U/L

基準値から評価すると、WBCとCKが微増しています。これは、どこかの組織の炎症でしょうか。WBCは、細菌感染症や生体への侵襲によって増加します。WBCの増加は、体内に侵入した細菌や異物、生体への侵襲に対する防御反応として、主に白血球の1つである好中球の増加を反映しています。この生体の防御反応を炎症といいます。そして、CK（クレアチンキナーゼ）

は、本来筋肉の中にある酵素のことです。骨格筋だけでなく、心臓や脳にも含まれます。CKの上昇は、筋肉の細胞が壊れたことを意味します。どの部位の損傷かどうかは、追加で採血することで調べることができます。したがって、**どこかの組織の炎症、もしくは、筋肉や脳、心臓の損傷**が疑われます。

5）採血結果の評価

他の採血結果についてもみていきましょう。

- Hb 15.5g/dL　　Ht 45.1%　→今の時点で貧血は認めない
- Plt 230,000/μL　APTT 27.4秒　　PT-INR 1.02秒
  →凝固機能に異常がない
- Tbil 0.4mg/dL　　AST 19U/L　　ALT 25U/L　　γ-GTP 44U/L
  →肝機能の悪化はない
- BUN 16mg/dL　　Cre 0.76mg/dL　→腎機能の悪化はない
- Na 137mEq/L　K 3.7mEq/L　　Cl 97mEq/L　BS 166mg/dL
  →電解質に異常はなし。血糖値は高いが、入院時の情報と比較して変わりはなさそう。

6）現病歴と既往歴の確認

最後に現病歴と既往歴を確認しておきます。ここで重要な情報は、**2型糖尿病で入院しており、高血圧と脂質異常症の既往がある**ということでしょうか。これらの疾患は、生活習慣病として、さまざまな疾患の危険因子となる可能性があるからです。

藤さんの重要な情報をまとめると、以下のようになります。

- 心窩部の鋭い痛みがある
- 悪心・嘔吐がある
- 血圧上昇、脈拍増加、脈に不整がある
- 呼吸に問題はなさそう
- 腹膜刺激症状はない
- WBC・CKが微増している
- 2型糖尿病による入院、高血圧・脂質異常症の既往がある

意味づけされ、重要な情報に変換されたこれらを用いて、次のステップに進みます。

Step3　推論仮説・検証

Step3は推論仮説、推論検証です。これまでに整理した情報から原因を推論し仮説を立てます。藤さんに何が起こっているのか、その原因は何が考えられるのかを分析的に推論していきます。1つに絞らず、複数の可能性を検

258

討してみましょう。

■ Step3-1　　主訴は「心窩部の鋭い痛み」でしたね。主訴を中心に推論を展開していくと、循環器疾患、もしくは消化器疾患の可能性が高いと推測できます。まずは、循環器疾患の見逃してはいけない重大な疾患から考えていきましょう。

1)急性冠症候群

● 心窩部の鋭い痛み

● 悪心・嘔吐

● 2型糖尿病による入院、高血圧・脂質異常症の既往

● WBC・CKの微増

　不安定狭心症、急性心筋梗塞、心臓突然死は、同一の病態によって急性の心筋虚血が発生する疾患群として、急性冠症候群(ACS：acute coronary syndrome)と呼びます。冠動脈のプラークが破綻し、血栓が形成されることで冠動脈が急速に狭窄、もしくは急速に閉塞することにより発生します。症状とアセスメント(呼吸循環)の項(p.133参照)で、心窩部痛と悪心・嘔吐の組み合わせは、下壁の心筋梗塞を疑う所見であるということを学習しました。下壁は横隔膜に近く、また迷走神経反射が亢進するため、心窩部痛と消化器症状を引き起こす、でしたね。

2)大動脈解離

● 心窩部の鋭い痛み

● 2型糖尿病による入院、高血圧・脂質異常症の既往

　大動脈壁の内膜に亀裂が生じ、そこから血液が中膜に侵入する疾患のことをいいます。つまり、大動脈が裂ける疾患です。通常、急性に発症し、失神するほどの激烈な胸痛、大動脈が裂ける部位によっては背部痛や腰痛を認めることがあります。急性冠症候群など、胸痛を主訴とする疾患との鑑別が重要となります。

3)不整脈

● 心窩部の鋭い痛み

● 脈拍の不整

　動悸とは、自分の心臓の鼓動を自覚することであり、鼓動が速くなったり、不規則になったり、強くなったりする場合に生じる違和感や不快感のことです(p.135参照)。患者によっては、動悸を痛みとして表現することも考えられます。さらに、脈拍の不整があることから、何らかの不整脈が原因である可能性があります。

4)心膜炎

● 心窩部の鋭い痛み

● WBC・CKの微増

　心膜は臓側心膜と壁側心膜からなり、それぞれの心膜の間には、20 〜

40mL程度の心嚢液という漿液が存在します。心膜は、心臓と周囲の臓器との摩擦を少なくしています。心膜炎は、何らかの原因で心膜に炎症が起こり、心嚢液が増加してしまう疾患です。急性心膜炎では、鋭い胸痛を伴うことが多く、しばしば急性心筋梗塞との鑑別が必要になります。

5）膵炎

続いて、消化器由来の疾患についても考えていきましょう。

● 心窩部の鋭い痛み

● 悪心・嘔吐

膵臓の働きには、栄養分を分解するさまざまな消化酵素を含む膵液を十二指腸に分泌する外分泌機能と、インスリン、グルカゴンのように血糖を調節するホルモンを分泌する内分泌機能があります。栄養分の分解を助けるために作られる消化酵素が、過剰に分泌されたり、スムーズに排出されなかったりして膵臓内に滞り、病的に活性化することで膵臓そのものを自己消化することで炎症を起こす疾患を膵炎といいます。代表的な症状は心窩部の鋭い痛みであり、膵臓は胃の裏側に位置しているため、背部痛を訴えることもあります。

6）胆嚢炎

● 昼食後、心窩部の鋭い痛み

● 悪心・嘔吐

● 糖尿病・高血圧・脂質異常症の既往

胆嚢や胆管が、結石もしくは腫瘍など何らかの原因で閉塞すると、胆嚢壁の循環が障害され、胆嚢壁のうっ血や浮腫といった局所の炎症が発生します。そして、胆嚢にうっ滞した胆汁が細菌感染を引き起こすことにより急性胆嚢炎となります。炎症が進むと、食後数十分から数時間後に右季肋部や心窩部の痛みが出現します。

7）胃潰瘍

● 昼食後、心窩部の鋭い痛み

胃潰瘍の自覚症状の大部分は、上腹部、とくに心窩部の痛みです。胃潰瘍は食後に痛みが増強するという特徴があります。

これまでに整理した重要な情報からは、これらの推論仮説が挙がると思います。このほかにも例えば、心窩部の痛みがあって「強い呼吸困難」を訴えれば、「肺塞栓症」が挙がるかもしれません。もしかしたら、早食いで急にご飯を食べた影響で心窩部痛が出現したかもしれません。

患者の状態を推論し、仮説を立てるときに、まず考えるのは、**主疾患の増悪か、新たな疾患の発症**です。今回のように、主疾患の増悪では考えにくい主訴が出現した場合は、別の疾患の発症を疑います。

■Step3-2

それでは、挙げた仮説を立証する、つまり、「心窩部の痛みをきたしている原因はこれだ」と確証を得るためには、どのように検証したらいいでしょうか。いずれの仮説も、1つの所見や、1つの検査で立証することはできません。いずれも、仮説の推論で用いた意味づけされた情報に加えて、新たな所見や検査で得られたデータを検討して、仮説を立証していきます。

Thinking Time!

MEMO

_____

_____

_____

_____

Answer!

1）急性冠症候群

● 12誘導心電図
● 血液検査：心筋逸脱酵素（とくにCKMB、トロポニンT）

急性冠症候群であるかどうかを検証するために、最も重要な検査は、12誘導心電図と血液検査です。

12誘導心電図では、STの変化を確認しましょう（**図1**）。急性冠症候群を含む虚血性心疾患では、STの変化はとても重要な情報になります。また、12誘導心電図は看護師がすぐに測定できる侵襲の少ない検査になるので、すばやく対応することができます。

血液検査では、CKの微増の原因を探るためにより特異的な検査を行います。「特異的」ということは他の病気や状態では見られない、ということです。つまり、心筋がダメージを受けると血液中に漏れ出す心筋逸脱酵素を確認します。急性冠症候群の早期診断に必要なのがCKMBとトロポニンTです。**表2**を見てください。発症してから、CKMBとトロポニンTの数値は比較的

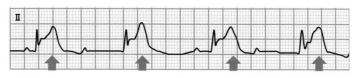
STが上昇している。

図1 急性心筋梗塞の心電図変化

表2 急性冠症候群の血液検査

	WBC	CKMB	トロポニンT	AST	LDH
上昇の目安（時間）	2〜3	2〜3	3〜4	6〜12	12〜24

早い時間に上昇するため、診断に優れている検査といえます。さらにCKMBは、心筋壊死の範囲を評価するうえでも重要なため、数時間ごとの定期的な採血で評価していきます。

2）大動脈解離

●血圧の左右差の有無

●痛みの位置が変わるか

●造影CT

●心エコー

　大動脈解離は、心臓から全身に向かって出ていくメインの道路、大血管が裂けてしまう疾患です。高血圧の患者が発症するリスクの高い病気ですが、大血管の裂ける場所によって血圧の左右差、上下肢差が出てきます。血管が裂ける、ということは激烈な痛みですから、その痛みによってさらに血圧が上昇し、さらに大動脈が裂けるという悪循環に陥ります。そのため、大動脈解離の痛みは、発症時から痛みの位置が移動するという特徴があります。そして、診断には造影CTや心エコーを行います。

3）不整脈

●12誘導心電図

　脈拍の不整が不整脈であることを調べる、不整脈であればその種類を特定するために、12誘導心電図を行います。脈拍が不整となる代表的な不整脈に期外収縮や心房細動があります。

4）心膜炎

●発熱の有無

●心膜摩擦音の有無

●胸部X線検査

●心エコー

●12誘導心電図

　注意深く聴診し、心膜摩擦音の有無を確認します。心膜摩擦音とは、炎症が生じた心膜同士がこすれ合う音になります。画像検査では、胸部X線検査で心嚢液貯留による心拡大の有無を確認します。一方、心嚢液の評価には心エコーが簡便で侵襲が少ない検査になります。12誘導心電図では、aV_RとV_1を除く、ほぼすべての誘導でSTが上昇しますが、心筋の壊死は起こらないため、急性心筋梗塞でみられる異常Q波は出現しません。

5）膵炎

●血液検査（アミラーゼ、リパーゼ）

●腹部エコー

●造影CT

　膵炎は、自己消化によって膵細胞が破壊された結果、消化酵素が血管内

に漏れ出します。そのため、血液中の膵酵素の値を評価します。

　アミラーゼとは炭水化物を分解する消化酵素の1つで、主に膵臓と唾液腺から分泌されます。血中アミラーゼが高値を示す場合、膵臓および唾液腺が障害を受けていることがわかります。一方、リパーゼは、膵臓に含まれる消化酵素の1つで、十二指腸に分泌され、脂肪を分解する働きをします。血中リパーゼはアミラーゼよりも膵臓の特異性が高く，異常高値の持続期間も長いことから，急性膵炎の診断には最も有用な検査になります。腹部エコーや造影CTでは、膵臓に炎症が起きた結果、膵臓が腫れたり、周囲に液体が貯留している所見を確認します。

6）胆嚢炎

● **右季肋部の圧痛、マーフィー徴候の有無**

● **発熱の有無**

● **腹部エコー**

　マーフィー徴候とは、右季肋部を圧迫しながら深呼吸を促すと、痛みのために途中で吸気が止まってしまう現象のことをいいます。右季肋部の圧痛、マーフィー徴候ともに胆嚢炎の所見として重要です。腹部エコーでは、胆嚢炎の特徴的な所見である胆嚢腫大や胆嚢壁の肥厚を確認します。

7）胃潰瘍

● **吐血、下血(黒色便)の有無**

● **貧血の有無**

● **内視鏡検査**

　胃潰瘍の特徴的な症状に吐血や下血(黒色便)があります。また、診断には内視鏡検査が必要です。

Step4　問題判断と優先順位

　緊急度と重症度の図に当てはめて優先順位をつけ、その理由を考えます。

Thinking Time!

MEMO

_____

_____

_____

_____

Answer!

Step4-1

　緊急度が高く、重症度も高いものが優先順位は高くなります。今回は、7

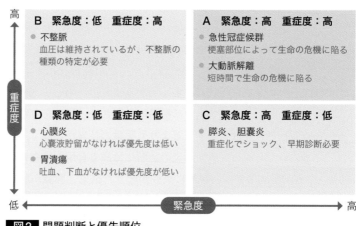

図2　問題判断と優先順位

つの仮説に対して、なぜ優先順位が高いのか、その理由を考えながらA〜D
に分類してみます（**図2**）。ここでは、「この原因のほうが疑わしい」という、
可能性の高さではなく、「可能性は低いかもしれないけど、まずはこれを否定
しておかなくては危ない」という、優先度の高さです。

■Step4-2　　A〜Dに分類した理由を考えます。

（A）緊急度が高く、重症度が高い

　Aには、最も緊急度が高く、重症度が高いものとして、急性冠症候群、
大動脈解離を分類しました。どちらも生命の危機状態を引き起こす可能性が
高く、時間的余裕がなく、確実に診断しておく必要がありますね。

（B）重症度は高いが、緊急度は低い

　Bには、重症度は高いけれど緊急度は低いものとして、不整脈を分類しま
した。現在の脈拍数からは、短時間の急変は考えにくいですが、不整脈の
種類を特定しておく必要があります。

（C）重症度は低いが、緊急度は高い

　Cには、重症度は低いけれど、緊急度は高いものとして、膵炎、胆嚢炎を
分類しました。どちらも重症化を回避するためには、早期の診断が必要です。

（D）緊急度も重症度も低い

　Dには、緊急度も重症度も低いものとして、心膜炎、胃潰瘍を分類しまし
た。

Step5　ケアの選択

　Step5ではケアの選択です。Step3の仮説が原因であった場合のケアを検
討します。Step4で検討した優先度の高い順にケアを挙げていきます。

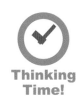

Thinking Time!

MEMO

_____

_____

_____

_____

Answer!

1）検査の実施、依頼・準備

● **12誘導心電図検査の実施**

● **採血の依頼、準備、実施**

● **胸部X線検査、造影CT、心エコー、腹部エコーなど諸検査の依頼、準備**

　早期に原因を特定し、治療を進めるためには、仮説の検証に必要な情報を新たに収集する必要があります。そして、緊急度が高い場合、急変の可能性を常に考えながら、バイタルサインや症状を観察し、患者の不安に配慮した検査の実施、準備が必要です。まずは、緊急度・重症度の最も高い疾患を否定します。そして、侵襲度が低く、コストがかからない簡便な検査から実施していきます。循環器疾患では、12誘導心電図が看護師の判断で実施可能であり、侵襲度も少なく、いくつかの仮説を同時に検証することが可能です。

2）継時的な観察で急変を回避する

● **頻繁に訪室**

● **心電図・SpO₂の持続的な測定**

● **血圧の上下肢差、左右差の有無**

● **症状の確認、評価**

　意識、呼吸、循環の継続的な観察で急変を回避します。とくに、藤さんは循環器疾患の可能性があるので、ショック徴候の評価は重要です。これまで学習してきたように、ショックとは、ただ単に血圧が低下した状態ではありません。血圧が低下していなくても、細胞や組織の酸素不足からショックとなっていることがあります。生体は、ショックに陥ると、心臓や脳など重要臓器への酸素供給を優先させるため、交感神経の働きによって酸素消費量が少ない皮膚などの臓器への血液供給が低下します。この代償反応によって、血圧が維持される一方で、ショック徴候が出現します。そのため、フィジカルイグザミネーションによって血圧低下の前兆となる症状を手がかりにすることで、血圧が低下する前にショックを認知することができ、早期に対応することができます。

3）痛みを軽減させる体位を工夫する

● **安楽な体位に調整する**

● **嘔吐による誤嚥を防止するため、頭部は挙上する**

● **膵炎は前屈みになることで痛みが軽減することがある**

ポジショニングとは「患者の状態に合わせて体位や姿勢を工夫し、また管理すること」（大久保ら、2011）とされています。主訴である心窩部の鋭い痛みが少しでも緩和され、快適に過ごすことができるように体位を調整します。

4) 症状を緩和して安静を促す

- ●ベッド上安静を促す　　●日常生活動作を援助する
- ●絶飲食とする　　●医師に鎮痛薬の処方を依頼する

藤さんは循環器の急性疾患の可能性があります。痛みがある状態での動作は、より交感神経が刺激され、心拍数の増加・血圧の上昇を招き、心筋酸素消費量が増加します。その結果、病態が悪化する可能性があります。そのため、安静を促し、日常生活動作を援助することによって、心筋酸素消費量を増大させないようにします。とくに排泄動作は、心臓にかかる負担が大きいため、動作中の急変に注意が必要です。また、急変や今後の検査、治療に備えて、絶飲食とします。痛みの悪循環を止めるためには、客観的な痛みの評価に応じた薬物療法やケアによる鎮痛管理が必要です。体位調整を中心としたケアによる痛みの軽減とともに、鎮痛薬の処方を医師に依頼します。

5) 安静にできる環境を整備する

例えば、「動くことで症状が悪化する可能性があります。ベッドで安静にして、トイレもベッドの上で行いましょう。姿勢を変えるときも、お身体の負担が少なくなるようにお手伝いします」というように説明します。

- ●経過を平易な言葉でわかりやすく説明する
- ●症状が強くなったとき、ベッド上での排泄や姿勢を変えるとき、不安が強く心配ごとがあるときなど、何かあったらいつでも看護師を呼ぶように説明する
- ●症状緩和、安心感を与えるために、痛みのある心窩部や、吐き気が強い場合は背中をさする。ただし、触れられることに抵抗がある可能性もあるため、「痛みのある部位をさすりましょうか？」等の声かけが必要である
- ●衣服を緩める
- ●部屋の照明を調整する

原因の検索中、藤さんは、症状の原因がわからない不安があるだけでなく、安静を強いられることになります。藤さんが自分の置かれている状況を理解し、安静に過ごすことができるように配慮します。そして、患者が主体的にケアに参加できるように環境を整えることによって、患者の精神的な負担を軽減させることができます。

Step6　ケアのメリット・デメリット

Step6ではStep5で挙げたケアのメリット・デメリットを考えます。ケアを実施することで、患者が得る利益と不利益にはどのようなことがあるでしょうか。

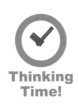

Thinking Time!

MEMO

_____

_____

_____

_____

Answer!

　ケアを実施することによるメリットとしては、すみやかな診断、経時的な変化への気づき、ポジショニングによる苦痛の緩和、酸素消費量の減少、病態の悪化防止が考えられます。一方、ケアを実施しないデメリットとしては、診断の遅れ、経時的な変化に気づけない、ポジショニングによる酸素消費量の一時的な増加、ベッド上安静による苦痛、病態の悪化が考えられます。

Step7　患者への説明

　Step4で問題を判断し、Step5で選択したケアを実施するためには、藤さんにどのような説明をするとよいでしょうか。藤さんが現在の状況を理解できるように説明します。

Thinking Time!

MEMO

_____

_____

_____

_____

Answer!

　下記に、一例を示します。

【患者への説明の例】
- ●吐き気があって、みぞおちのあたりが痛むのですね。初めての症状で心配ですね。
- ●藤さんの病気が悪化していたり、新しい病気の可能性もあるので、医師と相談しながら検査をして調べていきます。
- ●症状が強くなったら、我慢せずにすぐに教えてください。
- ●新しい病気が原因だった場合、動くと症状が悪化する可能性があります。ベッドで安静にして、トイレもベッドの上で行いましょう。お手伝いしますので、遠慮せずにナースコールで呼んでくださいね。
- ●嘔吐する可能性があるので、近くに洗面器を置いておきます。吐物がのどに詰まらないように少しベッドの頭元を挙げておきますね。落ち着いたら

うがいができますから、ナースコールで呼んでくださいね。

●何が起こっているかわからなくて不安だと思います。主治医と相談しながら、状況をその都度お伝えするようにしますね。

Step8　ケアの報告と記録

■Step8-1　気づいた事象と実施したケアを、リーダー看護師へSBARで報告しましょう。

MEMO

_____

_____

_____

_____

　以下に、一例を示します。

1)状況(S：Situation)

　藤隆志さんですが、心窩部痛と悪心・嘔吐がありますので報告します。

2)背景(B：Background)

　高血圧、脂質異常症の既往があり、糖尿病の教育入院2日目の患者さんです。昼食後からNRS 5〜6の心窩部の鋭い痛みがあります。ショック徴候はありませんが、頻脈で不整があります。悪心・嘔吐がありますが、腹膜刺激症状や腹部膨満はなく、腸蠕動音も変わりません。

3)評価(A：Assessment)

　心窩部の痛みと悪心・嘔吐から急性冠症候群や大動脈解離が疑われます。

4)提案(R：Recommendation)

　症状が悪化する場合はすぐに伝えること、ベッド上で安静にすることを説明しました。12誘導心電図をとって、モニター装着を行います。医師への報告、採血や検査・鎮痛薬の処方依頼をお願いしてもよろしいでしょうか。

■Step8-2　観察した内容と実施したケアを診療録へSOAPで記録しましょう。

MEMO

_____

_____

Answer! 以下に、一例を示します。

1）主観的データ（S：Subject）

患者の訴えをそのまま記録します。

「ご飯を食べてテレビを見ていたら突然みぞおちのあたりが痛くなった」

「気持ち悪くなってトイレで吐いた」

「トイレに歩いたとき痛みが強くなった」

「みぞおちのあたりがズキズキ痛む。(NRSで)今は5～6ぐらい」

「(最終排便は)今日の朝、柔らかかった」

「吐物に血は混じっていなかった」

2）客観的データ（O：Object）

次のアセスメントで紐づけられる情報を記録します。

昼食後、安静時に突然の心窩部の鋭い痛みに伴う悪心・嘔吐あり。

バイタルサイン：血圧114/88mmHg、脈拍110回/分

不整あり、呼吸数22回/分、体温36.0℃、SpO$_2$ 96%

胸郭の動きの左右差なし、胸郭の圧痛、皮下気腫なし、胸郭の打診による濁音なし、肺音左右差なし、心雑音、過剰心音なし

四肢動脈触知可能、CRT正常、末梢冷感、湿潤なし

腹部の膨満なし、腸蠕動音聴取可能、腹部の打診による鼓音なし、腹膜刺激症状なし

8時の検査データ：WBC 7,600/μL、CK 61U/L、BS 166mg/dL

3）評価（A：Assessment）

ここでSとOのデータをアセスメントします。

・ショック徴候は認めないが、頻脈で不整あり、心窩部痛と悪心の症状が持続している。一方、呼吸状態や腹部所見に変化がない。これらのことから、急性冠症候群や大動脈解離の可能性がある。

・既往に冠危険因子があり、今朝の採血では、WBCとCKが微増していることと、心窩部痛と悪心・嘔吐の症状から、とくに右冠動脈領域の心筋梗塞の可能性が疑われる。

4）計画（P：Plan）

以下の内容をプランに追加します。

●モニター装着、経時的に観察し、ショック徴候の早期発見に努める。

●症状の増悪時にはすぐに知らせるよう患者に説明し、ベッド上安静を促す。

●12誘導心電図検査を実施する。

●採血、画像検査の指示を確認し、実施、結果を確認する。

●鎮痛薬の処方を医師に依頼する。

●今後の急変に備えて絶飲食とする。

●嘔吐時の誤嚥を防ぐため、頭部を挙上し、ベッド周囲の環境を整える。

まとめ

　本項は、循環に問題がある事例でした。それでは、臨床や実習で活かすことができるように、本事例の重要なポイントを振り返っておきましょう。

●急に起こった激しい痛みは緊急性が高い

　→バイタルサイン、ショック徴候で緊急性を判断する

●痛みの程度を経時的に評価する

　→OPQRSTTの活用、表情や姿勢、バイタルサインで判断する

●心窩部痛は胸痛、腹痛、両方の視点で捉える

　→循環器疾患の可能性を考えながら、腹部所見を評価する

●循環器疾患が疑われたら、①ベッド上安静、②12誘導心電図、③モニター監視

　→心筋酸素消費量を少なくし、異常の早期発見につなげる

（山形泰士）

学生への応援メッセージ

　循環の事例、難しかったでしょうか？ 実習や臨床で患者さんを通して学ぶ経験は、宝物です。1人ではわからないことでも、教科書を参考にしたり、先輩や医師に相談することで、さらに学びを深めることができます。自分のペースで一歩ずつ成長していきましょう。

■ 引用・参考文献

1) Anderson, B., Kelly, A. M., Kerr, D., et al.：Impact of patient and environmental factors on capillary refill time in adults. The American journal of emergency medicine, 26(1)：62-65, 2008.

2) 日本糖尿病学会：糖尿病治療ガイド 2018-2019. 文光堂, 2018.

3) 日本臨床救急医学会 緊急度判定体系のあり方に関する検討委員会：緊急度判定の体系化；発症から根本治療まで. 日本臨床救急医学会雑誌, 19(1)：60-65, 2016.

4) 大久保暢子, 牛山杏子, 鈴木恵理ほか：看護における「ポジショニング」の定義について — 文献検討の結果から—. 日本看護技術学会誌, 10(1)：121-130, 2011.

5) 佐居由美：第1章 ヘルスアセスメントに必要な基本的5技法の留意点と手順. 大久保暢子 編, 日常生活行動からみるヘルスアセスメント. p.5-16：日本看護協会出版会, 2018.

事例③　内科系（消化器系）

3 胆石性胆嚢炎の患者が 腹痛・吐き気を訴えている

講義動画

Summary

　消化器系は、口から肛門まで続く器官であり、口腔、食道、胃、小腸、大腸、肛門といった消化管と、膵臓や肝臓、胆嚢といった消化管以外の臓器もあります。腹部には消化管や消化管以外の消化器に関連する臓器、また腹部大動脈などの血管系に関連する臓器、腎臓など泌尿器系に関連する臓器や生殖系に関連する臓器があります。

　今回の症例は、食後に悪心・腹痛を訴えている患者に対して臨床推論を展開します。患者の訴えやフィジカルイグザミネーション、既往などから、悪心・腹痛の原因はこれだ、と判断し、症状を悪化させないケアを考え、ケアを患者へ説明し実践します。

Keyword

▷腹痛　▷悪心　▷腹部の観察（9分割法）　▷心窩部痛　▷腹膜刺激症状

はじめに

　　本項では、食後に出現した悪心、腹痛を訴えている患者の臨床推論を行っていきます。

DATA

- ■ 患者：看護太郎さん、80歳男性
- ■ 主病名：胆石性胆嚢炎
- ■ 既往歴：高血圧、心房細動、鼠径ヘルニア手術（78歳）
- ■ 経過（入院時情報）：
- ・1週間前の昼食のあと、心窩部の痛みが出現し外来受診、胆石発作の診断でカロナール® が処方された。今回、右脇腹の痛みと熱発を自覚し入院となった。

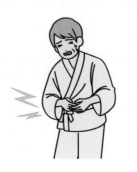

・身長164cm、体重61kg。入院時のバイタルサインは、血圧107/68mmHg、脈拍102回/分、呼吸数22回/分、体温37.7℃。内服薬は、ワーファリン2.5mg 1錠、ビソプロロールフマル酸塩錠2.5mg1錠。入院時CTでは、胆嚢腫大や壁肥厚があった。入院後、絶食と補液、抗生剤による治療が開始され、本日は入院5日目、昼より食事が開始となった。

・食後1時間経過したところ、ナースコールがあり訪室すると「ご飯を食べてからお腹が痛くなってきました。気持ち悪いです」と訴えた。

Step1　事象の気づき

Step1は事象の気づきです。患者に何が起こりましたか？ 患者や家族の訴えから気づいたことは何でしょうか？

Thinking Time!

MEMO

_____

_____

_____

_____

Answer!

　まず、患者の訴えや症状で重要だと思われるキーフレーズ・キーワードを挙げます。挙がったキーフレーズ・キーワードを、普遍化された用語、SQ (Semantic Qualifier)に変換します。

　看護太郎さんは、「お腹が痛い」と言っています。これを普遍化された用語、SQに変換すると「腹痛」となります。「気持ち悪い」を普遍化された用語、SQに変換すると「悪心」となります。「ご飯を食べたあとからお腹が痛い」を普遍化された用語、SQに変換すると「食後腹痛出現」となります。「ご飯を食べたあとから気持ち悪い」を普遍化された用語、SQに変換すると「食後悪心出現」となります。

Step2の前に　緊急度の判断

　Step2に進む前に、いついかなるときも、まず緊急度、生命危機の状態かどうかを判断することが重要です。生命危機の状態を判断するためには、「意識・呼吸・循環」を確認する必要があります。

MEMO

_____

_____

_____

_____

Thinking Time!

Answer!　今回、看護太郎さんはショック徴候がなかったとして考えてみます。

　看護太郎さんは、ナースコールを使用し、看護師に向かって話しています。ということは、開眼し会話は可能と判断できます。意識はJCSで1桁です。呼吸は、会話をしているので呼吸はあります。循環は、ショック徴候がないとなれば、「意識」「呼吸」「循環」は問題なしとなり、「生命危機状態はなし」となります。「生命危機状態はない」ことがわかったので、しっかりと観察し臨床推論を進めていきます。

Step2　データ収集・整理と情報変換

■Step2-1
　事象の気づきに関連するデータは何が必要かを考えます。

　必要な項目は、下記の6項目です。それぞれの項目ごとに考えていきます。

- ●診察前データ
- ●インタビュー（問診）
- ●バイタルサイン
- ●フィジカルイグザミネーション
- ●症状に関連した観察事項
- ●検査データ

Thinking Time!

MEMO

_____

_____

_____

Answer!　1）診察前データ

　「年齢」「主疾患名」「既往歴」「現病歴」「罹患期間」です。

　看護太郎さんは、年齢は80歳、主疾患名は胆石性胆嚢炎、既往歴は、高血圧症、心房細動、78歳のときに鼠径ヘルニアの手術をしています。現病歴は、入院1週間前、昼食後に心窩部痛が出現、胆石発作の診断で鎮痛薬のカロナール®を処方されました。今回、右脇腹痛と発熱を認めたため入院、罹患期間は1週間となります。

2) インタビュー（問診）：

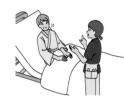

　インタビュー（問診）では、患者の訴えに注目し、関連する症状を自覚しているかを確認します。ほとんどの症例で、以前に同様のことがあったか？は確認します。看護太郎さんは、腹痛を自覚しています。痛みの情報をより詳しく聴取するために、OPQRSTの項目があります。「痛みはいつから」、「どのような痛みか」、「痛みの強弱はあるか」、「他の症状（随伴症状）はあるのか」、「どのような随伴症状があるのか」、「痛みや随伴症状は間欠的か持続的か」の内容を確認します。痛み以外にも腹部の所見として「腹部膨満感はあるか」「最終排便日や便の性状」を聞きます。

　では、実際に看護太郎さんへのインタビューをしていきましょう。

- 「以前に同様のことがありましたか？」→「入院前にご飯を食べたあとに痛くなりました。痛み止めを飲んだら楽になっていたので、食後は飲んでいました」
- 「痛みはいつからですか？」→「ご飯を食べてから少し経ってから痛みが出ました」
- 「どのような痛みですか？」→「みぞおち辺りが重苦しいというか、鈍い感じの痛みです」
- 「痛みの強弱はありますか？」→「強くなったり弱くなったりしていますね。波があります」
- 「他の症状（随伴症状）はありますか？」→「お腹の痛み以外にもあります」
- 「どのような随伴症状がありますか？」→「吐き気ですね。あと背中も張っている感じがします」
- 「痛みや随伴症状は、間欠的ですか？　持続的ですか？」→「痛みは波があります。吐き気は続いていますが、吐くまではないです。お腹の張っている感じは続いています」
- 「最終排便日や便の性状はどうでしたか？」→「最後に出たのは入院した日に出ました。そのあととは食べていないので、出るものがないんじゃないですかね」
- 「排ガスは出ていますか？」→「おならは出ています」

3) バイタルサイン

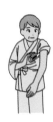

　バイタルサインは、血圧、脈拍、呼吸数、体温、SpO₂です。今回は、血圧106/70mmHg、脈拍120回/分、呼吸数22回/分、体温36.8℃、SpO₂97%です。

4) フィジカルイグザミネーション

　フィジカルイグザミネーションは、視診・触診・打診・聴診と五感を活用して確認します。腹部の場合は、視診・聴診・打診・触診の順番で確認します。看護太郎さんの腹部イグザミネーションでは、視診では、腹部の膨

満なし・上下差や左右差なし、聴診では腸蠕動音の聴取可能・ピチン・ピチンという金属音はなし、打診では鼓音が聴取・響くような亢進した状況はなし、触診では腹部の緊張なし、となります。

　腹部の触診は、9分割法で詳細に確認します。右季肋部、心窩部、左季肋部に圧痛を認めます。臍部に軽度圧痛を認めます。右側腹部、右腸骨部(回盲部)、下腹部、左側腹部、左腸骨部には、圧痛を認めませんでした。

　フィジカルイグザミネーションでは、腹部だけに注目するのではなく、腹部以外の観察も重要となります。例えば、顔色の観察では蒼白なし、眼瞼結膜は薄ピンク、角膜の色は黄染なし、口唇の色は薄紅〜紅色、舌の状態は潤っている、となります。

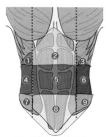

①右季肋部 ②心窩部 ③左季肋部
④右側腹部 ⑤臍部 ⑥左側腹部
⑦右腸骨部 ⑧下腹部 ⑨左腸骨部

腹部の9分割法

5)症状に関連した観察項目

　使用している薬剤を確認します。内服薬は、ワーファリン2.5mg1錠、ビソプロロールフマル酸塩錠2.5mg1錠です。点滴は抗菌薬が投与されています。医師の指示書や記録には、本日昼より食事開始となっています。

6)検査データの確認

　検査データには、血液検査や胸部X線、心電図などがあります。血液検査の結果から確認しましょう(**表1**)。検査は、血液検査以外にも行われていることもあります。今回、心電図では心房細動、胸部X線所見では心拡大変化なし、腹部エコー所見では胆嚢腫大あり・胆管内に結石あり、心エコー所見では左室駆出率(EF)55.8％でした。

■Step2-2

　集めたデータを整理して、意味づけをした情報に変換し原因を考えます。

Thinking Time!

MEMO

_____

_____

_____

_____

Answer!

1)訴えの評価

　まず、看護太郎さんの訴えに注目します。「みぞおち辺りが重苦しいというか、鈍い感じの痛み」と訴えています。痛みを発生機序と性状から評価すると、内臓痛と体性痛に分けることができます。内臓痛の発生機序は、管腔臓器炎症や閉塞により平滑筋が収縮や過伸展により生じ、性状としては間欠痛・鈍痛や疝痛を自覚します。体性痛の発生機序は、側壁腹膜や腸間膜・横隔膜などに炎症がある場合に生じ、性状としては持続的な痛みや刺すような痛みを自覚します。このことから、「心窩部に鈍痛があり、内臓痛が生じ

ている」となります。

2)腹部のフィジカルイグザミネーション

次に、腹部のフィジカルイグザミネーションを意味づけします。腹部の観察では、圧痛以外に、緊張や反跳痛、筋硬直などを認める腹膜刺激症状があるかどうかが大切となります。腹膜刺激症状は腹膜に細菌感染や出血、外傷、科学的刺激などによる炎症が波及したときに認める症状とされており、腹痛の危険な徴候といえます。今回は、腹部に圧痛を認めていましたが、緊張や反跳痛は認めておらず、「腹膜刺激症状はない」と判断します。

次に、腹痛の部位に注目します。9分割法での観察は、痛みの部位により疑われる病変や症状の判断に役立ちます(**図1**)。今回は右季肋部、心窩部、左季肋部に圧痛を、臍部に軽度圧痛を訴えています。

3)検査結果の評価

検査結果はどうでしょうか。まず、ヘモグロビン値13.7g/dL、ヘマトクリッ

表1 血液検査の主な項目

項目	基準値	今回の結果	単位
赤血球数(RBC)	427～570	356	$10^4/\mu L$
白血球数(WBC)	39～98	100	$10^2/\mu L$
ヘモグロビン(Hb)	13.5～17.6	13.7	g/dL
ヘマトクリット(Ht)	39.8～51.8	40.1	%
血小板(Plt)	13～36	23.2	$10^4/\mu L$
総蛋白(TP)	6.5～8.2	5.8	g/dL
アルブミン(Alb)	3.8～5.2	2.6	g/dL
AST(GOT)	10～40	18	U/L
ALT(GPT)	5～45	19	U/L
γ-GTP	～80	27	U/L
乳酸脱水素酵素(LDH)	120～240	200	U/L
血清アミラーゼ(Amy)	40～122	111	U/L
リパーゼ(Lip)	16～60	30	U/L
アルカリホスファターゼ(ALP)	38～113	71	U/L
クレアチンキナーゼ(CK、CPK)	45～280	65	U/L
尿素窒素(BUN)	8～22	22.7	mg/dL
クレアチニン(Cre)	0.56～1.06	1.72	mg/dL
ナトリウム(Na)	135～147	137	mEq/L
カリウム(K)	3.3～5	3.4	mEq/L
クロール(Cl)	98～108	98	mEq/L
血糖値	～109	92	mg/dL
C-反応性蛋白(CRP)	0.3以下	8.78	mg/dL

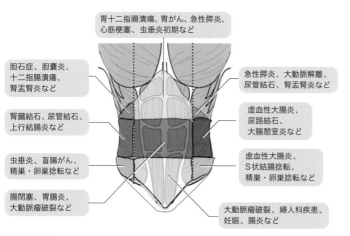

図1　痛みの部位により疑われる病変や症状

（図内ラベル）
- 胃十二指腸潰瘍、胃がん、急性膵炎、心筋梗塞、虫垂炎初期など
- 胆石症、胆嚢炎、十二指腸潰瘍、腎盂腎炎など
- 腎臓結石、尿管結石、上行結腸炎など
- 虫垂炎、盲腸がん、精巣・卵巣捻転など
- 腸閉塞、胃腸炎、大動脈瘤破裂など
- 急性膵炎、大動脈解離、尿管結石、腎盂腎炎など
- 虚血性大腸炎、尿路結石、大腸憩室炎など
- 虚血性大腸炎、S状結腸捻転、精巣・卵巣捻転など
- 大動脈瘤破裂、婦人科疾患、妊娠、腸炎など

ト値40.1％に注目します。男性の正常値は13.1〜16.6g/dL、ヘマトクリット値は40〜50％とされており、看護太郎さんの数値は、正常範囲内です。「貧血はない」と判断できますが、ヘモグロビン値やヘマトクリット値は、出血直後には低下しない場合があるため、数値だけでの判断は危険であることも考慮しておく必要があります。眼瞼結膜が薄いピンク色であることはわかっており、出血している可能性も視野に入れる必要があります。

次に、白血球数10,000/μL、CRP（C反応性蛋白）8.78mg/dLはどうでしょうか。白血球は、リンパ球、単球、顆粒球に分類され、病原微生物などから身体を防御するうえで重要な役割を果たします。CRPは各種炎症に反応して短時間に産生される急性反応物質の1つで、急性炎症時は数時間で上昇し、炎症が沈静すると減少（血中半減期は24時間程度）します。白血球数やCRPは基準値より上昇していることから、何らかの感染や炎症をきたしていることが考えられます。炎症という点で、全身性炎症反応症候群（SIRS）という概念があります（p.206参照）。看護太郎さんは、SIRS診断項目の2項目が該当します。

他の血液検査の結果はどうでしょうか。腎臓の機能を示すBUN：22.7mg/dLやCre：1.72mg/dLから「腎機能の悪化なし」といえます。肝臓の機能を示すAST：18U/LやALT：19U/L、γ-GTP：27U/L、T-Bil：1.2mg/dLから肝機能の「肝機能悪化なし」といえます。電解質を示すNa：137mEq/L、K：3.4mEq/L、Cl：98mEq/Lや血糖値：92mg/dLから「電解質異常や低血糖はなし」といえます。

看護太郎さんへのインタビュー（問診）から、最終排便は入院当日でしたね。本日入院5日目であり、排便がなく4日経過していることがわかります。

Step3　推論仮説・推論検証

Step3-1

集めたデータ、整理した情報から原因を推論し仮説を立てていきます。

1）胆嚢炎の増悪

主疾患の胆石胆嚢炎に関連する疾患から考えていきましょう。

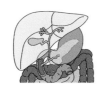

　看護太郎さんは胆石性胆嚢炎で入院しています。胆石性胆嚢炎は、胆嚢間に結石が嵌頓して、長時間にわたり閉塞が生じた結果として急性炎症をきたした状態を指します。胆嚢炎の症状として、右上腹部の疼痛および圧痛などがあります。また、炎症を示す所見として発熱や、悪心嘔吐を伴います。看護太郎さんの症状としては、心窩部痛と悪心、心窩部と右季肋部の圧痛、腹部の膨満から、「胆嚢炎の増悪」が考えられます。

2）胆石疝痛発作

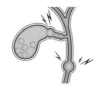

　次に、主疾患の胆石性胆嚢炎に関連した疾患として、「胆石疝痛発作」が推論されます。胆石疝痛発作は、心窩部から右上腹部に鋭く差し込むような痛みが出現し、右背中や右肩に放散する痛みが出現します。他に、黄疸や発熱などを伴うことがあります。看護太郎さんは、心窩部痛とともに右季肋部圧痛や悪心を認めていること、腹部エコー検査で胆管内結石の存在や腹部の膨満などから「胆石疝痛発作」が考えられます。

3）上部消化管出血・下部消化管出血

　次に、上腹部痛に関連した原因を考えていきます。看護太郎さんは、食後に上腹部痛を訴えています。痛みの性状は、「重苦しい感じというか、鈍い感じ」と訴え、「強くなったり弱くなったり波があります」と訴えています。食後に痛みが出てきたという点が重要です。それ以外に、入院前は腹痛のため毎食後鎮痛薬を内服していたこと、入院後は絶食で本日より食事が開始となっていることも重要です。また、既往に心房細動があり、抗凝固薬を内服しています。検査結果から貧血はなかったですが、フィジカルイグザミネーションで眼瞼結膜が薄ピンク色を呈しています。このことから、消化管からの出血が疑われ、「上部消化管出血」または「下部消化管出血」が考えられます。

4）消化管穿孔

　次に、食後の悪心腹痛、腹部の膨満、心窩部や左右季肋部痛、臍部の圧痛に胆嚢炎の炎症も含め考えていきます。胆嚢炎は胆嚢に炎症をきたしている状態です。その炎症が他の消化管へ波及する可能性もあります。炎症により消化管（例えば胃や腸壁）に穴が開いた状態（穿孔）を起こすことがあります。消化液や消化中の食べ物、便などが穿孔した場所から漏れ出ると、腹腔内へ炎症が起き、多くは強い痛みが出現します。このことから、「消化管穿孔」が考えられます。

5）腸閉塞

　次に、腹痛、腹部の膨満の原因として、消化管からの出血や穿孔はすでに考えています。それ以外の原因として、腸管内容物が貯留していることも疑われます。看護太郎さんは、78歳のときに鼠径ヘルニアの手術を行っていること、4日間排便がなく、悪心を訴えています。このことから、腸管内容物の通過障害が起きる病態、すなわち「腸閉塞」が考えられます。

6）急性冠症候群

これまで腹痛に注目し消化器疾患を考えてきましたが、それ以外にも原因はないか考えます。腹痛を訴えていますが、痛みの性状を確認すると「みぞおちあたりが重苦しいというか、鈍い感じの痛み」を訴えています。みぞおち、いわゆる心窩部痛となります。心窩部痛を訴えている場合、原因として忘れてはいけないのが、心筋梗塞や狭心症などの冠動脈疾患です。既往に心房細動があること、80歳と高齢であることから冠動脈疾患の症状が非特異的に出現する可能性もあります。このことから、冠動脈が突然塞がることにより出現する「急性冠症候群」も考えられます。

7）便秘

次に、4日間排便がなく、悪心と腹痛を訴えています。腹部のフィジカルイグザミネーションで打診すると鼓音が聴取、腸蠕動音の聴取もできています。看護太郎さんの排便習慣は聴取できていませんが、可能性として「便秘」も考えられます。

8）その他

これまで集めた情報や整理した情報からは、「胆嚢炎の増悪」「胆石疝痛発作」「上部消化管出血」「下部消化管出血」「消化管穿孔」「腸閉塞」「急性冠症候群」「便秘」の8つの推論仮説が挙がります。ただ、他にも、「悪心嘔吐は消化管疾患だけでなく、眩暈などの症状が隠れているかもしれないので脳卒中を疑う」と考え、頭・頸部(脳・神経)のアセスメントをすることもあります。また、「空腹の状態で食事を摂ったから蠕動痛かもしれない」と考えることもできます。ここで重要なのが、推論し仮説を立てるときにまず考えるのは、「主疾患の増悪か、新たな疾患の発症か」ということです。

■Step3-2

仮説を立証するためにどのように検証したらいいか。つまり、「腹痛や悪心をきたしている原因はこれだ」と確証を得るために何を検証したらいいかを考えます。Step3-1で立てた8つの仮説で考えていきましょう。

Thinking Time!

MEMO

_____

_____

_____

_____

Answer!

1）胆嚢炎の増悪

胆嚢炎は、胆汁を運ぶ胆嚢管に胆石が詰まることによって胆嚢に炎症が起きた状態です。主な症状は、上腹部に持続的で強い痛みが生じます。通常

は右上腹部に痛みを生じ、マーフィー徴候(p.145参照)が現れ、筋性防御も伴い、発熱を認めます。高齢者では非特異的な症状(食欲不振、嘔吐、倦怠感、脱力、発熱)の場合もあります。

　検査では、腹部超音波検査で胆嚢周囲貯留液や胆嚢壁の肥厚を認めることもあります。腹部CT検査で胆嚢周囲組織の炎症所見、胆嚢穿孔や膵炎などの合併症の有無などの確認ができます。血液検査では、WBCやCRPの上昇、ビリルビンやアミノトランスフェラーゼ(ALT、AST)の上昇を認めます。

　立証するための検証としては、マーフィー徴候、腹痛(心窩部や右季肋部)、悪心嘔吐、発熱の有無や、腹部超音波検査、造影CT検査、血液検査が必要となります。

2)胆石疝痛発作

　胆石疝痛発作は、胆石が胆嚢や胆管を塞ぎ、胆汁が分泌しようとしても出ず痛みとして出現する状態です。胆石疝痛発作は、右上腹部に突然始まるのが特徴ですが、ほかの部位に生じることもあります。糖尿病や高齢患者では痛みの部位がはっきりしないこともあります。悪心や嘔吐も認めますが、胆嚢炎が発生しない限り、発熱や悪寒を認めることはありません。

　検査では、腹部超音波検査で胆管の拡張を認め、腹部CT検査やMRIを用いたMRCPでも検出できます。血液検査では、胆石が胆管を通過する際に上昇するAST、ALTの確認をします。

　立証するための検証として、上腹部の急性腹痛発作と圧痛、悪心嘔吐の有無、腹部超音波検査や腹部CT検査、MRI検査、血液検査が必要です。

3)上部消化管出血

　上部消化管出血は、十二指腸から空調への移行部よりも口側で、上部消化管近傍の動静脈が炎症や潰瘍性病変、外力により破綻をきたして生じます。主な症状は、腹痛や悪心嘔吐、吐血があります。出血の量とも関連して、眼瞼結膜が薄ピンク色や蒼白となることもあります。また、メレナ*(黒色便やタール便)を認めることもあります。

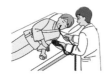

　検査では、経鼻胃管を挿入し、血性排液の有無を確認します。上部消化管出血でも経鼻胃管からの排液が血性ではない場合もあります。血液検査では、血算凝固生化学を確認、上部内視鏡検査で出血部の確認と止血処置を行っていきます。

　立証するための検証として、悪心腹痛、吐血やメレナの有無、経鼻胃管の挿入、血液検査や上部内視鏡検査が必要となります。

4)下部消化管出血

　下部消化管出血は、十二指腸から空腸への移行部よりも肛門側で、感染

用語解説

＊メレナ：血液が14時間以上消化管内に停滞し、黒色便やタール弁、悪臭便となる状態。

や薬剤性、自己免疫反応性などによる大腸の炎症からの出血などさまざまな原因があります。主な症状は、便の性状を観察しメレナの有無を確認します。上部消化管出血と同様に、腹痛や悪心といった自覚症状、眼瞼結膜の観察を行います。また、便に血が混ざっている場合、消化管出血以外にも肛門部病変の可能性もあるため、肛門周囲の観察も必要となります。

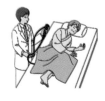

　検査では、下部内視鏡検査で出血部位や止血処置を行うこともありますが、出血病変検索と部位確認のためCT検査や、先行して上部内視鏡検査を行う場合もあります。上部内視鏡検査と同様血液検査も行います。

　立証するための検証として、悪心腹痛、吐血やメレナの有無、肛門部病変の確認、血液検査や上部・下部内視鏡検査が必要となります。

5) 消化管穿孔

　消化管穿孔は、消化管に炎症、虚血、外力が加わることにより生じ、消化液や細菌が消化管外へ漏れる状態です。主な症状として、突然の激しい上部腹痛を訴えます。痛みのため、前屈位や側臥位しかとれず、腹膜刺激症状が時間とともに腹部全体に及びショック状態に移行することがあります。膿瘍形成の場合はドレナージのみの場合もありますが、腹膜炎の場合は、ただちに緊急手術を行う必要があります。検査としては胸部腹部単純X線や腹部CT検査で遊離ガス像(Free Air)を認めます。

　立証するための検証として、突然の激しい上腹部痛や腹膜刺激症状、ショックの有無、胸部腹部単純X線検査や腹部CT検査が必要となります。

6) 急性冠症候群

　急性冠症候群は、冠動脈の急性閉塞により引き起こされ、狭心症や心筋梗塞があります。症状として、胸部から心窩部の圧迫感や絞扼感、放散痛(胃の不快感、背中、左肩、喉や奥歯、顎など)を訴えます。検査として、12誘導心電図や心臓超音波で心筋や弁の動きを確認、血液検査で心筋逸脱酵素の上昇の有無を確認します。

　立証するための検証として、心窩部以外の症状の有無や、放散痛の有無、12誘導心電図、心臓超音波検査、血液検査が必要となります。

7) 腸閉塞

　腸閉塞は、何らかの原因により、腸内容物の通過障害が起きている状態で、腸管内腔が閉塞した機械的腸閉塞と、腸管の蠕動運動が低下した機能的腸閉塞に分かれます。腸閉塞の原因として一番多いのは、開腹術後の癒着です。腸閉塞の症状として、臍周囲から上腹部を中心とする痛みと圧痛、悪心嘔吐、腹部膨満感、腸蠕動音の亢進を認めます。腸蠕動音は、時間の経過とともに亢進した状態から徐々に低下していきます。腹痛や圧痛以外に緊張や反跳痛などの腹膜刺激症状が出現すると、腸管虚血に至っていることが考えられ緊急な対応が必要となります。検査としては、仰臥位や立位での腹部単純X

線検査や腹部超音波検査、小腸閉塞を疑い腹部CT造影検査を行います。

立証するための検証として、腹痛や悪心嘔吐、腸蠕動音の聴診、腹膜刺激症状の有無や、腹部単純X線検査、腹部CT造影検査が必要となります。

8）便秘

便秘は、排便が困難、排便回数が少ない、便が硬いなど多様な訴えがあります。排便習慣は人によって異なるため、それぞれの排便習慣を確認する必要があります。また、便秘は、腹部の触診で腹部の張りの有無や直腸診による硬便の有無などの観察も必要です。

Step4　問題判断と優先順位

Thinking Time!

MEMO

_____

_____

_____

_____

Answer!

■ Step4-1　Step3で挙げた仮説の緊急度と重症度に基づいて優先順位付けをします。

■ Step4-2　緊急度と重症度に基づいた順位の理由を考えます。

緊急度は、時間的経過を指標とするもので、重症化に至る時間、あるいは重症化を防ぐための時間的余裕の程度をいいます。重症度は、病態が生命予後あるいは機能予後に及ぼす程度をいいます。

まず、8つの仮説のうち、**A：緊急度が高く重症度も高い仮説**は、急性冠症候群と消化管穿孔が挙がります。**B：緊急度は低いが重症度が高い仮説**は、胆嚢炎の増悪と腸閉塞が挙がります。**C：緊急度は高いが重症度は低い仮説**は、上部消化管出血と下部消化管出血が挙がります。**D：緊急度、重症度ともに低い仮説**は、胆石疝痛発作と便秘が挙がります（図2）。

では、その順位付けをした理由を考えていきます。

急性冠症候群では、心筋梗塞を発症している場合、冠動脈の狭窄や閉塞部より末梢側の血流が途絶え心筋が壊死して生命予後に大きく影響を及ぼします。冠動脈の狭窄や閉塞を治療するために緊急で経皮的冠動脈インターベンションなどが行われます。このことから緊急度重症度は高いと判断します。

消化管穿孔では、穿孔から細菌感染を伴い腹膜炎を発症している場合、

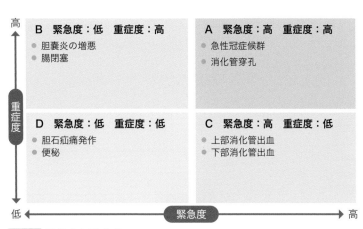

図2　緊急度と重症度

ショック状態となり生命危機となります。穿孔している消化管閉鎖のための緊急手術や腹腔内の洗浄が行われます。このことから緊急度重症度は高いと判断します。

　胆嚢炎の増悪では、絶食や補液、抗菌薬治療が行われます。入院時の主疾患の再燃をきたしており、胆嚢炎が重症化し胆嚢穿孔や壊死を起こす可能性があります。その際は、緊急手術や緊急ドレナージ術が行われますが、現段階では絶食と抗菌薬治療となります。このことから、緊急度は低く重症度は高いと判断します。

　腸閉塞では、絶食や補液で腸管を休めることで改善することがあります。腹部の張りが強い場合は、胃管やイレウス管を留置して、腸管の減圧を行うこともあります。ただし、腸管が完全に閉塞している場合や、絶食や補液でも改善しない場合は手術が必要になることもあります。また、腸管が壊死を起こしている場合は緊急手術になる場合もあります。このことから、緊急度は低いが重症度は高いと判断します。

　上部消化管出血や下部消化管出血では、出血部位や出血の量により生命予後は左右されます。上部消化管出血の治療として、内視鏡的止血術が第一選択となります。内視鏡術により止血が得られた場合、数日間の絶食後、食事開始となります。活動性の出血や出血量が多い場合には、生命の危機的状況となるため、その場合重症度が高くなります。

　胆石疝痛発作では、胆石が原因となり痛みが出現します。食後に出ることが多いのが特徴で、鎮痛剤で症状緩和します。胆石が胆管を塞ぎ炎症を起こしている場合などは、重症度は高くなりますが、疝痛発作のみである場合は緊急度や重症度は低いと判断します。

　8つの推論の緊急度や重症度により順位付けと理由を考えてきました。推論に対してどのような理由をつけるかで順位は変化していきます。

Step5　ケアの選択

Step3で挙げた仮説が原因であった場合のケアを検討します。

Thinking Time!

MEMO

_____

_____

_____

_____

Answer!

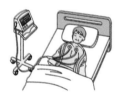

　まずは原因の診断のため、「検査」を行います。急性冠症候群では、急性心筋梗塞かどうかの判断に12誘導心電図検査や血液検査が必要となります。消化管穿孔では、CT検査の依頼や実施が診断に結び付きます。診断の結果、経皮的冠動脈インターベンションや緊急手術が行われる場合は、そのための準備を行います。

　経時的な観察のため「モニタ装着」も必要です。心電図や血圧、SpO_2の変化を記録します。時間的な経過で症状が改善しているのか悪化しているのかの観察に役立ちます。

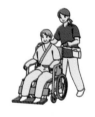

　症状を悪化させないケアとしては、安静度の検討が挙がります。消化管穿孔の場合で考えてみます。立位や歩行により腹圧がかかることで炎症拡大や、痛みが増悪する場合には、「移動は車椅子」、症状があるうちは「ベッド上安静」などへ変更します。胆嚢炎や消化管出血の場合で考えると、「食事や飲水を制限」することも、今後の治療や検査をスムーズに行っていくことや、症状を悪化させないケアに結び付きます。症状を悪化させないことや緩和に向けては、「薬剤の使用」が挙がります。急性心筋梗塞の場合はモルヒネを使用して鎮痛します。便秘症の場合は、下剤や浣腸などを行い便の性状を観察します。症状を悪化させないよう集中的に観察するために、ナースステーションから近い部屋への移動や、場合によってはICUへの移動も必要です。

　このように、原因の診断のためのケア、症状の変化をとらえるためのケア、症状を悪化させないためのケア、この3つの視点からケアを検討します。

Step6　ケアのメリット・デメリット

　Step6では、Step5で挙げたケアを実施することで、患者が得る利益と不利益を検討します。ケアの検討はさまざま考えられますが、ここでは「検査の依頼と準備」「モニタ装着」「ベッド上安静」「移動は車椅子」「食事・飲水の制限」「薬剤の使用」「病室の移動」について考えていきます。

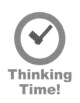

MEMO

_____

_____

_____

_____

Answer!

　「検査の依頼と準備」では、利益としてすみやかな診断につながります。不利益としては、診断が遅れることになります。

　「モニタ装着」では、バイタルサインの把握が可能であることと、経時的変化を観察でき、改善しているのか悪化しているのかの把握が可能となります。不利益としては、モニタ装着によるストレス、行わなかった場合は経時的変化の把握が困難になることです。

　「ベッド上安静」や「移動は車椅子」では、利益として症状の悪化を予防することにつながります。不利益として、自由に動けなくなることに伴う苦痛があります。

　「食事・飲水の制限」では、利益として症状の悪化予防や、悪心嘔吐予防や誤嚥予防につながります。不利益としては、経口摂取できないことによる口渇、制限によるストレスなど患者によっては苦痛を感じます。

　「薬剤の使用」では、利益として痛みや不快感の軽減となります。不利益として、鎮痛薬を使用することで症状が悪化しているのかに気づけないことがあります。

　「病室の移動」では、利益としてナースステーションに近い部屋やICUへの移動により詳細な観察が可能となります。不利益として、急な環境の変化によるストレスがあり、高齢者などでは不穏やせん妄の要因となることもあります。

　このように、患者が得る利益と不利益を考え、私たち看護師は患者にケアを行い、そのケアの評価を行っていきます。

Step7　患者への説明

　Step4で問題判断し、Step5でケアを選択した内容を実施するために、患者へ説明する内容を考えます。

MEMO

_____

_____

_____

_____

_____

Answer! 　　下記に、一例を示します。

例）

● 「食事後にお腹の痛みと吐き気が出ているのが**心配です**」

● 「今出ている症状が、**胆嚢炎が悪くなっているのか、それ以外の病気なの**
か、確認させてください」「お腹の痛みや吐き気が強くなるようなら**ナース**
コールを押して知らせてください。私たちも確認しに来ますので、**我慢せ**
ず遠慮なくおっしゃってください」

● 「痛みや吐き気があって、**不安かと思います**。痛み止めや吐き気止めなど、
主治医と相談してきます。**すぐに伝えに来ます**」

　　太字で示した部分は、大切なフレーズです。私たち看護師が、気になっ
ていることのみではなく、患者の思いに寄り添う気持ちを伝えることが大切
です。また、患者がナースコールを押すことを遠慮する場合や我慢強い患者
もいるため、「我慢しないで遠慮なく」というフレーズは、私はよく使用しま
す。主治医やリーダーに相談するため患者のそばを離れるときは、どのくら
いで戻れるかなどを伝えると患者の安心感につながります。

Step8　ケアの報告と記録

■Step8-1　　ケアの報告と記録です。まず、気づいた事象と実施したケアをリーダー看
護師へ報告します。報告はSBARで行います。

**Thinking
Time!**

MEMO

_____

_____

_____

Answer!　　下記に、一例を示します。

1) 状況（S：Situation）

　　患者に何が起きているのかを報告します。「看護太郎さんが腹痛と悪心を
訴えているので報告します」となります。

2) 背景（B：Background）

　　患者の臨床的は背景・状況は何かを報告します。具体的には、いつからか、

きっかけ、具体的な上昇や関連する症状、バイタルサイン報告や気になる項目を報告します。

- ●「看護太郎さんは胆石性胆嚢炎で入院し5日目です。本日より食事が開始となりましたが、食後1時間経過し、腹痛と悪心を訴えています」
- ●「腹痛は、心窩部に認めており、心窩部と左右の季肋部、臍部に圧痛があり、背部の張りも訴えています。筋性防御はありません。痛みの性状は、現在は重苦しい訴えと、鈍痛があります」
- ●「脈拍数は120回/分、血圧は100/53mmHg、呼吸回数は22回/分、体温は36.8℃です」

3）評価（A：Assessment）

結論です。緊急度や重症度の高い内容や疑わしいことから報告します。

- ●「心窩部に痛みがあり胆石性胆嚢炎の増悪か上部もしくは下部消化管出血の可能性があると思います。重苦しい感じも訴えており冠動脈疾患も疑います」

4）提案（R：Recommendation）

「これをしてほしい」「これをしませんか」というように提案します。

- ●「腹痛や悪心の増悪時は知らせるように伝えました。飲食もしないように伝え、移動も車椅子にするように説明しました。安静度はベッド上にしたほうがいいでしょうか？」
- ●「心電図モニタの装着はしたほうがいいと思いますが、12誘導心電図や採血など必要かと思います。主治医へ報告をお願いします」
- ●「腹痛や悪心は持続している状況です。鎮痛薬や制吐薬を使用したほうがいいと思います」

■Step8-2

観察した内容と実施したケアを、診療録へSOAPで記録します。

Thinking Time!

MEMO

_____

_____

_____

_____

 Answer!

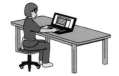

1）主観的データ（S：Subject）

患者の発言をありのまま記録します。

- ●「ご飯食べてから、お腹が痛くなってきた。吐き気も少しある」
- ●「痛みは波がありますね」
- ●「みぞおちあたりが重苦しいというか、鈍い感じの痛みです」

- ●「みぞおち辺りが痛いです。あと、背中も張っている感じがします」
- ●「吐き気は続いています。吐いたりはしていないです」
- ●「お腹は少し張っている感じはします」

2)客観的データ(O:Object)

データのみを記載し、アセスメントは記載しません。

- ●バイタルサイン:脈拍数:120回/分、血圧:100/53mmHg、呼吸回数:22回/分、体温:36.8℃、SpO$_2$:97%
- ●食後、心窩部に重苦しさと鈍痛あり、NRS:6点。悪心持続。心窩部と左右の季肋部、臍部に圧痛あり。背部の張りの自覚あり。腹部膨満あり、筋性防御なし。
- ●本日入院5日目、昼より食事開始指示あり。本日の9時の血液検査結果

WBC 10,000/μL	RBC 356/μL	Hb 13.7g/dL	Ht 40.1%
Plt 23.2×10^4/μL	AST 18U/L	ALT 19U/L	γ-GTP 27U/L
LDH 200U/L	Amy 111U/L	Lip 30U/L	T-bil 1.2mg/dL
ALP 71U/L	CPK 65U/L	BUN 22.7mg/dL	Cre 1.72mg/dL
Na 137mEq/L	K 3.4mEq/L	Cl 98mEq/L	血糖値92mg/dL
CRP 8.78mg/dL			

3)評価(A:Assessment)

データからどう考えたのかを記載します。Step3の臨床仮説・検証です。

- ●胆石性胆嚢炎のため入院、初回食事摂取後の周期的な心窩部鈍痛、心窩部と季肋部圧痛、背部の張りや腹部膨満あり、胆嚢炎の増悪が疑われる。
- ●心窩部痛や左右季肋部の圧痛や腹部膨満は、胆嚢炎による消化管や胆嚢壁の炎症に伴う消化管穿孔の可能性がある。
- ●食後からの心窩部痛と悪心が出現していること、検査結果では貧血を認めないが、眼瞼結膜の薄ピンク、抗凝固薬の内服をしていたことから、上部消化管出血または下部消化管出血が疑われる。

4)計画(P:Plan)

Step5のケアプランへの追加をします。

- ●腹痛や悪心増悪時、他に症状が出現した際はすぐ知らせるよう患者に説明する
- ●トイレなどの移動は車椅子で行う
- ●主治医の診察後まで飲食を中止する
- ●モニタによる持続的観察とバイタルサイン測定、症状変化観察を頻繁に行う
- ●12誘導心電図、検査や採血の準備と実施
- ●病室や病棟の移動検討

おわりに

　主治医の見解として「看護太郎さんは、上部消化管出血が疑わしいですね。バイタルサインが安定していることからまずは検査をしましょう。血液検査と腹部エコー、CT造影検査をお願いします。ただ、心窩部の締め付けられるような痛みが気になります。冠動脈疾患を除外するために12誘導心電図をお願いしますね」とのことです。

　腹痛を訴えている患者では、患者の訴えとともに痛みの評価、腹部のフィジカルイグザミネーションが重要となります。腹腔内の臓器だけでなく、消化管や痛みの部位に関連する臓器障害の評価が大切となります。

（大城祐樹）

学生への応援メッセージ

　私は、看護師1年目で救急外来に配属され、症状別看護やトリアージなどを先輩から教育指導されました。今回、本項の執筆に際し、そのとき指導されたことを思い出しました。10年以上も前の苦い思い出ですが、そのときの経験が今も役に立っているなと感じています。と同時に、学生時代に臨床推論を学んでいたかったなと思っています。

　学生時代は、勉強することがたくさんあり、実習・記録に追われる日々だと思います。勉強も大切ですが、学生のころにしかできないことも多くあるので、大切な仲間と学生時代を楽しんでください。看護師として臨床に出たら、看護の楽しさや醍醐味を一緒に感じましょう。

■ 引用・参考文献

1) 急性腹症診療ガイドライン出版委員会：急性腹症診療ガイドライン2015 第1版. 医学書院, 2015.
2) 山内豊明：フィジカルアセスメントガイドブック―目と手と耳でここまでわかる 第2版. p.12-14：医学書院, 2011.
3) 山内豊明：フィジカルアセスメントガイドブック―目と手と耳でここまでわかる 第2版. p.46-55：医学書院, 2011.
4) 葛川元監, 對東俊介, 鯨津吾一：誰も教えてくれないコツがここにある！フィジカルアセスメント完全効力Book. p.100-111：慧文社, 2014.
5) 山勢博彰：クリティカルケア看護学 第2版(系統看護学講座 別巻). p.116-133：医学書院, 2021.
6) 田中和豊：問題解決型救急初期診療 第2版. 医学書院, 2019.
7) 高田忠敬：－TG18新基準掲載－急性胆管炎・胆嚢炎診療ガイドライン2018 第3版. 医学図書出版, 2018.

4 ▷ 事例④　内科系（脳・神経系）

肺炎患者の元気がなく、記憶があいまいである

講義動画

 Summary

　脳神経系に問題がある事例では、SQは多岐にわたるため、とくに「急性発症・神経脱落症状：意識障害、構音障害、運動失調」への気づきが重要になります。例えば、バイタルサインは、脳神経系の異常があれば血圧が上昇し、脈拍が徐脈となっていることが多いです。フィジカルイグザミネーションでは、麻痺、感覚障害、運動失調、視覚障害などが重要な症状になります。優先順位の高いこうした症状や所見を早期に発見するための検査・ケアを優先することが重要です。

Keyword

▷脳神経　▷脳卒中　▷意識障害　▷せん妄　▷麻痺

はじめに

　脳神経系の臨床推論を考えることは、実は大変です。なぜなら脳神経系に影響を及ぼす状況は多岐にわたり、例えば、全身の問題で意識障害、ショックなど循環不全、低血糖・電解質異常など代謝不全、薬剤・中毒などと聞いただけでげっそりするくらいあるからです。今回は、その中でもとくに重要なポイントに絞って説明します。

　まずは、今回勉強する事例を紹介します。

DATA

■ 患者：看護桃子、79歳女性
■ 主病名：肺炎
■ 既往歴：糖尿病、高血圧
■ 経過（入院時情報）：

・入院2日前より咳、前日から38度台の発熱にて、外来を受診し、肺炎を指摘され入院した。

・全身状態は中程度の病的、身長155cm、体重65kg

入院時血圧130/76mmHg、脈拍102回/分、呼吸数26回/分、体温38.9℃

・内服薬：レニベース®5mg 1日1錠、ビグアナイド剤（メトホルミン塩酸塩）250mg 1日3錠

・入院時胸部X線写真：気管支透亮像（エアブロンコグラム）を伴う浸潤影（コンソリデーション）あり

入院時採血結果：WBC16,800/μL、CRP12.7mg/dL

・入院後、細菌性肺炎に対して、βラクタマーゼ阻害薬配合ペニシリン（ユナシン®）を投与中である。

本日5日目。病状は安定してきている。午前中はいつも通り過ごされていた。

食事後、看護師に促され内服した。

14時にバイタルサインを測定するため訪室したところ、なんとなく元気がない。

患者との会話：「昼食後のお薬ってもらったかしら。なんだか眠くて」

Step1　事象への気づき

　脳神経系に影響を及ぼす状況は多岐にわたるため、ちょっとしたことにきちんと気が付かなければいけません。

　気づいたことを挙げてみましょう。例えばこの事例では、「なんとなく元気がない」、「内服をしたことを忘れている」点や、「午前中はいつも通りだった」にもかかわらず午後には何かが変な状況になっている点です。

MEMO

_____

_____

_____

_____

Answer!

これを具体的にSQにすると、下記のようになります。

「なんとなく元気がない」→脱力、倦怠感、意識障害

「内服したことを忘れている」→前健忘、意識障害

「眠くて」→傾眠傾向

「午前中はいつも通り」→急性発症

Step2の前に　緊急度の判断

では早速、意識・呼吸・循環の緊急度を判断していきましょう。

MEMO

_____

_____

_____

_____

　脳神経系は、気道や呼吸の機能とも深く関わっている臓器であるため、そうした部分にも障害を起こすことが多いといえます。事例の患者の場合、開眼して、会話もできるので緊急性の高い意識障害はなさそうです。会話ができているということは、気道も開通して、呼吸もしているはずです。加えて、顔色はよく冷や汗もなく、循環もなんとなく保たれているように見えます。

Step2　データ収集・整理と情報変換

　SQを見出し、緊急度が高くないことが判断できたら、詳細にデータを収集していきます。整理し、戦略的に情報を集める必要があります。

MEMO

_____

_____

_____

_____

　脳神経系の情報収集の役に立つのが、カーペンター分類です。別名AIUEOTIPS（アイウエオチップス）(p.62参照)といいます。とくに、低血糖や腎機能不全など代謝不全は見落としやすく、こうした抜けのない方法で原因別に集めるとよいです。そして、集めた情報に意味付けをしていきます。データの集まりは、そのままでは役に立ちません。我々医療者がきちんと解釈し、意味付けしてはじめて使える情報になります。それでは、早速情報を集め、解釈していきましょう。

　とくに低血糖の原因はさまざまです。表1に低血糖を起こしやすい状態を載せますので参考にしてください。加えて、低血糖時に片麻痺の症状が出ることがあります。これを低血糖性片麻痺といいます。そのため、意識の変調、

表1 低血糖の原因

● 薬剤性（インスリンなど糖尿病薬）	● アルコール性ケトアシドーシス
● 肝不全	● ダンピング症候群
● 腎不全	● 吸収不良症候群
● 甲状腺機能低下症	● インスリン自己免疫症候群
● 副腎不全	● インスリノーマ
● 敗血症	● 巨大悪性腫瘍

意識障害、麻痺など神経症状の変化を見つけたら必ず血糖を評価しましょう。

1）診察前データ

　診察前データで重要なのは、①年齢、②主疾患、③既往歴、④現病歴、罹病期間などです。事例の患者の場合、79歳と高齢であり、いつ脳血管系に異常が起きてもおかしくありません。しかも、既往は糖尿と高血圧ですから、リスクがさらに高いといえます。加えて、肺炎ですので、これが悪化して何か悪さをしていることも考える必要があります。

2）インタビュー（問診）

　脳神経系ではインタビュー（問診）でわかることが少ししかないということも多いです。例えば、外部の刺激にほとんど反応しないような意識障害のある患者などです。今回の場合、意識ははっきりしているので、ていねいに、①JCSの再評価を行い、②いつから症状があり、③どのような状況で改善・悪化するのか、④頭痛やめまい、吐き気など他の症状があるのか問診する必要があります。

　意識を考えるとき、次の3つの軸を考える必要があります。

①覚醒（目が覚める）
②認知（自分自身と周囲・外界を認識できる）
③行動（①②で得たものをもとに、行動する）

　つまり、例えば誰かに叩かれて→痛みで→目が覚めて→相手を認識して→「おはよう」と言う。この流れで意識は判別されています。このうちどこかが障害され（正確には①または②）、はっきりしないことを意識障害といいます。大きく分けると、下記の4つに分類されます。

傾眠：外部からの刺激や情報に反応し、覚醒するが、放っておくと眠ってしまう

昏迷：体を揺する、大声で呼びかけるなどの強い刺激を与えると、反応する

半昏睡：強い刺激に反応して、刺激を避けようとしたり、顔をしかめたりする

昏睡：外部からの刺激にまったく反応しない。眼は閉じたままである

　この意識には、脳両側の大脳皮質と、視床、視床下部、脳幹にある網様体賦活系という神経の束が大きく関わってきます。このうちどこかが障害さ

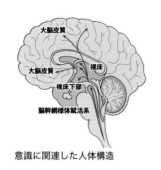
意識に関連した人体構造

れても意識は悪くなります。

　具体的に評価するときには、JCSかGCSで評価するとよいです。今回の事例は、JCSで評価してみましょう。名前（フルネーム）と生年月日、今日の日付、今いる場所を聞くとよいです。「ちゃんと答えられるけど、なんとなく変」はJCSでいえば、I-1ということになりますが、この「何かが変」はとても重要です。例えば、頭部外傷患者のGCS 15点（満点）であってもJCS 1の場合、11.8％で頭部CTに異常所見があり、1.2％で外科的処置が必要であったとされています[1]。

3）バイタルサイン

　とくに血圧と脈拍は重要です。また、意識障害により舌根が気道を閉塞することも多いため、呼吸とSpO₂も重要な情報です。例えば、救急外来に来た脳卒中疑い患者の「血圧」と「頭蓋内病変」ありの割合をみた研究（Ikeda, M, et al. 2002）[2]があり、収縮期血圧が上がるほど「頭蓋内病変あり」の割合（％）が高まることが報告されています。実は、脳出血や脳梗塞を疑っていて、かつ血圧、とくに収縮期血圧が高いというのは1つの重要なサインなのです。

　今回の場合、血圧が112/60mmHg、脈拍72回/分（洞調律）、呼吸数が16回/分、体温36.3℃、SpO₂ 99％だったとしましょう。すると、先の研究報告[2]による「頭蓋内病変あり」の割合は約20％となり、それほどリスクは高くなさそうです。

4）フィジカルイグザミネーション

　脳神経系のフィジカルイグザミネーションは山のようにあり、どれも重要です。今回は、顔面麻痺、上肢のバレー徴候、下肢のミンガッツィーニ徴候を取り上げます。

　麻痺を評価する運動を司る脳神経系についてもおさらいをしておきましょう。横から見ると大脳皮質の真ん中くらいにある溝の周囲にある中心前回という場所が担っています（図1）。ここから法線冠、大脳基底核、大脳脚、中脳、橋、延髄下部を通り、錐体交叉で反対側へ周り、四肢などの末梢へつながっ

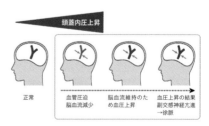

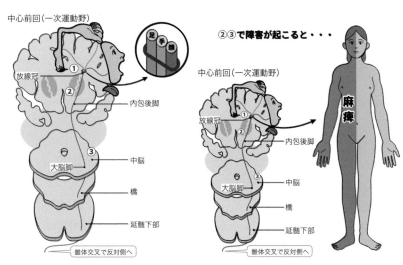

図1 麻痺のメカニズム

ていきます。このうちどこかが障害されれば、運動機能に障害が出ます。

例えば、**図1**のように②の基底核線状体のある被殻で脳出血が起きたとします。すると、運動神経の束には、①の手、足、顔などの神経がまとまって、通っていますので麻痺は、神経が向かう左側で出ることになります。そこで、顔と上下肢の動作の仕方に左右差や異常がないかを評価します。

体の上のほうからチェックしていきましょう。まずは、顔面麻痺がないかをチェックします。顔面の左右非対称か、額のしわ寄せで左右対称、強く閉眼できるか、口角や目尻は下がっていないか、イーと歯を見せたり、頬を膨らませたりできるかなどを見ていくとよいです。

続いて、上肢の麻痺を評価します。最も有名な評価の方法は、バレー徴候です（p.90参照）。

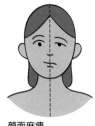

顔面麻痺

次に、下肢の麻痺の評価をしていきましょう。こちらはミンガッツィーニ徴候が使われることがあります。

ここまで観察してきた所見は、組み合わせで評価するとよりよいといわれています。例えば、脳梗塞や脳出血などを疑う場合は、**表2**のような所見の組み合わせで評価するとよいようですので覚えておきましょう。

5）症状に関連した観察事項

脳神経系の機能に関連のある薬剤は忘れてはなりません。加えて、医師の指示や記録を見ておくといいでしょう。とくに、高血圧や糖尿病の場合、全身に影響を及ぼす薬が多いので注意が必要です。

例えば、事例のレニベースは持続性アンジオテンシン変換酵素阻害剤で、長時間作用する血圧を下げる薬です。こうした薬が作用しすぎると必要以上に血圧が下がり、意識レベルに影響することも考えられます。またビグアナ

表2 脳卒中を疑うFAST

Facial droop （顔面神経麻痺）	口角が垂れる 「イー」と歯をみせてもらい左右非対称をチェック
Arm droop （麻痺）	両手の平を上に向けて手を前に出してもらうと、 麻痺側は手が回内しながら落下
Speech （構音障害、失語）	構音障害（ろれつが回らない） 失語（言葉が出ない。話しかけても理解できない）
Time （発症時間）	本当に急激な発症か？ 発症時間をはっきりさせる

イド剤（メトホルミン塩酸塩）の重大な副作用には、乳酸アシドーシスがあり、重度の場合には意識障害を起こします。

6）検査データ

検査のうち、とくに脳神経系に重要なのは、敗血症など感染を示すWBCとCRPや、電解質、血糖値などです。今回の事例の患者の場合、意識障害の原因となる高低ナトリウム・カリウム、カルシウム血症などの電解質異常はありませんし、また血清クレアチニンなど腎機能悪化（尿毒症）を示す結果や、ビリルビン値やALT・ALPなど肝機能もありませんでした。

Step3　推論仮説・推論検証

得られたデータを解釈し、意味付けしたら次に行うことは、推論仮説を立て、その仮説を検証することでしたね。

**Thinking
Time!**

MEMO

_____

_____

_____

_____

Answer!

1）仮説として考えられること

今回の事例の場合は、①意識障害があり、高血糖と糖尿病の既往がある点から脳梗塞や脳出血などの脳卒中、②これに傾眠や前健忘がありせん妄が、③高齢の肺炎患者で、いつもより食事量も少なかったことなどから脱水や低血糖症状、④糖尿病の既往がありビグアナイド剤（メトホルミン塩酸塩）を内服していることからこの副作用のアシドーシス、⑤高齢で、意識清明でなく、健忘もあるといえば認知症、といったことが疑われます。

とはいえ、すべて等しく疑わしいわけではありません。例えば、脱水や低

血糖症状に関しては、すでにある血液検査からあまり疑わしくありません。そのうえ血糖は追加で簡単に測れますから、推論検証も簡単にできます。他にも、他の低血糖症状の有無：発汗、倦怠感、空腹感、ふるえなどの症状がないかも簡単に検査できます。脱水であれば、少し評価が難しいですが、腋窩の乾燥があるか、舌の乾燥や縦シワがあるか、眼窩が落ち窪んでいるかなども評価対象になります。一方で、脳卒中やアシドーシスなどは、死亡の可能性もある必ず疑ったほうがよい仮説といえます。しかも、脳卒中であれば、頭部CTやMRI検査でわかることが多いです。したがって、そうした検査の準備をすることになります。もっとも可能性が高いせん妄の仮説検証を、もう少し詳しく見ていきましょう。

2）せん妄か否か評価する

せん妄と聞くと多くの人は、不穏で、暴れて点滴やドレーンを引き抜いている患者を思い浮かべるかもしれません。しかし、それは間違っています。不穏状態にあるせん妄のことを過活動型せん妄といいますが、この過活動型せん妄は、せん妄患者全体のうち概ね30％といわれています。純粋に不穏なだけの方は10％とさらに少なく、残りはうつに似た症状を有する低活動型せん妄と不穏を交互に繰り返す混合型せん妄です。したがって、せん妄の70％の人は不穏でないことになります。

せん妄とは、薬や毒物、身体疾患などの原因によって起こる急性の注意障害を主症状とした脳機能不全のことをいいます。したがって、必ず何らかの原因があります。診断をするうえでの定義は、アメリカ精神医学会による診断基準（Diagnostic and statistical manual of mental disorders 5th edition：DMS-5）を用いられることが多いです[3]。

せん妄の発見には、適切な評価ツールを使う必要があります。最も有名なのはCAM（キャム、Confusion Assessment Method）と呼ばれるツールです。評価の仕方は大きく分けると4つです。そのうち2つをまとめてボックス1、2といいます（**図2**）。ボックス1に当てはまる症状がすべて「はい」であり、かつ、ボックス2の症状の片方が当てはまればせん妄と診断できます。

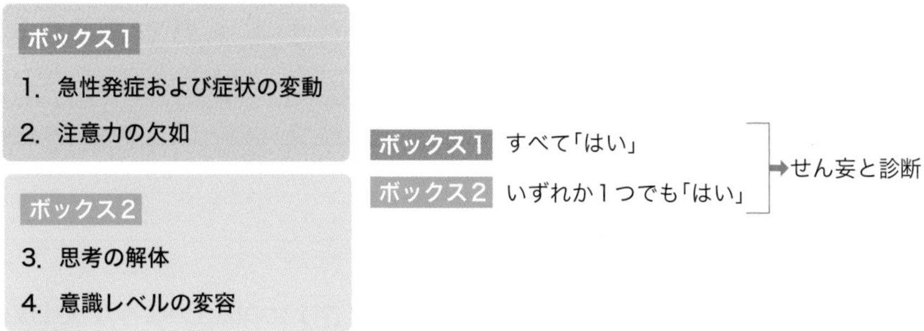

ボックス1
1. 急性発症および症状の変動
2. 注意力の欠如

ボックス2
3. 思考の解体
4. 意識レベルの変容

ボックス1 すべて「はい」
ボックス2 いずれか1つでも「はい」
→せん妄と診断

図2 Confusion Assessment Method（CAM）

<table>
<tr><td colspan="2">

ボックス1

1. 急性発症および症状の変動
　a)患者の基本的な日常生活の様子から精神
　　状態が急激に変化する徴候が認められた
　　か？
　b)当該(異常)行動は、生じたり消えたり、
　　また重症度が軽くなったり、ひどくなる
　　等、症状のレベルに変化があったか？

2. 注意力の欠如
　すぐに他のことに気をとられる、会話中、
　話の内容を覚えられていない等、患者は意
　識を集中させることに困惑を感じていたか？

</td><td>

ボックス2

3. 思考の解体
　的外れ又は取りとめのない会話、不明瞭又は非論理的
　な思考、突飛な話題の転換のように、患者の思考が支
　離滅裂であったり、一貫していなかったりしたか？

4. 意識レベルの変容
　以上を統合して、この患者の意識レベルをどのように
　評価するか？
　□覚醒(通常状態)　　　　□緊張(過覚醒)
　□傾眠(眠気、易興奮性)　□昏迷(難興奮性)
　□昏睡(不覚醒)
　上記のいずれかにチェックがついたか？

</td></tr>
</table>

図3 CAM ボックス1　　　　**図4** CAM ボックス2

　ボックス1の症状を詳しく見ていきましょう(**図3**)。ボックス1-1は、症状が急に出たり、急に悪化・改善したりするかを見ています。ボックス1-2は、注意力の欠如です。例えば、何度も同じ動作を注意しても繰り返すなども含まれます。

　ボックス2-3は、会話をしていて支離滅裂だったり、一貫性がなかったり、変なこと言っているなと思うことがあればチェックがつきます。2-4は意識が清明以外はすべてチェックがつきます(**図4**)。今回の事例の場合、ボックス1はすべて、ボックス2-4の傾眠でチェックがつき、せん妄であるという評価になります。

Step4　問題判断と優先順位

　ここまで、それぞれの推論仮説に対して、仮説検証をしてきました。しかし検証を1回しただけで、すべて白黒はっきりするものでもありません。そのため、この後も検査をするなどして、仮説検証を繰り返すことになります。そのうえで、行わなければいけないのは、仮説の重症度と緊急度から優先順位をつけることです。

MEMO

Thinking Time!

Answer!　　　今回の事例の仮説では、筆者は次の**図5**のような重症度と緊急度を、各仮説につけてみました。A、Cのカテゴリは必ず早々に評価する必要があります。

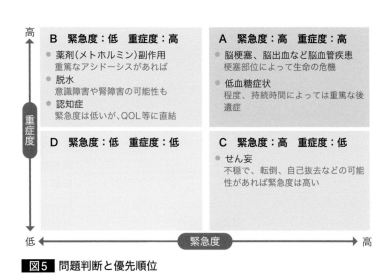

図5 問題判断と優先順位

一方、Bはゆっくり評価してもよいわけです。

Step5　ケアの選択

仮説に対する優先度をつけたのち、行うべき検査への対応を含むケアの選択を考える必要があります。

Thinking Time!

MEMO

_____

_____

_____

_____

Answer!

とくに優先順位の高いものを中心に、各ケアのメリットとデメリットをはっきりさせて選択することになります。

例えば、脳卒中の検査は優先度が高く必要になるので、検査の依頼と準備、モニタの装着と測定は必須です。他にも、せん妄の可能性が高いため安静・体位の調整、見当識を維持・改善するケア、安全な環境作りなどが挙げられます。それぞれのメリット・デメリットは表3を参考にしてください。もしかしたらこれ以上にあるかもしれません。そのうえで、どこまでのケアを実施するのかを考えます。筆者でしたら優先度の高い脳卒中とせん妄に対応した検査の依頼と準備〜安全な環境作りまでのケアを選択するかと思います。デメリットも少ないです。

Step6　選択したケアのメリット・デメリット

各ケアによるメリット、デメリットを**表3**に示します。

表3 ケアによるメリット・デメリット

ケア	メリット	デメリット
検査の依頼と準備	すみやかな診断	検査準備でベッドサイドを離れる
モニター装着 持続的血圧・脈拍測定	バイタルサインの把握 継続的変化に気づける	持続的血圧測定による苦痛 自由の制限
降圧薬の準備	脳出血、高血圧時にすぐに治療を開始できる	治療開始の遅れ 高血圧を長引かせる
安静・体位の調整	苦痛の緩和 脳血流の維持	ベッド上安静の苦痛
見当識を維持・改善するケア	病態の悪化防止 危険な行動の予防	特になし
安全な環境作り	転倒転落予防 危険な行動の予防	特になし
脱水・血糖コントロール	低血糖の是正 薬剤副作用の改善 脱水の是正	血糖変動が大きくなる 水分過剰摂取に伴う溢水

Step7　患者への説明

ケアを選択したら患者へ説明して実施することになります。

Thinking Time!

MEMO

_____

_____

_____

_____

Answer!　　具体的な説明の仕方を下記に示します。とくに、「手足が動きにくい、頭が痛い、吐き気がするなどの症状があれば、すぐ教えてください。我慢しないでください」といった説明や教育は重要です。とはいえ、病室にいるのが患者のみの場合、これでは不十分ですので、「心配なので、ときどき体の調子を見させてもらいに行きます」などと説明して、観察の回数を増やすことを説明するかもしれません。

●「手足が動きにくい、頭が痛い、吐き気がするなどの症状があれば、すぐ教えてください。我慢しないでください」
●「主治医に確認しますが、原因がわかるまで無理せず、トイレもベッド上でしましょう。すぐに来ますので、遠慮なくナースコールで呼んでください」
●「少しでも楽になるように、ベッドの頭部を少し挙上しておきましょうか」

Step8　ケアの報告と記録

Step8-1　報告

　患者に説明したら、次は医療者への報告と相談です。報告はSBARで行うのでしたね。

Thinking Time!

MEMO
_____
_____
_____
_____

Answer!

　下記に例を示しますが、これだけが正解というわけではありません。適切に伝えられるよう工夫をしていくことが重要です。脳神経系の場合とくに、意識、麻痺、主要神経症状、血糖値や電解質の異常などは、正常であっても入れたほうがよいでしょう。

1)状況(S：Situation)
　「看護桃子さんに意識障害があるため報告します」

2)背景(B：Background)
　「看護桃子さんは肺炎で入院し5日目で、本日より病棟内歩行が開始となりました。午前中はいつもどおりに過ごされていましたが、14時のバイタルサイン測定時には、意識障害があり、傾眠傾向です。JCSは2、前健忘がありますが、血圧脈拍などは正常です。顔面左右差なし、バレー徴候、ミンガッツィーニ徴候は陰性です。急性発症で、症状の変動を伴う、注意力の欠如、傾眠で意識レベルの変容があります。血糖値120mg/dLと低血糖はありませんでした」

3)評価(A：Assessment)
　「脳卒中の可能性は低いと考えましたが、安静にしていただいています。せん妄である可能性が高いと思います」

4)提案(R：Recommendation)

「医師へ報告し、念のためCTやMRI検査の是非を確認したほうがよいでしょうか？ 加えて、脱水や薬剤副作用など全体的に評価していただいたほうがよいように思います。また、念のためベッド上安静にしてもらったほうがいいでしょうか。モニタは装着したほうがいいでしょうか。せん妄を考慮して、転倒転落等環境の調整を行いました。他のスタッフにも一緒に注意して見守っていただきたいです」

■Step8-2 記録

続いて、記録を行います。記録はSOAP形式でまとめます。

Thinking Time!

MEMO

_____

_____

_____

_____

Answer!

こちらも下記に例を示しますが、これだけが正解というわけではありません。簡潔に伝わりやすいように記述する工夫をし続ける必要があります。脳神経系の記録でとくに注意が必要なのは、必ず疑うべき脳卒中に関するアセスメントとその結果を入れておくことです。脳卒中ではないと判断した場合も、脳卒中の可能性が低いことを記述します。

1)主観的データ(S：Subject)

「看護桃子　誕生日は○○(正解)。平成○年○月○日です。○○病院に入院しているんですか？ (不正解)」「ご飯は食べれましたけど、いつもより少なかったです」「頭痛も、めまいも、吐き気もない」

2)客観的データ(O：Object)

- JCS 2、バイタルサイン：血圧112/60mmHg、脈拍72回/分、呼吸数16回/分、体温36.3℃、SpO$_2$ 99 %
- 顔面の動きの左右差なし、構音障害なし、上肢のバレー徴候陰性、ミンガッツィーニ徴候陰性、CAM陽性(急性発症で、症状の変動を伴う、注意力の欠如、傾眠で意識レベルの変容)
- 9時の検査データ：

WBC 9,800/μL	RBC 321/μL	Hb 11.1g/dL	Ht 32.5%
Plt 11.2×10^4/μL	T.P 5.9g/dL	Alb 3.0g/dL	Tbil 2.0mg/dL
GOT 21U/L	γ-GTP 24U/L	LDH 242U/L	ALP 87U/L
CPK 62U/L	TC 131mg/dL	CRP 2.3mg/dL	BS 112mg/dL

BUN 31mg/dL　Cre 0.9mg/dL　Na 139mEq/L　K 4.1mEq/L
Cl 103mEq/L　Ca 9.2mg/dL　14：30　簡易血糖測定値 120

3）評価（A：Assessment）

　神経脱落症状なく、脳卒中の可能性は低い。急性発症で、症状の変動を伴う、注意力の欠如、傾眠で意識レベルの変容があり、せん妄である可能性は高い。意識障害をきたす、肝障害、腎障害、電解質異常はない。他の意識障害をきたす原因に、脱水があるが腋窩および口腔の乾燥なく、自覚症状もないため可能性は低い。糖尿病の既往あり、治療としてメトホルミン内服中のため、念のためアシドーシスを伴う意識障害にも注意が必要と考えられる。

4）計画（P：Plan）

　麻痺、頭痛、嘔気がある場合はすぐに知らせるように患者に説明する。念のため、検査医師の診察までベッド上安静とする。採血、画像検査の実施と結果確認。バイタルサイン（呼吸数）の頻繁な測定とモニタの継時的観察。転倒転落の予防やルート類の整理など安全な環境作り。安楽な体位の調整。メガネの使用、時計やカレンダーの設置など見当識を維持、改善するケアの実施。

おわりに

　脳神経系に問題がある事例では、SQは多岐にわたるため、とくに「急性発症・神経脱落症状：意識障害、構音障害、運動失調」への気づきが重要になります。例えば、バイタルサインは、脳神経系の異常があれば、血圧上昇し、脈拍が徐脈となっていることが多いです。また、フィジカルイグザミネーションであれば、麻痺、感覚障害、運動失調、視覚障害などが重要な症状になります。優先順位の高いこうした症状や所見を、早期に発見するための検査・ケアを優先することが重要です。　　　　　　　　　　　　　　（櫻本秀明）

学生への応援メッセージ

　脳神経系を検査するフィジカルイグザミネーションはたくさんあり覚えるのが大変ですが、実は、覚えてしまえば結果の解釈がわかりやすいといわれています。ゆっくり、繰り返しチャレンジすることで、覚えていけばきっと看護師として働いたときにあなたを助けてくれると思います。

■ 引用・参考文献
1) Ono, K., et al.：Indications for computed tomography in patients with mild head injury. Neurol Med Chir (Tokyo), 47(7)：291-298, 2007.
2) Ikeda, M, et al.：Using vital signs to diagnose impaired consciousness：cross sectional observational study. Bmj, 325(7368)：800-802, 2002.
3) 大野裕：DSM-5 精神疾患の診断・統計マニュアル. 医学のあゆみ, 医歯薬出版, 249(5)：460-460, 2014.

5 ▷ 事例⑤　外科系（循環器系）
心臓外科術後のリハビリで、めまいと痛みを訴えている

講義動画

📝 Summary

　心臓外科手術は年間約7万4千件あり、そのうち冠動脈バイパス術（on-pump、off-pump含む）は約24％を占めます[1]。心臓外科手術は一般的に高侵襲であり、患者および家族の周術期ケアとして身体的・精神的・社会的ケアが重要です。また、手術後早期からリハビリテーションを行うことにより、ADL・心機能の改善、QOLの向上などさまざまな効果が期待できます。本事例は心臓外科術後リハビリテーション中に起きた事象について患者背景や状況などからその要因を推論していきます。そして、心臓外科術後患者の早期回復への支援のため必要となる適切なケアについて検討します。

🔑 Keyword

▷心臓外科手術における術侵襲　▷一般的な術後経過（とくに術後早期の合併症）
▷めまいと創部痛　▷早期リハビリテーション

はじめに

　事例は労作性狭心症を発症し、心臓外科手術適応となった50歳代の男性です。術後は集中治療室へ入室していましたが、術後早期の合併症を起こすことなく一般病棟へ転棟しリハビリテーションを行っています。ここでは、術後2日目のリハビリテーション中に起こった事象について推論し、適切なケアについて検討していきます。

　事例紹介で患者背景および状況を理解することは、周術期に患者に起こる事象について推論を進めていくうえで重要です。心臓外科術後患者の一般的な術後経過と照らし合わせ、予測される術後合併症に関する症状・徴候の有無について必要な情報が網羅されているのかについて考えてください。

DATA

- A氏、55歳、男性
- 主病名：労作性狭心症
- 既往歴：脂質異常症
- 経過（入院時情報）：

・4か月前に労作時の胸部不快感があり受診したところ、心エコーで左室下壁の壁運動低下を認めた。

・A病院を紹介され心臓カテーテル検査を行ったところ冠動脈バイパス術適応のため、手術目的で入院となった。

・身長：167cm、体重80kg　・性格：心配性、神経質

・職業：税理士事務所経営　・家族：妻、子どもは2人（学生）

【術当日】

・術前の訪問時、A氏から「生きて帰って来れるかな」「手術が終わった後に目が覚めなかったらどうしよう」という発言があった。心配事について問うと、そのほかに仕事のこと、子どものことなどが心配であるということであった。

・手術当日の朝は表情がこわばり、会話も少なく手術前日より緊張、不安が強くあまり眠れていなかった様子であった。

【術直後】

・on pump CABG施行し、術後ICUへ入室となった。
　（右内胸動脈-左前下行枝、左内胸動脈-後側壁枝）

・手術時間6時間53分、体外循環時間2時間47分であった。

・右内頸静脈、中心静脈カテーテルと肺動脈カテーテル、右橈骨動脈ライン、心嚢・前縦隔ドレーン、尿道留置カテーテルが挿入された。

・術直後は麻酔からの覚醒を確認し、麻痺の出現もなく術後6時間後に人工呼吸器離脱・気管チューブを抜去した。

・薬剤はドブタミン、ニコランジル、ジルチアゼム、カルペリチド、インスリンの持続投与を行った。

【術後1日目】

・術後1日目、循環動態が安定しているため、カルペリチド以外の薬剤は終了となった。

・肺動脈カテーテル抜去、循環器病棟へ転棟となり安静度は室内歩行可となった。

・術後1日目のリハビリテーション（以下リハビリ）は看護師2名全介助で実施し端座位から立位（足踏み）まで行っているが、強い疲労感と冷汗を認めた。
　また、創部痛の増強（NRS 8）もありアセトアミノフェンを使用した。

・術後2日目朝には中心静脈カテーテル、心嚢・前縦隔が抜去され安静度は病棟フリーとなった。

【術後2日目】

・本日は安静度拡大とカテーテル類が抜去されたため、部屋からナースステーションまでの50m歩行のリハビリ予定である。

・朝の挨拶と、本日病棟内のリハビリの予定を説明した。

・Aさんは、「昨日も立ち上がったけど大変だった。なんだか色々なものが入ってたから引っかけちゃいけないと思って気になって昨日もあまり眠れていません。横になったり起きあがろうとすると傷も痛むし、水っぽい痰も増えてきたから咳をすると痛くて、気になって。今日はあまり動きたくない、休ませてください」と話した。

・担当看護師は術後リハビリテーションの説明を行い、午前中休息し、午後に病室からナースステーションまでのリハビリ(50m歩行)を約束した。

・14時より看護師2名での歩行訓練を開始した。

● 開始前バイタルサイン：血圧110/70mmHg、脈拍80回/分(整)、呼吸数18回/分、SpO₂ 96%

・端座位までの動作は看護1名による軽介助で行うことができた。端座位から立位へは看護師2名で支えながら行うことができたが、「めまいがする、傷も痛くてつらい」との訴えがあり、冷汗を認めたためベッドに臥床しバイタルサインの測定を行った。

● 中断時バイタルサイン：血圧 85/60 mmHg、脈拍 100回/分(モニタ波形はQRS幅の広い波形が数回出現した)、呼吸数 26回/分、SpO₂ 98%(酸素3L/分経鼻カヌラ)

・5分ほどの安静臥床でバイタルサインは下記の状態であった。
血圧120/70mmHg、脈拍85回/分(整)、呼吸数18回/分、SpO₂ 96%

Step1　事象の気づき

　　Step1では事象、つまり患者の主訴や反応からの気づきについて考えます。
　　まずはじめに、心臓外科術後の一般的な経過について整理していきます。この経過を理解することで、本事例の経過が順調なのか否かの判断ができます。心臓外科手術は術侵襲が大きいため術後はICUへ入室し呼吸循環動態の観察を持続的に行います。侵襲とは、生体の内部環境を一定に維持しようとする働き(ホメオスタシス)に変化をもたらす外部刺激(ストレス反応)のことで、侵襲が大きければそれだけ生体は危機的状況となります。この時期は術後回復過程として第Ⅰ期傷害期にあり、この時期は術後2〜4日続き、神経・内分泌反応が亢進することにより身体的にも精神的にもきわめて不安定な状態です。現在は早期からのリハビリテーションの効果も示されているため、術後早期から理学療法士が介入している施設が多くあります。
　　A氏の術後経過は順調です。術後1日目よりリハビリテーションを開始し

ており、2日目にはナースステーションまでの50m歩行を予定しています。本事例から患者背景を把握したうえで、術後2日目に何が起きたのかを考えてみましょう。

　気づいたことを挙げてみましょう。実際には、A氏から以下のような訴えがありました。

【朝の挨拶の場面】

● 「昨日もあまり眠れていません」

● 「横になったり起き上がろうとすると傷が痛む」

● 「水っぽい痰も増えてきた」

【リハビリテーションの場面】

● 「めまいがする」

● 「傷が痛くてつらい」

MEMO

_____

_____

_____

_____

　キーフレーズをSQに変換してみましょう。朝の挨拶の場面では「不眠」「体動時創痛」「水様性分泌物増加」があり、リハビリテーションの場面では「めまい（眩暈）」「創痛」があることがわかります。これらがA氏に起こっている事象であり、介入すべき看護問題となります。

Step2の前に　緊急度の判断

　次に、A氏に起こっている問題は生命危機の状態なのか否かを判断します。もし、生命危機の状態である場合にはすみやかに医師へ連絡し適切な処置を施す必要があります。生命の危機の状態か否かの判断をするためには、患者の意識、呼吸、循環の状態について検討していきます。

MEMO

_____

_____

_____

_____

Answer!

結果は以下に示す通りです。

- **意識**：自覚症状など訴えている、JCS (Japan Coma Scale) 1桁（刺激しないでも覚醒している状態）
- **呼吸**：話ができる（気道は確保されている）、SpO_2 96％（肺胞でのガス交換能は維持されている）
- **循環**：血圧120/70mmHg、脈拍85回/分（整）

意識の評価には、JCSやGCSなどの標準化されたスケールを用います。基本的には声をかけて反応（開眼や返答など）があるか、痛み刺激に対する反応があるかを評価します。A氏は、会話が可能ですので意識は保たれています。

呼吸の評価では、気道の開通と肺機能の2点が重要です。気道の評価では会話が可能か、気道狭窄の所見（いびきをかいている場合は舌根沈下、聴診でウィーズ（喘鳴）が聴取される場合には喘息発作など）を確認します。肺機能の評価ではSpO_2、呼吸数を確認します。A氏は会話が可能なので気道は開通しており、SpO_2も維持できているので肺機能は維持されています。

最後に循環の評価では、血圧、脈拍（速さ、不整など）を確認します。血圧、脈拍（不整脈なし）は維持できているため循環は維持されています。循環の評価では、血圧、脈拍以外に手足の触診（冷感、湿潤）、尿量などの情報があるとより評価の精度が高まります。

A氏は、リハビリテーション中一過性に呼吸・循環の悪化を認めていますが、すみやかに回復しており、生命の危機徴候はないと判断できます。

Step2　データ収集・整理と情報交換

A氏の事象に関して生命の危機徴候はないと判断したので、緊急の対応は不要となります。それでは今回の事象について推論を行っていきます。

Step2-1

まず、今回リハビリテーション中に起きた事象「めまい（眩暈）」「創部痛」に関連する情報整理と収集を行います。以下の6点について確認します。

① 診察前データ　② インタビュー（問診）：患者の訴え
③ バイタルサイン　④ フィジカルイグザミネーション
⑤ 症状に関連した観察事項　⑥ 検査データ

Thinking Time!

MEMO

_____

_____

_____

Answer!

1）診察前データ

　診察前データは以下の通りです。患者背景が現在生じている問題の要因となる場合もあるので、基本情報を整理し把握しておく必要があります。

- ●A氏、55歳、男性　●主疾患名：労作性狭心症
- ●既往歴：脂質異常症　●術式：CABG術後
- ●職業：税理士事務所経営　●性格：心配性、神経質
- ●家族：妻、子どもは2人（学生）

2）インタビュー（問診）：患者の訴え

　A氏の症状について問診を行います。A氏は「めまい（眩暈）」「傷も痛くてつらい（創部痛）」という症状があるので、その2点をくわしく聞いていきます。

　今回インタビュー（問診）で最も注意しなくてはいけない症状は創部痛です。患者が「痛み」を訴えた場合には、臨床現場ではLQQTSFAやOPQRST（p.50参照）などの語呂合わせにより漏れなく情報収集を行います。A氏の場合は、この痛みの原因が何か？ がポイントになります。心臓血管外科術後ですので、痛みの原因として最も危険なものは周術期心筋梗塞（perioperative myocardial infarction：PMI）です。一般的に心筋梗塞では、突然発症した激しい胸痛（胸部圧迫感や絞扼感）が30分以上軽快することなく持続します。問診で心筋梗塞の可能性がある場合には、すみやかに医師や他の看護師へ連絡をし、必要な検査や処置の準備を行う必要があります。

・めまい（眩暈）に関連した問診とA氏の回答

- ●**性状**：「どんなめまいでしたか？」➡「少し目の前が暗くなるような、血の気が引くような感じだったと思います」
- ●**経験（既往）**：「これまでにめまいを起こしたことがありますか？」➡「めまいの経験がありません」
- ●**随伴症状**：「めまいの他に症状（耳鳴、難聴、嘔吐など）はありますか？」➡「とくにありません」

・創痛（痛み）に関連した問診とA氏の回答

- ●**症状と経過**：「突然痛くなりましたか？ 徐々に痛くなりましたか？」➡「動き出してから徐々に痛みが出てきました」
- ●**悪化と緩和**：「仰向けでいると痛みが強くなりますか？ 安静にしていても痛みますか？」➡「ベッドに横になると痛みは軽くなってきました」
- ●**性質**：「どのような痛みですか？」➡「怪我をしたときと同じような鋭い痛みです。押すと痛みはあります」
- ●**強さ**：「一番痛いときを10とするとどのくらい痛いですか？（NRS）」➡「6～8程度です。今も痛みは4～5程度あります」

- **部位**：「どこが痛みますか？ 痛みの範囲はどの程度ですか？」➡「この傷口が痛みます」
- **増悪/軽快**：「痛みはどんなときに強くなりましたか？ どうするとよくなりましたか？」➡「寝返りをしたり体を起こそうとすると痛いですが、楽にしているとよくなります」
- **随伴症状、広がり**：「その他に何か症状(呼吸困難、冷汗、動悸など)はありますか？」➡「立ちくらみや冷や汗が出たのを覚えています。痛みは傷だけで他に痛いところはありません」

3)バイタルサイン

　バイタルサインを測定するときには、絶対値も大切ですが、数値の変化も大切です。今回のように手術後のリハビリテーションは患者の身体に影響を及ぼす可能性があるため、リハビリテーション前・中・後の最低3回はバイタルサインの測定を行う必要があります。バイタルサインの項目は血圧、脈拍、呼吸数、体温が基本ですが、現在はパルスオキシメータを用いた動脈血酸素飽和度(SpO_2)も用いられています。SpO_2は簡便に測定できますが、必ず呼吸数も合わせて測定することが大切です。

　A氏の場合、リハビリテーション中にバイタルサインの変化を認めています(**図1**)。まず、血圧が何らかの理由で低下しています。血圧は、心拍出量(心臓から1分間に送り出される血液の量)と血管抵抗(血管の硬さや太さ、血液の粘度など)による影響を受けます。心拍出量の低下要因として、出血や脱水、突然立ち上がることによる重力の影響により送り出す血液量が低下することや、不整脈などにより心臓のポンプ機能が低下すること、何らかの原因により末梢血管が拡張することが考えられます。

4)フィジカルイグザミネーション

　問診やバイタルサイン測定と並行して、フィジカルイグザミネーション(身体診察)を行います。フィジカルイグザミネーションは、視診・触診・聴診・打診の技術を用いて患者から情報を得る方法です。A氏の場合は、バイタルサインでリハビリテーション中に血圧が低下した原因(出血や脱水、心ポンプ機能低下、心不全徴候など)に的を絞ったフィジカルイグザミネーションを行っていきます。

〈頭頸部〉
- **視診**：瞳孔左右差(3.5mm)、対光反射(あり)、眼瞼結膜の蒼白(なし)頸静脈怒張(端座位でなし)、冷汗(あり)、舌の乾燥(なし)

〈胸部〉
- **視診**：胸郭の昇降(左右差なし)、呼吸補助筋の使用(なし)
- **聴診**：肺音(両肺野下葉に水泡音聴取)、左右差(なし)、心音(正常)、心雑音(なし)

	リハビリ前	リハビリ中	リハビリ中止後
血圧	110/70mmHg	80/55mmHg	120/70mmHg
脈拍	80回/分	100回/分	85回/分
（不整脈）	なし	心室性散発	心室性単発
呼吸数	18回/分	26回/分	18回/分
SpO₂	96%	98%	96%

図1 バイタルサインの変化

- 採血結果
WBC 8,800/μL	RBC 388/μL	Hb 12.5g/dL	Ht 35%
Plt 36.0×10⁴/μL	T.P 5.6g/dL	Alb 2.2g/dL	T-bil 0.2mg/dL
AST 47U/L	LDH 262U/L	CK 192U/L	BUN 19mg/dL
Cre 1.13mg/dL	Na 143mEq/L	K 4.2mEq/L	Cl 106mEq/L
BS 103mg/dL	CRP 8.9mg/dL		
- 心電図波形　不整脈なし
- エコー結果（心機能）　LVEF（左心室駆出率）45％　（正常：55％以上）
- 胸部X線所見　CTR（心胸郭比）60％　（正常：35〜50％）

図2 検査データ

〈四肢〉
- **視診**：チアノーゼ（なし）
- **触診**：末梢冷感（なし）、湿潤（軽度あり）、浮腫（両下腿に軽度あり）、四肢/腋窩の乾燥（なし）、ツルゴール反応低下（なし）

5）症状に関連した観察事項

　使用している薬剤や医師の指示書、記録などを確認します。A氏の場合、心臓血管術後で複数の薬剤を服用しています。それらの作用、副作用、相互作用を調べ、「めまい」や「血圧低下」を引き起こす可能性のある薬剤の使用はないか確認します。大前提ではありますが、A氏への指示として活動範囲がリハビリテーションの内容と合っているのかについての確認も必要です。

6）検査データ

　検査データは、その日の患者の状態（炎症反応や肝臓・腎臓・凝固系・電解質など）に関する客観的データとなります。検査データはバイタルサインのようにその場面での値というよりは、日々の数値の変化を確認します。A氏の検査結果を**図2**に示します。

Step2-2　集めたデータを整理して、意味づけをした情報に変換し、原因を考えましょう。

Thinking Time!

MEMO

_____

_____

_____

_____

Answer!

これまで収集した情報を以下にまとめます。

●立位となった後に「めまいがする」との訴え

●目の前が暗くなる、血の気が引くようなめまい

●リハビリ中血圧低下、安静臥床で回復

●めまいを起こす既往はない　●貧血所見なし(Hb正常、眼瞼結膜の充血)

●立位となった後に「傷も痛くてつらい」との訴えあり

●痛みはリハビリとともに始まり、指で指せる範囲内で放散なし

●痛みの強さは6〜8程度まで増強するが安静により軽快する

●痰が多くなってきて咳が出ると痛い

●前日のリハビリで立位となった際にも創部痛あり、アセトアミノフェンを内服した

●昨夜はあまり眠れていない、あまり動きたくなかった

●CABG術後2日目(全身麻酔)

●呼吸数増加　●水っぽい痰の増加　●肺音(両肺下葉に水泡音)

●リハビリ中の冷汗、立ちくらみ

●血圧低下、脈拍上昇、心室性不整脈の出現

●軽度の四肢の湿潤　●両下腿に軽度の浮腫

●LVEF(左心室駆出率)45%　●CTR(心胸郭比)60%

Step3　推論仮説・推論検証

■Step3-1

Step2で収集・整理した情報から、事象が起きた原因について仮説を立てていきます。

① 情報:

●立位となった後に「めまいがする」との訴え

●目の前が暗くなる、血の気が引くようなめまい

●リハビリ中血圧低下、安静臥床で回復

●めまいを起こす既往はない

●貧血所見なし(Hb正常、眼瞼結膜の充血)

↓

仮説①：起立性低血圧

　起立性低血圧とは、立位をとった際に生じる重力負荷により、静脈に血液が貯留（0.5〜1L）し一時的に静脈灌流量が低下することにより血圧低下（脳虚血）が生じることです。本事例における患者の訴えるめまいは「失神性（前失神）」を鑑別に考えます。失神性のめまいには循環障害があり、今回立位となった後に生じたこと、血圧低下をきたしたことより起立性低血圧をきたしたと考えます。

② 情報：

- 立位となった後に「傷も痛くてつらい」との訴えあり
- 痛みはリハビリとともに始まり、指で指せる範囲内で放散なし
- 痛みの強さは6〜8程度まで増強するが安静により軽快する
- 痰が多くなってきて咳が出ると痛い
- 前日のリハビリで立位となった際にも創部痛あり、アセトアミノフェンを内服した
- 性格：神経質、心配性
- 術後1日目のリハビリで強い疲労感と創部痛があった
- 昨夜はあまり眠れていない、あまり動きたくなかった

↓

仮説②：血管迷走神経反射

　血管迷走神経反射は、ストレスや強い痛みなどにより心拍数の低下や血管拡張による血圧低下を生じることです。本症例では患者に強い創部痛があること、神経質であり夜間不眠であることがストレッサーとなり血管迷走神経反射をきたしたと考えます。

③ 情報

- CABG術後2日目（全身麻酔）　　●呼吸数増加
- 水っぽい痰の増加
- 肺音（両肺下葉に水泡音）　　●CTR（心胸郭比）60％

↓

仮説③：肺水腫

　術後2日目は術後回復過程において第Ⅰ期傷害期となります。この時期は生体のホメオスタシスが不安定な状態にあります。そのため、生体内では、循環血液量を維持する目的で体内に体液を貯留します。その結果として、貯留した体液が肺に貯留することにより生じます。

④ 情報

- ●CABG術後2日目(全身麻酔) ●肺音(両肺下葉に水泡音)
- ●リハビリ中の冷汗、立ちくらみ
- ●血圧低下、脈拍上昇、心室性不整脈の出現
- ●呼吸数増加 ●軽度の四肢の湿潤 ●両下腿に軽度の浮腫
- ●LVEF(左心室駆出率)45% ●CTR(心胸郭比)60%

↓

仮説④：慢性心不全の増悪

心臓外科術後患者は手術侵襲に伴い一過性の慢性心不全の状態にあります。心不全徴候の観察と症状の増悪について術後回復過程と合わせて観察を行う必要があります。

■Step3-2

それでは、4つの仮説それぞれについて検証を行います。仮説検証を行う際には、その疾患である確率を上げる目的で追加検査なども検討します。

Thinking
Time!

MEMO

_____

_____

_____

_____

Answer!

1)起立性低血圧

起立性低血圧の症状や要因について一般的事項を以下に示します。このうち、本事例と一致する内容は「意識の遠のき/ふらつき/めまい」「心不全」「薬剤(硝酸薬、利尿薬の使用)」であり、仮説検証を行うためにはその他の事項「尿量/尿比重」「水分バランス」「体重」「12誘導心電図」「心筋逸脱酵素(CK・AST・トロポニン等)」についての情報収集を行う必要があります。

起立性低血圧の一般的な症状・要因

・意識の遠のき/ふらつき/めまい ・長期臥床 ・脱水/出血

・心不全/心筋梗塞

・薬剤(α遮断薬、硝酸薬、利尿薬、K拮抗薬など)

2)血管迷走神経反射

血管迷走神経反射の症状や要因について一般的事項を以下に示します。このうち、本事例と一致する内容は「痛み(創部痛)」「ストレス/疲労」「薬剤(硝酸薬、利尿薬の使用)」であり、仮説検証を行うためにはその他の事項「尿量/尿比重」「水分バランス」「体重」についての情報収集を行う必要性があります。

血管迷走神経反射の一般的な症状・要因

・長時間の立位/姿勢維持

・痛み(創部痛)　・恐怖　・ストレス/疲労　・脱水

・薬剤(α遮断薬、硝酸薬、利尿薬、K拮抗薬など)

3)肺水腫

　肺水腫の症状や要因について一般的事項を以下に示します。このうち、本事例と一致する内容は「吸気時の断続性副雑音」「胸部X線(うっ血、胸水貯留)」であり、仮説検証を行うためにはその他の事項「尿量/尿比重」「水分バランス」「体重」「血液ガス」についての情報収集を行う必要性があります。

肺水腫の一般的な症状・要因

・呼吸困難　・発熱　・不穏　・泡沫状の血痰

・喘鳴/吸気時の断続性副雑音　・心音(Ⅲ音/Ⅳ音)

・胸部X線(うっ血、胸水貯留)

4)慢性心不全の増悪

　慢性心不全の増悪の症状や要因について一般的事項を以下に示します。このうち、本事例と一致する内容は「息切れ/頻呼吸」「水泡音」であり、仮説検証を行うためにはその他の事項「心エコー(LVEF)」「胸部X線」「12誘導心電図」「BNP(脳性Na利尿ペプチド:100pg/mL以上)」についての情報収集を行う必要性があります。

慢性心不全の増悪の一般的な症状・要因

左心不全	右心不全
・呼吸困難	・右季肋部痛
・息切れ/頻呼吸	・食思不振
・起座呼吸	・腹満感
・水泡音	・心窩部不快感
・ピンク色泡沫状痰	・肝腫大
・異常心音(Ⅲ音やⅣ音)の聴取	・肝胆道系酵素の上昇
	・頸静脈怒張

Step4　問題判断と優先順位

Step4-1

問題判断と優先順位について、重症度と緊急度の2軸で評価を行います。

Thinking Time!

A（緊急度：重症度ともに高）には慢性心不全の増悪と肺水腫が、C（緊急度高：重症度低）には起立性低血圧と血管迷走神経反射が含まれます（図3）。

■**Step4-2**　緊急度、重症度に基づいた順位付けの理由として、以下が考えられます。

A 緊急度：高・重症度：高

・**慢性心不全の増悪**：慢性心不全の増悪から急性心不全への症状の進行はショックへの移行となり生命の危機状態となります。

・**肺水腫**：肺水腫の進行は低酸素血症の増悪から低酸素症となりショックへ移行するため生命の危機状態となります。

C 緊急度：高・重症度：低

・**起立性低血圧**：術後長期臥床となるため肺合併症を含めた術後合併症のリスクや起立性低血圧発症による転倒・転落のリスクがあります。

・**血管迷走神経反射**：創部痛が持続することにより、活動意欲が減退することでうつ症状を発症したり離床遅延につながるリスクがあります。

Step5　ケアの選択

■**Step5-1**　Step3で挙げた4つの仮説が原因であった場合のケアを検討してください。

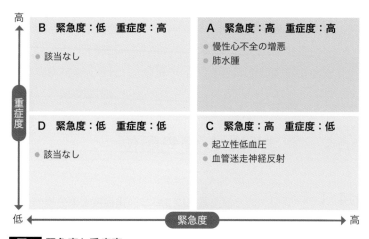

図3 緊急度と重症度

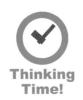

Thinking
Time!

MEMO

_____

_____

_____

_____

Answer!

1）起立性低血圧と血管迷走神経反射に対するケア

①段階的な心臓リハビリテーション（離床）

　術後の過剰な安静臥床は各種合併症の発症を助長します。よって、術後急性期リハビリテーションでは循環動態の安定化と並行して離床を進め、合併症の予防と身体機能の早期改善を目指します。離床は看護師個々の経験によって行うのではなくステップアップ基準を設け、運動内容を段階的に拡大していきます。現在は術翌日から立位および歩行を開始し、術後4日目に歩行自立を目指すプログラムが標準です。

②鎮痛薬（急性術後疼痛管理）の使用[2]

　痛みのスケールを用いた痛みの評価を行い、鎮痛薬投与を検討します。鎮痛薬はNSAIDsやアセトアミノフェンの使用が推奨されています。

③胸帯（バストバンド）の使用[3]

　胸帯の使用は体動や咳嗽時の胸骨保護については有効性はありますが、胸骨保護の効果はないことと、胸郭運動が制限されることにより無気肺などの肺合併症を助長する可能性があります。

④精神的支援[3]

　精神的支援として、患者とのコミュニケーションをとることや、抑うつ症状などの精神症状を認めた場合の対応を行います。また、統合的支援（コラボレイティブケア）として多職種医療チームでの介入も効果的です。

2）肺水腫と慢性心不全の増悪に対するケア：患者指導

　看護師がモニタリングやフィジカルアセスメントを行うことも重要ですが、患者自身が病気と向き合い、退院後も自分自身の体調をチェックしながら症状増悪時に適切な対処行動がとれることが求められます。看護師は、そのための患者指導を行う必要があります。

Step6　ケアのメリット・デメリット

　Step5で挙げたケアを実施することで、患者が得る利益と不利益を検討してください。

**Thinking
Time!**

MEMO

_____

_____

_____

_____

Answer! それぞれのケアについてメリット・デメリットを**表1**にまとめます。ケア
の選択をする際には必ずそれを行うことによる患者のメリットとデメリット
を検討したうえで実施を検討する必要があります。ケアの選択が難しい事例
では、多職種のカンファレンスなどを行い、各専門職種の意見を取り入れな
がら検討を行うこともあります。

 表1 ケアのメリット・デメリット

ケア	メリット	デメリット
段階的なリハビリテーションの実施	運動に伴う負担の改善	酸素消費量増加
積極的な鎮痛薬の使用	苦痛緩和、ADL拡大 交感神経緊張の予防	薬剤相互作用、副作用 ※アセトアミノフェンとワルファリンの併用によりワルファリンの効果が増強する
胸帯の使用	体動や咳嗽時の胸骨保護	肺合併症の助長
心理的サポート	孤独感、不安の軽減 睡眠の質、リズム改善 視野の広がり （思い込みの改善）	なし
患者指導	病状の理解、異常の早期発見	なし

Step7　患者への説明

Step4で問題判断し、Step5でケアを選択した内容を実施するために、患
者へ説明してください。

**Thinking
Time!**

MEMO

_____

_____

_____

_____

Answer!

1)段階的なリハビリテーションの実施について

「Aさん、毎日リハビリを頑張っていますね」

「でも、あまり無理をすると体の負担になりますので注意してください。めまいがしたり、息苦しくなったり、胸が苦しくなったりしたらすぐに教えてください」

「Aさんの体の具合に合わせたリハビリメニューを理学療法士と考えています。Aさんからも希望がありましたらぜひ教えてください」

2)鎮痛薬の積極的な使用について

「手術傷の痛みがなかなかよくならないのが心配です」

「リハビリの後に鎮痛薬の点滴を使っていますが、咳が出たり体を動かしたときも痛みが出ますね」

「定時で痛み止めの内服をすることもできますので、必要であれば教えてください」

3)胸帯の使用について

「胸帯をつけていますが、苦しくないですか?」

「胸帯は、動いたときや咳をしたときの痛みを和らげてくれます。ただ、強く締めてしまうと深呼吸がしにくくなるので、肺が十分広がらなくなりますので注意してください」

「痛みが心配でしたら、定時で痛み止めの内服をすることもできますので、必要であれば教えてください」

4)心理的サポートについて

「夜眠れていないようですし、疲れもたまっているようなので心配です」

「何か力になれることはありますか?」

「眠れないようなら睡眠薬を出すこともできます」

「看護師だけではなく、カウンセラーもいますのでぜひ話を聞かせてください」

5)肺水腫、慢性心不全増悪の早期発見について

「手術が終わったばかりで、今後のことが心配ですね」

「手術後には、肺に水が溜まりやすくなったり、心臓の働きが一時的に低下します」

「できるだけ日中椅子に座るなど体を起こしていることは重要ですが、つらくなったら休むようにしてください」

「息苦しかったり、胸が苦しいなどあればすぐにナースコールを押して知らせてください」

Step8　ケアの報告と記録

Step8-1

気づいた事象と実施したケアを、リーダー看護師へSBARで報告してください。

Thinking Time!

MEMO

_____

_____

_____

_____

Answer!

以下に、一例を示します。

1)状況(S：Situation)

「Aさんのリハビリ時の状況について報告します。リハビリ中にめまいと創部痛を訴えました」

2)背景(B：Background)

「本日14時から看護師2名で立位、足踏みまで行いましたが、血圧低下と頻脈、冷汗を認めたため途中でリハビリを中止しました。中止後は安静臥床でバイタルサインと自覚症状は回復しています。もともと心配性で神経質なところがあり、昨夜はあまり眠れず創部痛もあったためリハビリの意欲はありませんでしたが、リハビリの必要性を説明し納得いただいたうえで実施しました」

3)評価(A：Assessment)

「リハビリ中にめまいを起こした原因は急に体を起こしたことによる起立性低血圧と創部痛、精神的ストレスによる迷走神経反射によると考えました。また、術後2日目であり利尿期に入っている時期ですので、リハビリによる心肺負荷により肺水腫や慢性心不全の増悪も生じていると考えました」

4)提案(R：Recommendation)

「創部痛については痛みが持続しているので昨日と同様に鎮痛薬の点滴が必要だと思います。創部痛はリハビリ中だけではなく咳嗽や体動時も生じるとのことですので医師に定時の鎮痛薬内服も検討してもらいます。Aさんは心配性で眠れていないので、睡眠薬の内服も検討してもらいます

次回以降のAさんのリハビリは、理学療法士と相談し段階的に行い心肺負荷を軽減する方法で行いたいと思います」

Step8-2

観察した内容と実施したケアを診療録へSOAPで記録してください。

Thinking Time!

MEMO

_____

_____

_____

_____

Answer!

1) 主観的データ（S：Subject）

- めまいがする、傷も痛くてつらい。
- 昨日も立ち上がったけど大変だった。なんだか色々なものが入ってたから引っかけちゃいけないと思って気になって昨日もあまり眠れていません。
- 横になったり起き上がろうとすると傷も痛むし、水っぽい痰も増えてきたから咳をすると痛くて気になって。今日はあまり動きたくない。休ませてください。

2) 客観的データ（O：Object）

- CABG術後2日目。14時より50m歩行の予定でリハビリテーションを開始する。
- 昨日は立位と足踏みを実施し強い疲労感と創部痛を訴えたため鎮痛薬を使用した。
- 本日は立位となった段階でめまい、創部痛（NRS6〜8）の訴えがあり、収縮期血圧110〜85mmHg、脈拍80から100回/分（心室性不整脈数回）への変化と冷汗を認めた。
- すぐにリハビリテーションを中止し安静臥床すると、5分後には症状は回復した。その際、収縮期血圧120mmHg、脈拍85回/分（整）であった。
- その他の症状として、不眠、不安、気道分泌物増加、軽度の四肢湿潤、浮腫、呼吸副雑音（水泡音）を認めている。朝の胸部X線検査でCTR60%である。

3) 評価（A：Assessment）

- A氏は術後2日目の利尿期にあり、間質からの水分が細胞外へ移行している時期である。そのため肺水腫、心不全徴候を認める状態にある。
- 本日はリハビリテーションを契機にめまいと創部痛を認め、低血圧、交感神経緊張に伴う症状をきたしている。
- すみやかに中止することで自覚症状とバイタルサインの回復は認めているが、要因として起立性低血圧と迷走神経反射を起こしていると考える。

4) 計画（P：Plan）

- 段階的なリハビリテーションと創部痛、精神的支援を行う。
- 医療チームでリハビリテーションの内容や積極的な鎮痛、精神的支援について検討する。

●術後の持続的なモニタリングを行い肺水腫、心不全の増悪の徴候を観察する。

【報告した医師の見解】
●Aさんがリハビリ中に生じたさまざまな症状を理学療法士も含めた医療チームで共有し、定時の鎮痛薬、睡眠薬の処方がなされました。
●リハビリ後すみやかに症状が回復していることから、肺水腫や心不全徴候については明日の採血、画像検査で経過を見ていくこととなりました。

おわりに

　心臓外科術後患者の事例を通して、患者に起こった事象から推論を行いました。心臓外科手術は一般的に広く行われている手術ではないので術後経過を理解することが難しかったかもしれません。しかし、消化器外科手術も同様に手術侵襲からの回復過程というものがあり、それに関連した合併症の早期発見と早期対応が看護師の役割です。また、術後の回復過程を促進させる目的で実施されるリハビリテーションも計画性と多職種での連携(コラボレーション)が重要であることも理解できたかと思います。

(塚原大輔)

学生への応援メッセージ

　臨床推論といわれると難しいな、嫌だなと思うかもしれませんが、要はドラマの犯人探しです。複数の事件現場に残された手がかりをもとに複数の容疑者を割り出し、アリバイや現場に残された遺留品、犯行動機などの追加情報から犯人に迫っていきます。こんな感じで物事は、簡単であったり馴染みのある身近なことに置き換えると、難しいことも理解しやすくなります。臨床推論はこれから看護師に必要となる考え方の学習です。ぜひ楽しんで学習してください。

■ 引用・参考文献
1) 一般社団法人日本循環器学会：循環器疾患診療実態調査報告書(2020年実施・公表), 2020. https://www.j-circ.or.jp/jittai_chosa/media/jittai_chosa2019web.pdf (閲覧日：2023年1月)
2) 一般社団法人日本ペインクリニック学会編：急性痛：実践と治療, 胸部手術における急性痛管理 3. 心臓血管外科手術の急性術後痛管理. https://www.jspc.gr.jp/igakusei/igakusei_kyusei.html (閲覧日：2023年1月)
3) 日本循環器学会/日本心臓リハビリテーション学会合同ガイドライン：2021年改訂版 心血管疾患におけるリハビリテーションに関するガイドライン, 2021. https://www.j-circ.or.jp/cms/wp-content/uploads/2021/03/JCS2021_Makita.pdf (閲覧日：2023年1月)

事例⑥　外科系（消化器系）

6　大腸がん術後2日目に腹痛を訴えている

講義動画

Summary

　今回、看護花子さんは、大腸がんに対する手術目的で入院しました。予定通り手術が終了し、術後のリハビリテーションや経口摂取が開始となっています。術後2日目、看護花子さんから「腹痛」「腹部膨満感」の訴えがありました。バイタルサインやフィジカルイグザミネーションから集めたデータを整理すると、頻脈、腹部緊満、腹鳴微弱がありました。これらのデータが示す意味を1つずつ、ていねいに検証していくと、「創部痛」と考えられました。看護師として、創部痛を増強させないケアを選択しながら、患者の回復が促進されるように支援を考えていきます。

Keyword

▷腹痛　▷腹部膨満感　▷脈拍数　▷創部痛の軽減

はじめに

　私たち看護師は、患者が入院し予定されている治療を無事に終えて元の生活に戻れるよう援助します。手術目的で入院する患者の場合、術後合併症の早期発見と重篤化しないよう看護ケアを行います。本項では、「大腸がん」に焦点を当て、消化器外科術後の合併症のうちよく遭遇する「腹痛」を取り上げます。消化器外科術後に「腹痛」の訴えがあった場合、臨床推論のプロセスを追って必要な看護ケアについて考えていきましょう。

DATA

■ 患者：看護花子、71歳女性
■ 主病名：大腸がん
■ 既往歴：イレウス

■ 経過（入院時情報）：

- 3か月前市民健診の便潜血反応検査で陽性、精密検査を受け下部直腸がん（Stage Ⅱ）
  と診断
- 直腸切除目的で入院
- 身長155cm、体重63kg
- 入院時バイタルサイン：血圧129/78mmHg、脈拍78回/分、呼吸数18回/分、体
  温36.9℃
- 内服薬：レニベース®5mg1錠、マグミット®330mg3錠、アローゼン®0.5g2包
- 自覚症状：易疲労感・血便
- 予定通り手術終了している

　　　術翌日より離床開始し、本日術後2日目です。硬膜外麻酔が終了予定で、
食事開始の指示が出ています。自力でトイレ歩行していますが、トイレ以外
は日中ベッドで過ごしています。看護花子さんから、「お腹が痛い。トイレ
に行くけどお腹がスッキリしない。張っている気がする」と訴えがありまし
た。お腹をさすりながら、険しい表情をしています。

Step1　事象の気づき

　　　患者に何が起こりましたか？　なぜ変だと思いましたか？　患者の訴えや症
状で重要と思われるキーフレーズ、キーワードを挙げてみましょう。それを
普遍化された用語（SQ）に変換します。

MEMO

_____

_____

_____

_____

　　　まず「お腹が痛い」と言っています。これをSQに変換すると、「腹痛」「内臓
痛」「体性痛」「放散痛」となります。次に、「お腹がスッキリしない」は、SQに
変換すると「排便障害」「残便感」「排尿障害」です。「張っている気がする」は、
SQに変換すると「腹部膨満感」「腸蠕動低下」です。「表情が険しい」は、SQに
変換すると「不安」「苦痛」です。

Step2の前に　緊急度の判断

　　いつ・いかなるときも、まず緊急度の判断を行います。生命危機の状態か判断するためには、「意識・呼吸・循環」を確認します。ショック徴候がなかった場合、生命の危機状態か否かを考えてみましょう。

MEMO

_____

_____

_____

_____

 　　看護師に向かって話していることから、開眼し、意識がJCS 1桁、呼吸あり、です。ショック徴候はないので、「意識」「呼吸」「循環」問題なく生命危機状態ではないといえます。

Step2　データ収集・整理と情報変換

Step2-1

　　事象の気づきに関連するデータとして、以下の6つの項目に沿って確認していきましょう。
- ●診察前データ
- ●インタビュー(問診)
- ●バイタルサイン
- ●フィジカルイグザミネーション
- ●症状に関連した観察事項
- ●検査データ

MEMO

_____

_____

_____

_____

 1)データ

　　年齢、主疾患名、既往歴、現病歴、罹患期間の5項目です。事例から、年齢は71歳、主疾患名が大腸がん、既往歴がイレウス、現病歴が3か月前、

市民健診の便潜血反応検査で陽性、精密検査を受け下部直腸がんステージⅡと診断、手術目的で入院しました。罹患期間は3か月となります。

2）インタビュー（問診）

「痛みはあるか」「痛みの部位と痛みの程度」「臥位と動作時の痛みの違い」「排ガスの有無」「経口摂取した前後の腹部膨満感の違いがあるか」「嘔気の有無」などについて聞いてみましょう。

痛みの部位と程度を問うと、「手術したあたりが強く痛みます」「強さはNRS5ぐらいです」と答えます。また、臥位と動作時の痛みの違いがあるかについて問うと、「トイレに行こうとして起き上がると痛いです」と答えます。排ガスはありますかと問うと、「1回あったけどその後どうだったかな」と答えます。経口摂取した前後の腹部膨満感の違いはあるのかと問うと、「腹部の張り感は変わらないです」と答えます。嘔気はありますか、と問うと「食事していたら何となく吐き気があって、そこで食べるのをやめました」と答えます。排尿排便回数については、「1日5回ぐらい、便は手術までに出たっきりです」と答えます。

3）バイタルサイン

血圧、脈拍、呼吸数、体温、SpO₂を確認します。血圧137/90mmHg、脈拍98回/分、呼吸18回/分、体温37.8℃、SpO₂ 96％です。

4）フィジカルイグザミネーション

視診・触診・打診・聴診と五感を活用して確認します。胸郭の視診は「動きの左右差なし、胸郭挙上が浅い」、胸郭の触診は「圧痛なし、皮下気腫なし」、胸郭の打診は「濁音なし」、胸郭の聴診は「副雑音なし」でした。腹部の視診は、「腹部の膨満あり」、「術創の発赤・熱感なし」、腹部の触診は「腹部緊張なし」、腹部の打診は「鼓音なし」、腹部の聴診は「腹鳴あり、微弱」でした。

5）症状に関連した観察事項

使用薬剤は「レニベース®5mg1錠内服」、点滴は「ソリタ®T3 500mL 2本、セファゾリン1g＋生理食塩液100mL 1日2回」「持続硬膜外麻酔0.3％アナペイン®＋フェンタニル0.25mg 時間3mLで投与」されています。医師の指示書・記録は、「本日より食事開始、持続硬膜外麻酔終了」とありました。

6）検査データ

採血結果、生理機能検査があります。消化器術後なので、胸部X線・腹部X線の所見が必要です。胸部X線所見は、朝9時の時点で、肺野に異常は認めません。腹部X線所見では、ガスがやや貯留しています（**図1**）。また、術翌日の採血結果を確認します（**表1**）。

■Step2-2　　集めたデータを整理し、意味づけをした情報に変換、原因を考えます。

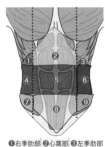

○ Thinking Time!

MEMO

_____

_____

_____

_____

Answer!

1）お腹が痛い、手術したあたりが痛い

【意味づけした情報に変換】

　フィジカルイグザミネーションでは、腹部の膨満、腸鳴微弱でした。動くときに痛みが発現していました。

【原因を考える】

　患者は「お腹が痛い」と訴えていることから、消化器に何らかの炎症が起きていないかを考えます。消化器外科術後の合併症による腹痛なのか、それとも新たな疾患による腹痛なのかを考える必要があります。内臓痛は、ズキズキした痛みで、内臓の皮膜の伸展、炎症や壊死などから出現する痛みです。関連痛は、腹部の1か所だけでなく、遠くの場所に放散した痛みです。体性痛は、皮膚や皮下組織、筋肉の損傷など刺激により出現、痛みの部位が明確であり、痛みの出現する要因を患者自身がわかっていることもあります。

　患者は「手術したあたりが痛い、起き上がると痛い」と言っているわけですから、痛みの部位が明確であるとともに、痛みの出現する要因を本人が認識しているといえます。つまり、「体性痛」と判断できます。

　腹部のフィジカルイグザミネーションでは、腹部を9か所に分けて観察することが大事です。例えば、季肋部や心窩部に痛みがある場合、胆嚢炎や胆管炎の可能性があります。9か所の場所によって、痛みの生じる臓器が異なります。

2）検査データ、画像所見

【意味づけした情報に変換】

　表1の検査データより、白血球、CRPという感染を示すデータが上昇して

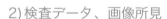

❶右季肋部　❷心窩部　❸左季肋部
❹右側腹部　❺臍部　❻左側腹部
❼右腸骨部　❽下腹部　❾左腸骨部

腹部の9分割法

ガスが貯留し、大腸が拡張している。

図1 腹部X線所見

表1	検査データ

●採血結果（朝9時）

WBC 7,800/μL	RBC 411/μL	Hb 12.1g/dL	Ht 42.5%
Plt 13.2×10⁴/μL	T.P 5.6g/dL	Alb 2.2g/dL	Tbil 2.2mg/dL
GOT 17U/L	γ-GTP 74U/L	LDH 483U/L	ALP 107U/L
CPK 81U/L	TC 190mg/dL	TG 103mg/dL	BUN 20mg/dL
Cre 0.9mg/dL	Na 140mEq/L	K 3.8mEq/L	Cl 108mEq/L
BS 98mg/dL	CRP 3.3mg/dL		

います。また、バイタルサインでは体温が上昇しています。感染が局所から全身へ拡大すると、全身性炎症性反応症候群(SIRS)へ発展します。CRPは3.3と上昇しています。腹部X線撮影では、ガスが貯留して、大腸が拡張しています。これはつまり、腸の動きが弱く、ガスが貯留していることを意味します。

【原因を考える】

CRPとは、C反応性タンパクで、生体が侵襲を受けると上昇する検査値です。正常値0.3ですので、3.3は生体内で何らかの炎症が起きていると考えられます。看護花子さんの場合、体温37.8℃、脈拍98回/分、呼吸18回/分でした。SIRSの項目のうち、脈拍数1項目が該当していますが、SIRSには至っていません。

腹部の膨満はありますが、緊満なく、ビリルビンやGOT、ALPなど肝機能データや、BUN、クレアチニンなど腎機能データの悪化を示す値はありません。その他では、Ht、Hbからは貧血を示す値は認められません。ナトリウム、カリウムなど電解質異常もなく、血糖98mg/dLと低血糖もありません。

Step3　推論仮説・推論検証

Step3-1

集めたデータ、整理した情報から原因を推論し、仮説を立てます。「何が起こったのか、原因は何が考えられるか？」について、1つに絞らず、複数の可能性を検討してみましょう。

腹痛・嘔気とくると、まずは「胃十二指腸潰瘍」が考えられます。

腹痛・発熱・炎症データ上昇とくると、「胆嚢炎」が疑わしいです。

体動時の痛み・腹痛・炎症データ上昇とくると、特に右下腹部の痛みとなると、「虫垂炎」の可能性があります。

主疾患は大腸がんで、イレウス既往、発熱・炎症データ上昇があると、「縫合不全」かもしれません。

創部の痛みがあり、体動時の痛み・発熱・頻脈・炎症データ上昇となると、「創感染」かもしれません。

術後の初離床・頻脈・発熱とくると、「術後出血」が疑われます。

主疾患は大腸がんで、術前にイレウスの既往、術後に腹痛・嘔気・腹部膨満・持続硬膜外麻酔により麻酔薬が投与されているとくると、「イレウス」の可能性が考えられます。

体動時に発現する痛み、とくに起き上がるときに出現していること、頻呼吸は、「創部痛」が疑われます。

　術後の排便なし、トイレに行くがスッキリしない・腹部膨満感ありということは、「排便時の努責による痛み」も考えられます。

　このようにデータや整理した情報からは、9つほどの推論仮説が挙がります。この他に術後の誤嚥性肺炎の可能性もあります。これから炎症データが上昇するかもしれません。また、手術後の不安や悲嘆の可能性もあります。

　重要なのは、手術後の合併症か、新たな疾患の発症かを考えることです。主疾患の大腸がんは、手術により切除したわけですから、大腸がんの悪化というよりも、手術による臓器へのダメージ、つまり術後合併症か、それとも新たな疾患の発症か、どちらかが考えられます。

■Step3-2　では、挙げた仮説を立証する、つまり、「腹痛をきたしている原因はこれだ」と確証を得るためには、どのように検証したらいいでしょうか。
　●何を確認したらいいか？
　●何を調べたらいいか？

MEMO

_____

_____

_____

_____

Answer!　**胃十二指腸潰瘍**は、胃X線検査、上部内視鏡検査により確認します。周術期におけるストレスが原因により、胃酸が分泌過多となり、胃壁〜十二指腸の組織が障害・欠損し発症する場合があります。

　胆嚢炎は、発熱、黄疸、右上腹部痛という症状、血液検査で胆道系酵素の検査値が上昇します。この胆道系酵素の検査値は、胆嚢炎により胆汁の流れが障害されていることを意味するため、確認する必要があります。肝機能障害や超音波や腹部CTなどを行います。

　虫垂炎は、悪心・嘔吐、食欲不振、心窩部と右下腹部に痛みを伴います。その痛みは、筋性防御・反跳痛を伴うと、炎症が腹膜にまで広がっていることを意味しています。腹部を軽く押さえた際に腹筋が緊張・硬くなり、触診する指先に抵抗を感じます。また、腹痛の部位を圧迫し、急に手を離すと強い痛みを感じます。

　縫合不全を疑ったら、発熱がないか、血液検査の炎症を示すWBCやCRPを確認します。また、手術創の感染徴候である発赤・腫脹・熱感・痛みを確認します。腹痛がないか確認します。

　創感染を疑ったら、発赤、腫脹、熱感がないか、創部の排膿や悪臭がな

いか確認します。また、ドレーンからの排液の性状が、ドロッとした膿状や混濁している排液ではないか確認します。発熱、炎症データを示す血液検査値が上昇していないかなども確認します。

術後出血を疑ったら、ドレーンの排液の量と性状を確認しましょう。突然、量が増えていないか、血性の排液が出ていないか観察します。また、腸管での出血による腹部膨満、出血による循環血液量の減少による頻脈、頻呼吸、がないか確認します。さらに、循環血液量減少性によるショックの症状として、末梢冷感や冷や汗、チアノーゼがないか確認します。CRT（毛細血管再充満時間）の延長も合わせて観察します。血液検査でヘモグロビンの低下、ヘマトクリットの低下はないでしょうか。1時間あたりの尿量、水分出納はどうでしょうか。毛細血管再充満時間とは、爪を5秒間圧迫し、解除すると赤みが回復する時間を見ます。通常1秒程度ですが、末梢循環不全が起きていると、赤みが回復するまでの時間が延長します。

イレウスを疑ったら、急激な強い腹痛、嘔吐、また排ガスの有無を確認します。そして、筋性防御がないかを確認します。

創部痛が疑わしければ、安静時と動作時の痛みの変化、痛みの部位が明確か、痛みが出現する原因を本人が自覚しているかを聞いてみてもいいでしょう。

排便時の努責による痛みが疑わしければ、安静により改善すれば一過性である可能性があります。トイレで排便する際の腹圧の負荷により痛みが生じている可能性があるため、安静により改善するか確認します。

Step4　問題判断と優先順位

問題判断と優先順位づけです。緊急度が高く、重症度も高いものが当然優先順位は高くなります。Step3で挙がった9つの仮説に対し、なぜ優先順位が高いのか、その理由を考えながら分類してみましょう。ここでは「この原因のほうが疑わしい」という、原因特定の可能性の高さではなく、「可能性は低いかもしれないけど、まずこれは否定しておかなくては危ない」という優先度の高さです。

Thinking Time!

MEMO

_____

_____

_____

_____

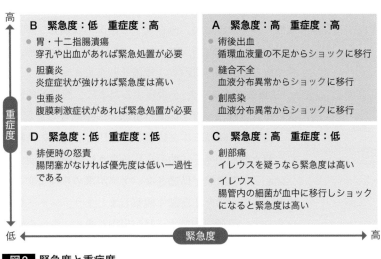

図2　緊急度と重症度

Answer!

　緊急度、重症度に基づいた順位づけを**図2**に示します。Aの最も緊急度が高く、重症度が高い原因は、「術後出血」「縫合不全」「創感染」です。Bの重症度は高いけれど緊急度は低いものは、「胃十二指腸潰瘍」「胆嚢炎」「虫垂炎」です。Cの重症度は低いけれど、緊急度は高いものは「創部痛」「イレウス」です。最後の緊急度も重症度も低いものは、「排便時の努責」です。少なくとも、ショックに陥る術後出血と縫合不全、創感染はAと緊急度も重症度も高いといえます。

Step5　ケアの選択

　Step3で挙げた仮説が原因であった場合のケアを検討してみましょう。原因によっては重複するケアもあると思いますが、Step4で検討した優先度の高い順にケアを挙げてください。

Thinking Time!

MEMO

_____

_____

_____

_____

Answer!

　緊急度・重症度の最も高い「術後出血」を否定するために、腹部造影CT検査の実施、血液ガスを含む採血、画像検査を医師へ依頼し、準備をしましょう。ドレーンの排液量と水分出納バランスを確認します。

　「**胃十二指腸潰瘍**」を否定するために、上部内視鏡検査、胃X線検査の実施、

血液ガスを含む採血、画像検査を医師へ依頼し、準備をしましょう。

「胆嚢炎」を否定するために、超音波検査の実施、血液ガスを含む採血、画像検査を医師へ依頼し、準備をしましょう。

「虫垂炎」「イレウス」を否定するために、腹部X線検査の実施、血液ガスを含む採血、画像検査を医師へ依頼し、準備をしましょう。

これらと同時にモニタ装着し、血圧と心電図の持続的な測定の準備をします。酸素療法がすぐに始められるように準備が必要です。

ショックの徴候を見逃さないケアが求められます。ドレーンの排液量、性状の経時的変化を注意深く観察しましょう。ショックが進行すると、頻呼吸や冷や汗、冷感、チアノーゼが出現します。これらの症状も見逃さないよう細やかな観察が必要です。

腹痛の増強を最小限にするために腹筋に張力がかからない安楽な体位に調整します。安楽な体位は患者によって異なるため、声をかけながら調整することも大切です。トイレ移動など離床するときは、自力歩行ではなく車椅子で看護師が介助するか、医師と相談し、ベッド上安静が必要であればベッド上排泄の介助をします。

痛みがある状態をそのままにせず、痛みを積極的に取り除くよう鎮痛薬使用を検討します。痛みは交感神経を刺激するため、生体にとって常時戦闘モードのような状態です。ストレッサーとなる痛みを取り除くことは回復を促進するうえで重要です。その他、イレウスに対し排ガスがあるか、排便があれば、下血はないかなど、その性状も確認します。

Step6　ケアのメリット・デメリット

Step5で挙げたケアのメリット・デメリットを考えます。

Thinking
Time!

MEMO

_____

_____

_____

_____

Answer!

表2を参考に検討してみましょう。

「検査の依頼と準備」では、メリットとしてはすみやかな診断につながり、デメリットとしては診断の遅れにつながります。

「モニタ装着とSpO$_2$の持続的測定」では、メリットはバイタルサインの把握ができ、数値として示される経時的な変化に気づくことができます。デメ

表2 ケアのメリットとデメリット

ケア	メリット	デメリット
検査の依頼と準備	速やかな診断	診断が遅れる
モニタ装着 心電図・血圧の持続的測定	バイタルサインの把握 経時的変化に気づける	経時的変化に気づけない
酸素療法の準備	呼吸状態が悪化した時にすみ やかに酸素療法が開始できる	圧迫感により不快を増強
安楽な体位の調整	苦痛の緩和	身体的活動の制限
離床時は車椅子で移動する	腹痛増強の予防	ベッド上安静の苦痛 トイレで排泄できない
便性の確認 排ガスの有無の確認	消化管出血などの出血性病変 の確認 イレウスの確認	便秘の長期化 出血性病変が確認できない

リットとしては、身体症状には気づくことができません。

「酸素療法の準備」では、メリットは、呼吸状態が悪化したときにすみやかに酸素療法が開始できます。デメリットは酸素療法が必要な状態となり開始すると、酸素療法により患者の口元は圧迫感を抱き、不快な状況が増えます。

「安楽な体位の調整」のメリットは、苦痛が緩和できますが、患者が自由に動けず身体的活動を制限するというデメリットがあります。「離床時は車椅子で移動する」メリットは、腹痛増強を予防することができます。デメリットは、ベッド上排泄による不快感や羞恥心などの苦痛な状況を強いることです。

「便性の確認」と「排ガスの確認」のメリットは、消化管出血など出血性病変の確認、イレウスの確認につながります。デメリットは、便秘の長期化や出血性病変の確認ができないことです。

Step7　患者への説明

Step4で問題判断し、Step5で選択したケアの内容を実施するために患者へ説明します。

Thinking Time!

MEMO

_____
_____
_____
_____

Answer!

　下記に、一例を示します。

「お腹が張っていて、腹痛があるのが心配です」

「看護花子さんの病気が悪化していたり、なんらかの病気と関連していたりするといけないので、問題がないか確認させてください」

「腹痛がもっと強くなったら、すぐ教えてください。我慢しないでください」

「主治医に確認しますが、トイレも車椅子でいきましょう。すぐに来ますので、遠慮なくナースコールで呼んでください」

「少しでも楽になるように、起き上がりはベッドリモコンを使って起き上がりましょう。お腹側に抱えるように枕も追加しましょうか」

「不安になるかもしれませんが、主治医と相談して、すぐに伝えます」

Step8　ケアの報告と記録

Step8-1　事象とケアの報告

　気づいた事象と実施したケアをリーダー看護師へ報告するつもりで内容を記載しましょう。SBARで報告します。

Thinking Time!

MEMO

_____

_____

_____

_____

Answer!

　以下に、一例を示します。

1）状況（S：Situation）

●患者に何が起きているか？

　「患者が○○の状態なので報告します」となります。このように、倒置法で、今から何を報告するのかを先に伝えます。「看護花子さんが腹痛と腹部膨満感を訴えているので報告します」となります。

2）背景（B：Background）

　患者の主疾患や意識などを報告します。バイタルサインは、異常に関連したもののみを伝えます。「看護花子さんは大腸がんで入院し、手術後2日目です。棟内歩行が開始となりましたが、腹痛を訴えています」「脈拍数が98回まで上昇し、体温37.8℃と微熱があります。腹部膨満感があり、腹鳴は微弱です。入院後排便がなく、排便困難も訴えています」となります。

3)評価(A:Assessment)

●私はどう考えるのか、何が問題なのか?

「○○の疑いがあると思います」と結論を述べます。「縫合不全やイレウスを合併している可能性があると思います」となります。自信がなければ、「腹痛が悪化しないか心配です」でもよいでしょう。

4)提案(R:Recommendation)

●以上を踏まえて、自分は何を提案するか?

「私の提案は○○です。○○しますか?」もしくは、「○○してください」と伝えます。「腹痛の増強時はすぐ知らせるよう伝えましたが、移動は車椅子にしたほうがいいと思います。もしくは、またベッド上安静にしてもらったほうがいいでしょうか」「12誘導心電図はこれから検査しますが、採血や画像検査は必要ですか?」「モニタ装着は始めたほうがいいでしょうか?」「酸素療法が始められるように準備をしておきます」となります。検査の結果しだいですが、鎮痛薬の投与により患者の苦痛となっている痛みを取り除くことを提案してもよいでしょう。

■ Step8-2　ケアの記録

観察内容と実施したケアをSOAPで記録します。

Thinking Time!

MEMO

_____

_____

_____

_____

Answer!

Point!
患者の訴えを
そのまま記録する

Point!
データのみ記載。
アセスメントは
記載しない

1)主観的データ(S:Subject)

●「お腹が痛い」

●「トイレに行くけどお腹がスッキリしない」

●「お腹が張っている気がする……」

●「手術したあたりが強く痛みます」

●「トイレに行こうと起き上がると痛いです」

●「排ガスは1回あったけど、その後どうだったかな」

●「腹部の張り感は変わらないです」

●「食事をしていたらなんとなく吐き気があって、そこで食べるのをやめました」

2)客観的データ(O:Object)

●バイタルサイン:血圧137/90mmHg　脈拍98回/分、呼吸数18回/分、

体温37.8℃、SpO₂ 96％

●胸部の動きの左右差なし、胸郭の圧痛なし、皮下気腫なし、胸郭の挙上が浅い、胸郭の聴診で副雑音なし

●腹部の膨満あり、腹部の緊張なし、腹部の打診による鼓音あり、腹部の聴診による腹鳴微弱

●術後2日目、病棟内歩行可、飲水開始の指示あり

9時の検査データ：

WBC 7,800/μL	RBC 411/μL	Hb 12.1g/dL	Ht 42.5%
Plt 13.2×10⁴/μL	T.P 5.6g/dL	Alb 2.2g/dL	Tbil 2.2mg/dL
GOT 17U/L	γ-GTP 74U/L	LDH 483U/L	ALP 107U/L
CPK 81U/L	TC 190U/L	TG 103mg/dL	BUN 20mg/dL
Cre 0.9mg/dL	Na 140mEq/L	K 3.8mEq/L	Cl 108mEq/L
BS 98mg/dL	CRP 3.3mg/dL		

> **Point!**
> データから
> どう考えたのか

3）評価（A：Assesment）

●離床時の起き上がる時に腹痛が出現、筋性防御、反跳痛、創感染を認めず、一過性のものと考えられ、創部痛が疑われる。

●イレウスの既往あり、術後離床しているが、腹鳴は微弱で腹部膨満感が持続している。食事摂取すると、嘔気が出現し中断していることより、イレウスの合併も疑われる。

●検査データからは、貧血や感染徴候なく、肝機能・腎機能は悪化を示す徴候はない。

●腹痛の訴えあり。日中ベッド上で過ごすことが多く、腹鳴も微弱である。痛みのコントロールができるよう鎮痛薬の投与を検討するよう依頼したほうがいいのではないか。

> **Point!**
> ケアプランへの
> 追加

4）評価（P：Plan）

●腹痛の増強時はすぐ知らせるように患者に説明する。

●起き上がる時にベッドリモコンを用いて、腹筋に張力がかからない方法で起き上がる。

●腹部X線検査の実施。

●採血、画像検査の実施と結果確認。

●バイタルサイン（血圧、脈拍数）の頻繁な測定とモニタの経時的観察。

●鎮痛薬の内服説明と排ガス状況の確認。

　医師の見解は、「創部痛」か「イレウス」が疑わしい、ということで、採血と画像検査が追加となりました。

おわりに

　今回は、「消化器」に問題がある事例を取り上げました。「消化器に問題がある事例で重要なこと」として、次の4つを押さえておきましょう。

●**SQ**：キーワードとしては「腹痛」「腹部膨満感の自覚」

●**バイタルサイン**：とくに脈拍数、頻脈に注意を向けることが重要で、頻脈の事例では「急変の可能性がある」と思って対応しましょう。

●**フィジカルイグザミネーション**：腹部膨満、腹鳴、腹部緊張の有無

　腹部膨満は、術後出血の可能性が考えられます。筋性防御や反跳痛といった腹膜刺激症状の有無を確認します。これがあると、内臓から腹膜までに炎症が波及していることを意味し、ショックに移行する可能性が高いといえます。腹鳴は、腸が動いているか、イレウスかどうか判断する重要なサインでした。

●**ケア**：創部痛を増強させないケアを実施することです。患者が「痛い」と言っているのに、痛みのコントロールをせずに「術後のリハビリは大切なのでどんどん歩いてください」などと歩行させたり、トイレに歩行していくよう強いることは、ストレッサーになるだけです。まずは痛みの要因、鎮痛を図ることにより、回復への近道となると考えましょう。

（清水　祐）

学生への応援メッセージ

　臨床推論の考え方は、臨床で看護師として患者を受け持ちしていれば自然に行っていることです。私たち看護師は、患者の訴えや身体所見から症状を発見し、医師へ早急に報告すべきか、それとも別の何かをするべきか、という判断を繰り返しながら仕事をしています。患者が出している異常を見逃すことがないよう、臨床推論の考え方がとても重要です。この書籍の内容を通して、少しずつ考え方を身につけていきましょう。

ここまでStep1〜8に沿って事例を読み解いてきましたが、実際の看護場面では、この8Stepどおりには進まないことも少なくありません。ここからは、その象徴的場面ともいえる急変事例（事例⑦）、チーム医療（事例⑧、⑨）を取り上げます。それぞれの場面における思考のプロセスや動き方を学びましょう。

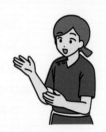

演 習　**事例による臨床推論の進め方**

7　事例⑦　急変事例
訪室すると、
患者が倒れていた！

講義動画

📋 Summary

　本項では、日勤の看護師として担当している患者に生じた急変場面の臨床推論を展開していきます。患者は、70歳代の男性。栄養状態の悪化を主訴に入院され2週間が経過したところです。状態も改善し、退院に向けての看護を展開していた矢先、患者が病室で倒れているのを発見するところから場面が始まります。

　ここでは、急変場面に遭遇したときのアセスメントの流れ（一次評価と二次評価）について学んでいきます。とくに、その患者に救命処置が必要になるのかを判断するための一次評価としての臨床推論を中心に解説します。

🔑 Keyword

▷意識障害　▷急変時のアセスメント　▷永久気管孔

はじめに

まずはじめに、事例紹介として「急変場面に遭遇するまで」を示します。

DATA

〈入院に至るまで（現病歴）〉

・今回の事例の患者は、原尾留流（はらお・とめる）さんです。77歳の男性で、妻と2人、自宅で暮らしていました。11年前に喉頭がんを患い、翌年に喉頭の全摘除術を受けています。その後は外来通院していましたが、口腔への転移（舌がん）があり、約10か月前に舌の部分摘除術を受けました。舌を摘出してからは経口摂取が困難であったものの、妻が嚥下しやすい食事を用意してくれていたため、自宅でもなんとか食事は摂れていました。しかし、1週間くらい前に肺炎を発症し、倦怠感とともに食事がうまく摂取できなくなっていきました。

・それまでは、自宅内の活動程度なら妻の介助を受けることなく行えていましたが、次第にベッド上で動くのが精一杯な状況となり、入浴だけでなく排泄も妻の介助を要するまでADLが低下していました。このままではいけないということで、自宅近くのクリニックを受診しましたが、入院施設のある病院の受診を進められ、外来通院しているかかりつけの総合病院を緊急受診しました。

〈入院してからの経過〉

・外来診察で、栄養不良状態との診断を受け、栄養状態の改善と安静加療の目的で緊急入院となりました。入院前のしばらくの間、経口摂取ができていなかったため、嚥下機能の低下に伴う経口摂取困難と判断され、入院当日から胃管を挿入し経管栄養が開始されました。経管栄養のおかげもあってか、入院後2〜3日で、ベッドサイドをつたい歩きできるくらいまでADLは回復してきました。ただし、基本的にはベッド上で過ごすことが多く、トイレ以外で移動することはできていませんでした。

・嚥下機能の改善は芳しくなく、ご本人と妻と相談のうえ、もう少しADLが回復したら、胃瘻を造設して自宅へ退院する方針となっていました。

〈既往歴について〉

・既往症としては、喉頭の全摘術と舌の部分切除術のほか、4年前に大腿ヘルニアで手術を受けています。また、僧帽弁閉鎖不全症の診断も受けています。僧帽弁閉鎖不全症の重症度は、手術適応となるほどの重度であるものの、本人の強い希望により外科的な治療は実施せず、5年以上前から内科的治療（内服薬）を受けながら外来通院でフォローされていました。

・喉頭の全摘除術に伴い発声ができないものの、人工喉頭の使用と筆談で、入院後も日常会話は問題なく行えています。

■急変場面に遭遇

・本日、入院15日目です。
・午前中に担当看護師が会ったときは、前日と大きく様子は変わらず、コミュニケーションでも笑顔を見せてくれるくらいでした。
・日勤の担当看護師が休憩を終え、午後の検温のために原尾さんの病室（個室）へ向かいました。病室前まで来たところで、「ガタン」という大きな音が聞こえ、急いで入室すると、原尾さんが個室内のトイレ前でうつ伏せになって倒れているのを発見しました。顔は青ざめており、ぐったりとした表情で、声をかけても反応がありませんでした。

　　　　ここからは、この場面で原尾さんにどのように関わっていくことが求められるか、あなたに日勤の担当看護師の立場になってもらい、考えていきます。

Step1　事象の気づき

　　　　まずは、事象の気づきをまとめていきます。

MEMO

_____

_____

_____

_____

　　　　気づきとして考えられること、そしてそれらを普遍化された用語・SQに変換すると、以下のようになるでしょう。
　　　①トイレ前で、うつ伏せになって倒れていたこと➡転倒
　　　②声かけに反応がないこと➡意識障害
　　　③青ざめた顔でぐったりとしている➡顔面蒼白
　　　　午前中、原尾さんは看護師と笑顔でコミュニケーションが取れており、前日と変わりがない様子だったことからも、状態は落ち着いていたと思われます。その原尾さんが、午後の検温時に病室で①転倒していただけでなく、②意識障害と③顔面蒼白な状態であったことから、原尾さんの身に何かしらの状態変化が起こっているのは明らかです。

Step2の前に　緊急度の判断

では、これらの状態変化は、緊急な状態といえるでしょうか。また、この場面で原尾さんは、生命の危機的な状態にあるでしょうか。

Thinking Time!

MEMO

_____

_____

_____

_____

Answer!

　まず、意識状態のアセスメントとして、「声かけに反応がない（意識障害）」ことは、JCSで30点以上の状況と考えられます。難聴がある患者では、看護師からの声も聞き取りにくいため、声かけに反応を示さないこともあります。しかし、原尾さんの場合、午前中には笑顔でコミュニケーションが取れていることからも、聴力に明らかな問題は見受けられません。このことからも、「声かけに反応がない」状態は、意識レベルの低下が著しい状態であると判断してよいでしょう。

　次に、呼吸状態のアセスメントは、情報が不足しているため不明です。呼吸のアセスメントをするためには、さらなる情報が必要となります。ただし、意識レベルの低下が著しい場合、呼吸停止のリスクも高まるため、呼吸状態に何らかの変調をきたしている可能性は高いといえます。

　最後に、循環状態のアセスメントとして、「青ざめた顔でぐったりとしている（顔面蒼白）」のは、ショック所見の1つの「虚脱」が起こっている可能性があると考えてよいでしょう。

　以上のことから、意識・呼吸・循環のいずれの所見でも異常が認められ、生命の危機的な状態にあると考えられます。また、「トイレ前でうつ伏せになって倒れている（転倒）」は、状態が悪化している可能性が高いという面からも、医療安全の面からも、緊急性が高い状態であると考えられます。

Step2　データ収集・整理と情報変換

　次は、データの収集と整理を行い、それらの情報を意味のあるものへと変換（アセスメント）していきます。

1）急変時のアセスメント

　生命の危機的な状態にあり、緊急性としても高い状態にある、原尾さんの状態変化は、「急変」として考えてよいでしょう。

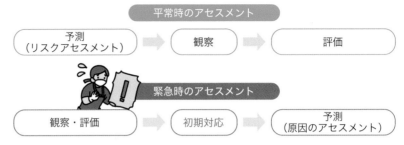

図1 平常時と急変時のアセスメントの違い（筆者作成）

図中：
平常時のアセスメント
予測（リスクアセスメント）→ 観察 → 評価

緊急時のアセスメント
観察・評価 → 初期対応 → 予測（原因のアセスメント）

　急変時のアセスメントは、平常時のアセスメントと異なります。平常時のアセスメントでは、カルテなどから事前に収集した情報を踏まえたリスクアセスメントから始まり、予測されたリスクに合わせて観察（情報収集）し、その情報から、最終的に異常が生じていないか事前予測をもとにアセスメントしていきます。一方、急変時のアセスメントでは、明らかな異常が観察されることから始まるため、まずは、異常に対する初期対応が必要になります。初期対応し、状態が比較的安定した段階で、「なぜ異常が起こったのか」の原因検索をアセスメントする流れになります（**図1**）。

　急変時のアセスメントの具体的な流れは、救急初療看護で行われる「急性症状のアセスメントフローチャート[1]」が参考になります。これは、急性症状をきたした患者の生理学的徴候を評価し、緊急度を判定していくためのアセスメントの流れを図式化したもので、各段階での評価は簡便化されており、誰が評価をしても統一したやり方で緊急度の判定を可能にするものです。

2）第一印象

　発見者（今回の事例でいえば、日勤の担当看護師）の第一印象から、異常の有無を判断します。視覚／聴覚／触覚（見て／聴いて／感じて）を用いて呼吸・循環・意識の異常を判断しましょう。ここでのポイントは、ぱっと見で異常の有無を判断することで、判断は数秒で行います。つまり、Step1で実施したアセスメントは、〈第一印象〉のアセスメントといえます。

　第一印象で異常と判断したら、すぐに応援を要請することが重要です。生命の危機的な状態には、看護師1人では対応しきれないことが多く、とにかく、急いでたくさんの人を呼ぶことが求められます。このようなときのために、病院内では緊急コールが用意されており、これを使用するだけでたくさんの人を集めることができます。

3）一次評価

　第一印象で異常と判断し応援を要請したら、次は〈一次評価〉に移ります。これは、気道（Airway）、呼吸（Breathing）、循環（Circulation）、中枢神経障害（Disability of CNS）、外表・体温（Exposure and Environmental control)を、フィジカルイグザムとバイタル測定で観察・評価するもので、それぞれの頭文字をとって<u>ABCDEアプローチ</u>[1]とも呼ばれます。

　ただし、患者の急変時にその場を離れることは危険です(急変患者はさらに状態が悪化する可能性が高く、発見者が目を離していると、その後の対応が遅れます)ので、バイタルサインを測定するための物品を準備することが難しくなります。また、急変を起こしている患者は生命の危機的な状態にあるため、その後の初期対応は一刻を争います。そのため、ここでの観察には<u>効率性と正確さ</u>が求められます。

　一次評価で行うABCDEアプローチとして、どの順番で観察をするのが効率的なのかは、「心肺蘇生時のアルゴリズム[2]」を参考にするとよいでしょう。日本蘇生協議会(2020)は、心肺停止が疑わしい傷病者への初期対応としてBLS (Basic Life Support：一次救命処置)アルゴリズムを公表しています。数多ある急変事例のデータを分析した結果、もっとも救命率が高いとされる対応を手順として示したものです。先述の急性症状フローチャートを、より心肺蘇生に特化したものと考えてもらえればよいかもしれません。急変時の対応としてどのような方法が最適なのかというデータは蓄積され続けており、それらのデータに合わせて、このアルゴリズムも定期的に改訂されています。急変時の対応に慣れていない読者の皆さんは、このアルゴリズムを一見しただけでは、複雑な手順が求められるように感じるかもしれませんが、実は手順としては、観察 → 処置 → 観察 → 処置 → …… と、きわめて簡略化されているといえるでしょう。

　まず、最初に観察するのは、患者の「反応」があるか、つまり意識(D)の確認です。2つ目の観察は、「正常な呼吸」「確実な脈拍」があるか、つまり循環(C)と呼吸(B)です。今回の事例は入院中の患者であるため(入院中に観察をしているため)、基本的には外表面の観察(E)は省いてもかまいません。これらのことを踏まえると、効率的な一次評価の観察の順番としては、「**D(意識)→C(循環)→B(呼吸)→A(気道)**」と考えてよいでしょう。

　この一次評価の観察順を意識して、改めて今回の事例でのデータ収集と情報変換をしていきましょう。

①意識(D)の確認

　事例の場面で原尾さんは、「声かけに反応がない」状態でした。意識レベルの異常の有無を確認するだけであれば、この情報だけで十分です。「声かけに反応がない」状態を、JCSを使って意識レベルとして判断すると、JCS-30点以上だといえます。JCS-20なのかJCS-100なのかと判断に迷うところですが、<u>急変時に意識レベル変調を厳密にアセスメントする必要はありません</u>。午前中は意識清明で意思疎通が可能であった原尾さんが、JCS 2桁になってしまっている時点で「**意識レベルに異常あり**」と判断してよいでしょう。

②循環（C）の確認

「青ざめた顔でぐったりとしている（顔面蒼白）」ため、ショックの**可能性**があるとは判断がつきますが、循環に異常をきたしているという**状態**を判断するまでには至りません。顔面蒼白はチアノーゼなどの著しく酸素化が低下した場合にも起こるため、循環の異常で顔面蒼白になっているのか、呼吸の異常で顔面蒼白になっているのかの判断がつきません。つまり、循環の異常を判断するためには、<u>追加の情報が必要</u>となるのです。

循環動態の異常を判断するうえで、最も簡単でわかりやすい指標は、<u>血圧と心拍数</u>です。ただし、目の前に倒れた患者がいるのに、その場を離れることはできません（ナースステーションに血圧計を取りに行くことはできません）。このようなときは、<u>脈拍の触知が血圧と心拍数の異常（循環の異常）</u>を判断するうえで効率的かつ正確な観察法となります。脈拍は、どの部分で触知できるかによって、おおよその血圧が判断できます。橈骨動脈で脈拍を触知できる場合は収縮期血圧が80mmHg以上、大腿動脈で脈拍を触知できる場合は収縮期血圧が70mmHg以上、総頸動脈で脈拍を触知できる場合は収縮期血圧が60mmHg以上あると考えてよいです（p.70参照）。全身への血流を保つために必要な血圧には個人差がありますが、収縮期血圧で60mmHg未満の状態では、ショック状態であると考えてもまず間違いありません。循環の異常を判断するときに有用となるもう1つの判断基準は、末梢循環の確認です。末梢循環は、CRT（毛細血管再充満時間）の延長や末梢冷感の有無を確認するとよいでしょう（p.17参照）。

上記の内容を踏まえ、追加の観察をした結果、原尾さんの循環に関する情報は、

1 頸動脈の触知不可　2 CRT：3秒　3 末梢冷感あり

でした。これらの情報を踏まえると、「**循環に異常あり**」と判断してよいでしょう。

③呼吸（B）の確認

緊急度の高い、危機の差し迫った呼吸状態として代表的なのが、呼吸不全のときに見られる**努力呼吸**です。呼吸運動の大部分は、横隔膜の収縮と弛緩によって行われており、吸気時には横隔膜や外肋間筋が収縮して胸郭が拡張し、胸腔内圧が低下して肺が膨らみます。呼気時には、横隔膜が弛緩し胸郭が元に戻ることで胸腔内圧が上昇し肺がしぼみます。低酸素血症時には、横隔膜の呼吸運動だけでは酸素化を維持することができないため、外肋間筋や内肋間筋のほかに、呼吸補助筋（斜角筋、胸鎖乳突筋）が収縮し、胸郭が挙上されることで換気量を確保しています。以上は、呼吸様式をアセスメントするとき必要になる解剖学的な知識ですが、〈一次評価〉では異常の有無が確認できれば十分です。つまり、正常な呼吸ができているか（できて

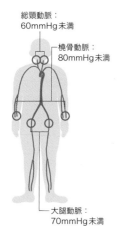

総頸動脈：
60mmHg未満

橈骨動脈：
80mmHg未満

大腿動脈：
70mmHg未満

※ショックの診断基準の1つとして、「収縮期血圧90mmHg未満または通常の血圧より30mmHg以上低下した場合」というものがあります。ただし、血圧の変動のみでショックの判断はできません。血圧低下≠ショックだということは、理解しておいてください。

いなければ異常と判断できます)を短時間で判断することが求められます。

　先述のBLSアルゴリズムでは、「10秒以内に呼吸と頸動脈の拍動を確認する」ように勧められています。10秒という短時間、しかも循環の確認と並行して行うとなると、詳細のアセスメントは難しくなります。患者の胸郭と口元を注視し、胸や腹の動きがあるか、(聴診器を用いずに)呼吸の音が聞こえるかを確認しましょう。胸や腹の動きがあり、呼吸音が聴取できれば、正常な呼吸をしていると判断してもよさそうです。

　上記の内容を踏まえ、追加の観察をした結果、原尾さんの呼吸に関する情報は、

4 呼吸音が聴取できない　5 胸郭の動きを確認できない

でした。これらの情報を踏まえると、「**呼吸に異常あり**」と判断してよいでしょう。

④気道(A)の確認

　最後に気道の確認です。気道の確認も、D (意識)やC (循環)やB (呼吸)の確認と同様で、異常の有無が判断できれば十分です。ここでも、(聴診器を用いずに)呼吸の音が聞こえるかを確認します。呼吸音が聞こえなければ、当然、気道の異常ありと判断できます。また、呼吸音が聞こえたとしても、音が普通でなければ異常と判断します。

　ただし、意識(D)／循環(C)／呼吸(B)を確認した時点で、明らかな異常が認められている今回の事例では、気道の確認をするまでもなく、**ただちに救命処置(CPR：CardioPulmonary Resuscitation)が必要な状態**と判断してよいでしょう。詳細に状態を確認しようとするがあまりに救命処置が遅れてしまうと、救命率の低下にもつながるため、循環(C)の異常と判断された時点で、CPRを開始するのが一般的です(今回のような場合は、A：気道の確認はパスしてもかまいません)。

【一次評価の結果】

●意識、循環、呼吸のいずれも異常を認めており、ただちに救命処置を開始する必要がある。→ただちに救命処置が実施され、原尾さんはすみやかに意識を取り戻した。

4)二次評価

　急変場面では、ただちに緊急の処置が必要かどうかを判断すること(第一印象／一次評価)が優先されます。これは、救命が必要な患者の対応が遅れるとその後の予後に大きく影響するため、いわば、一次評価に続く**救命処置は、急変の「緊急性」への対処**といえます。

　救命処置により緊急性への対処ができた後は、落ち着いて患者の状態をアセスメントし、急変の再発を予防する対応が求められ、いわば**急変の「重症度」への対処**ともいえます。この「重症度」への対処に正式な名称はありません

が、一次評価に続く対応ですので、ここでは〈二次評価〉と呼ぶことにします。

　二次評価では、患者が急変に至った原因をアセスメントしていきます。患者に生じている症状や所見が、どのような理由により生じているのか臨床推論を進める過程です。限られた状況での情報収集ではなく、重点的で系統的な情報収集を行います。ここからの臨床推論の進め方は、他の事例で展開していることと大差はありません（急変事例だからといって大きな違いはありません）。

　以下に、二次評価の過程（重点的で系統的な情報のアセスメントの過程）で必要になる追加の情報を示します。

追加の情報

〈経過記録から（前日の夜勤）〉

・咳嗽：あり（乾性）、咳嗽は弱い、痰の量は少ない

・呼吸困難感：訴えなし　・呼吸音：雑音の聴取なし、全肺野で微弱

・咽頭痛：なし　・腸蠕動音：微弱

・嘔気：訴えなし（嘔吐もない）　・最終排便：3日前（下剤使用）少量

〈直前のバイタルサイン（前日の夜勤）〉

・体温：36.8 ℃　・血圧：94/52 mmHg　・脈拍：62 回/分

・SpO₂：98 ％　・呼吸：データなし

※直近の3〜4日間は、バイタルサイン値に明らかな変動なし

〈看護記録から〉

■3日前の記載：「排便はあるが、スッキリしないとのこと。残便感あり、ラキソベロン®（下剤）注入する」

■1日前の記載：「硬便があり、自力で排泄できないと。レシカルボン®座薬（下剤）の希望あり、挿肛する」、「（筆談で）自宅では、自分のことは自分でできるようにしたい。家族には迷惑をかけたくない」

〈医師記録から〉

■2日前の記載：「気管内がやや乾燥している。気管切開孔に粘着性の痂皮が付着しており、可能な範囲で除去した。ネブライザーを継続して施行してもらう」

〈腹部の観察（救命処置後のフィジカルイグザムから）〉

・視診：腹部の膨満あり　・触診：腹部の緊張なし

・打診：鼓音あり　・聴診：腹鳴微弱

〈胸部の観察（救命処置後のフィジカルイグザムから）〉

・視診：動きの左右差なし、弱い　・触診：皮下気腫なし

・打診：濁音なし　・聴診：喘鳴軽度あり

〈使用している薬剤（入院前から）〉

■入院前から内服を継続しているもの：アーチスト®（5mg）1錠 朝、タケキャブ®（10mg）1錠 朝

■入院後に内服を中止したもの：アジルバ®（40mg）1錠 朝

■入院後に開始したもの：ビソルボン®吸入 朝・昼・夕

〈経管栄養について（入院日から）〉

・経管栄養：朝7時、昼12時、夕18時（1時間かけて）

〈採血結果（急変の2週間前）〉

WBC 5500/μL　RBC 319/μL　Hb 9.7g/dL　Ht 30.3%　Plt 24.8×10^4/μL

T.P 7.1g/dL　Alb 2.9g/dL　Tbil 0.4mg/dL　GOT 24U/L　GPT 22U/L

γ-GTP 25U/L　BUN 20.5mg/dL　Cre 0.83mg/dL　eGFR 68.6mL/分/1,73m^2

Na 136mEq/L　K 4.8mEq/L　Cl 100mEq/L　Glu 136mg/dL

CRP 0.6mg/dL　BNP 13.7pg/mL

〈その他の検査〉

・心電図（入院時）：上室性期外収縮が単発。入院中、検脈では不整を認めず

・心エコー（入院時）：EF 50.5%、左房内への逆流著明

・胸部X線（入院時）：心胸郭比72％

Step3　推論仮説・推論検証

　二次評価で行う臨床推論の進め方は、他の臨床推論と大きな違いはありませんが、目的が若干異なります。他の臨床推論では、「これから起こりうるリスクをアセスメントする」のに対し、二次評価では、「急変に至った原因をアセスメント」します。急変（今回の事例でいえば、原尾さんが意識を失い倒れていたこと）という事象自体は1つでしかありませんが、それに至った要因は多岐に及ぶため、網羅的な情報収集と系統的なアセスメントが求められます。とくに、全身の観察救命処置を開始してすぐに意識を取り戻した原尾さんは「本当に心肺停止の状態だったのか」という、一次評価の結果が適切な判断だったのかを改めて検証する視点が重要になります。

　急変の原因検索をするときの系統的なアセスメントの流れとして、SAMPLERという考え方が役に立ちます。これは、急激な病状変化があった患者を網羅的にアセスメントするときに、情報収集しておくべき項目の頭文字を並べたもので、「主な症状（S）」「アレルギーの有無（A）」「使用している薬剤（M）」「既往歴（P）」「最終の食事（L）」「原病歴（E）」「危険因子（R）」の7つの視点で評価していくアセスメントの仕方です（図2）。

● Symptoms	主な症状は？
● Allergy	アレルギーはあるか？
● Medication	服薬しているものがあるか？
● Past medical history	既往歴は？
● Last meal	最後に食事をとったのはいつ？
● Events	現病歴にについて
● Risk factor	危険因子

図2 急変の要因をアセスメントするときの7つの視点（SAMPLER）

　ここからは、この7つの視点で情報収集とアセスメントをしながら、推論仮説と検証を行っていきましょう。

1）S：主な症状からのアセスメント

　急変が起こる前の患者の症状として、気になる症状がなかったかを列挙していきます。追加で収集した情報も踏まえ、急変前の原尾さんで気になる情報は、以下のようなものになります。

① 咳嗽（湿性）があるが、咳嗽力は弱く、痰の量は少ない
② 呼吸音に雑音はないものの、全肺野で微弱であった
③ 気管内が乾燥しており、気管切開孔に粘着性の痂皮が付着していた
④ 排便はあるがスッキリとはせず、残便感も訴えていた
⑤ 最終排便は3日前で、下剤を使用したが、排泄量は少なかった
⑥ 腹部膨満感があり、鼓音が聴取された

　原尾さんは、喉頭がんで喉頭の全摘除術を行っています。喉頭を全摘出した後の頸部の構造は、気道と食道が完全に分離されて（喉頭気管分離術）います。喉頭の全摘除術を行った患者では、呼吸ができる通路を確保するため、気管を頸部の皮膚に縫合するため「永久気管孔」と呼ばれる気道の入口が頸部に開口しています。永久気管孔を造設した患者は、口や鼻で呼吸することはできず、声門に空気が通ることもないため発声もできません。また、外気が直接気道に流入する構造となるため、気管内の乾燥が起こりやすい状態です。

　これらを踏まえ①、②、③の症状をアセスメントすると、呼吸器系の問題、とくに**気管が乾燥しやすい状態**であったと考えられます。③、④、⑤の症状から消化器系の問題が生じていたことも考えられます。日本消化器病学会は、便秘を「本来体外に排出すべき糞便を十分量かつ快適に排出できない状態」[3]と定義しており、今回は急変前に**便秘をきたしていた**といえます。

2) A：アレルギーの可能性をアセスメント

　アレルゲンは、アレルギー反応を引き起こす原因となる抗原のことです。何がアレルゲンとなるかは人それぞれですが、いずれの場合も体内に吸収されることで初めてアレルギー反応を引き起こします。アレルギー反応は、「今まではなかったもの」が体内に吸収されたときに生じる可能性が高くなります。こう考えると、アレルゲンの可能性を考える場合には、入院前後で変化があったこと（入院後に新たに始まったこと）を把握するとよいでしょう。

　入院患者のアレルゲンを確認するときに押さえておく必要があるのは、薬剤に関する情報と食事に関する情報です。原尾さんの場合、入院前後で変化したのは、

1 食事：経口摂取 → 経管栄養

　※経管栄養の成分がアレルゲンになる可能性

2 薬剤：ビソルボン吸入薬、下剤が入院後に開始された

　※定期内服に新たな追加はない

でした。しかし、食事の変更や薬剤の追加は、急変の直前ではなく入院後に行われています。少なくとも数日間はこれらの変化があっても異常をきたしておらず、新たなアレルギー反応が生じた可能性は低いと考えられます。

3) M：薬剤による影響をアセスメント

　原尾さんが入院前に内服していた薬剤は、① アーチスト®（5mg）1錠 朝、② タケキャブ®（10mg）1錠 朝、③ アジルバ®（40mg）1錠 朝

　でした。このうち、①と③は降圧薬です（①はβブロッカー、③はアンジオテンシンⅡ受容体拮抗薬）。また、③は、入院後に内服が中止されています。降圧薬は、作用機序が複雑なため、降圧以外を目的に使用されることもありますが、今回は普段から収縮期血圧が100mmHgを下回っており、低めの血圧で推移していたことがわかります。おそらく、③の薬剤を中止した理由も、降圧薬の中止が必要になるほどの低血圧と考えてもよさそうです。

4) P：既往歴をアセスメント

　原尾さんは、重度の僧帽弁閉鎖不全症をもっており、手術適応ではあるものの本人の強い拒否により内科治療が継続されていました。この場合の治療目的は、疾患の根治ではなく、症状の増悪を予防することとなります。つまり、いつ症状が増悪してもおかしくないくらいの心不全の状態にあったということです。また、喉頭全摘除術に伴う永久気管孔の影響で、気管内が乾燥しやすい状態にありました。口腔や喉頭には感染防御の機能がありますが、喉頭気管分離術を受けた患者の気道は、それらの感染防御機能が働きません。咳嗽力も弱かったという情報も考えると、原尾さんは上気道感染を起こしやすい状態にあったといえます。

5）L：最終の食事からのアセスメント

原尾さんの食事は、朝：7時／昼：12時／夕：18時の3回で、経管栄養を1時間かけて注入していました。胃瘻の造設を予定するほどの嚥下機能低下もあり、それ以外に経口で摂取しているものもなさそうです。

急変の原因検索として最終の食事を確認する理由の1つは、食事をしていないことによる低血糖症状の有無を確認するためです。原尾さんの急変は、昼休憩の直後（13時頃）に起きています。昼食（昼の栄養注入）が12～13時であったことからも、低血糖の可能性は低く、食事による影響はないと考えてよさそうです。

6）E：現病歴からのアセスメント

入院後から始めた経管栄養により、入院前と同程度（ベッドサイドをつたい歩きができるほど）にADLが回復するなど、入院原因となった栄養不良状態は改善していました。前日も、看護師と笑顔でコミュニケーションがとれるなど、全身状態は安定していました。現病歴として特筆する問題はなさそうです。

7）R：リスク因子をアセスメント

心不全の増悪や上気道感染など、状態悪化を起こしやすい状態にありました。そこへ、77歳と高齢であること、手術適応になるような基礎疾患（僧帽弁閉鎖不全症）があること、栄養状態が改善してきているとはいえ、入院加療が必要になるほどの低栄養状態であったことなどを考えると、何かしらの**状態悪化があった際の予備力（抵抗力）は低い状態**だったといえます。

【二次評価の結果（急変前の原尾さんの状態）】
●気管が乾燥しやすい状態　　●便秘をきたしている
●降圧薬の中止が必要になるほどの低血圧
●いつ症状が増悪してもおかしくないくらいの心不全の状態
●上気道感染を起こしやすい状態
●状態悪化があった際の予備力（抵抗力）は低い状態

これらの状態から、なぜ原尾さんが最悪の状態になったのか、つまり「心肺停止」や「意識消失」、「転倒」につながった病態を仮説として考えていきます。

Thinking
Time!

MEMO

_____

_____

_____

_____

Answer!

1)心不全の増悪に伴う心肺停止

　いつ症状が増悪してもおかしくないくらいの心不全の状態であった原尾さんにとっては、軽労作であっても、心不全増悪のリスクが高まります。また、**状態悪化があった際の予備力(抵抗力)が低い**ため、心不全症状が極度に生じてもおかしくありません。

2)窒息に伴う意識消失

　上気道感染を起こしやすい状態にあり、実際に湿性の咳嗽を認めるなど、少なからず痰が貯留していました。他方で、**気管が乾燥しやすい状態**では、痰の粘稠性が強まります。さらに、咳嗽力も弱かったため、貯留した痰が喀出できないことにより、窒息となっていてもおかしくはありません。

3)起立性低血圧に伴う意識消失

　患者は日中のほとんどをベッド上で過ごしていました。長期臥床の患者の自律神経の活性は低下しており、急な体動時に反応できず、起立性低血圧を起こす可能性は高いでしょう。もともと**降圧薬の中止が必要になるほどの低血圧**であったのであればなおのことです。また、便秘をきたしており下剤も使用していました。排便に伴い腹腔内圧が急激に減少すると、起立性低血圧につながります。急変前にトイレで排便をしていたのであれば、その後に起立性低血圧を起こしていてもおかしくはありません。

4)迷走神経反射に伴う意識消失

　便秘に伴う合併症として、起立性低血圧とともに気を付けておかなければならないのは、迷走神経反射です。**便秘をきたしている**患者の多くは、怒責をかけます。排便時の怒責により腸管へ刺激がかかると、迷走神経が刺激されることによって血管拡張が起こり、急激な血圧低下をきたします。また、排便時の怒責は、心臓への負荷も高めます。

5)転倒による頭部外傷からの意識障害

　高齢かつ入院前からの低栄養状態にあっただけでなく、ADLの範囲も狭く、原尾さんの筋力が低下していたのは明らかです。筋力低下から転倒し頭部をぶつけた可能性も考えておく必要はありそうです。

Step4　問題判断と優先順位

　急変前の状態を考慮して、今すぐにでも生じる可能性を「緊急性」、生じた場合の生命活動の危険度を「重症度」として捉えると、**図3**のような優先順位になります。

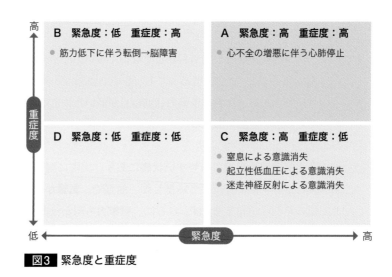

図3 緊急度と重症度

Step5　ケアの選択

Step5は、Step3で挙げた仮説が原因であった場合のケアを検討します。

Thinking Time!

MEMO

_____

_____

_____

_____

Answer!

　原尾さんのように急変が起こり、最悪の状態となったことがある場合、再発するリスクは高くなります。急変につながる病態の仮説として、優先順位が高いものを重点的にケアするのではなく、仮説として挙げたすべての病態に対してケアを考え、実践していくことが、急変の再発予防になります。とはいえ、特別なケアは必要ありません。原尾さんのように急変のリスクが高い状態では、日常の生活援助の中で継続的にケアしていくことが大切です。

　安楽な体位の調整や二重負荷の回避は、心負荷を助長させないケアとして心不全の増悪に伴う心停止の予防につながります。また、ネブライザー吸入の継続や、必要に応じて喀痰吸引をすることなどは、気道浄化を維持することにつながり、窒息による意識消失を予防できます。さらに、温罨法などのケアを行うことや、可能な範囲で活動量を増やすように援助することで腸管活動は活性化します。排便時に怒責をかけないことを改めて説明することなどで、起立性低血圧や迷走神経反射に伴う意識障害も予防できます。

事例による臨床推論の進め方　演習

事例⑦　急変事例　訪室すると、患者が倒れていた！

おわりに

急変時は平常時とアセスメントの流れが変わります。

急変時は、何よりも生命の危機的状態をいち早く回避することが求められます。そのため、迅速かつ系統的に生命の危機的状態をアセスメントする必要があります。また、急変時の対応は遅れれば遅れるほど、予後は悪くなります。急変時の判断に迷って立ち止まるのではなく、「とにかく困ったら誰かを呼ぶ」ということも立派な急変対応の1つです。それだけ、急変時は一刻を争うのです。ひと通りの急変対応ができた後は、急変に至った要因を網羅的にアセスメントし、急変の再発を予防するという、平常時のアセスメントとの違いを理解し、患者の急変に遭遇したときは考え方の切り替えが必要になることを忘れずにいてください。

（平井 亮）

学生への応援メッセージ

急変は、臨床推論が必要になる代表的な臨床場面です。一方で、学生として患者の急変場面に遭遇することは、きわめて稀でしょう。皆さんが看護師になってからも、急変対応をすることは稀なものです。だからこそ、急変場面で焦らずに対応できる人はいません。ただ、いつかは必ず遭遇するのが急変場面。臨床推論の考え方に慣れておくことが、「いざ」というときに皆さんの力になってくれます。

■ 引用・参考文献

1）日本救急看護学会セミナー委員会：救急初療看護に活かすフィジカルアセスメント ミニガイド，2020. http://jaen.umin.ac.jp/pdf/physical_miniguide_20200428.pdf（閲覧日：2023年1月）
2）日本蘇生協議会監：JRC 蘇生ガイドライン2020. 医学書院，2021.
3）日本消化器病学会関連研究会 慢性便秘の診断・治療研究会編：慢性便秘症診療ガイドライン2017．p.6, 南江堂，2017.

8

事例⑧ チーム医療①

骨折患者の退院支援と 多職種連携のプロセス

講義動画

📝 Summary

　高齢夫婦で夫の介護を担う妻が転倒し右大腿骨転子部骨折で入院となりました。夫は介護保険の要支援2を受けており、最近認知症が進行しています。患者は骨折後、退院して夫を介護することに対し不安を抱えています。本事例は身体的な問題に加え社会的な問題が課題となっています。患者が安心して退院後の日常生活が送れるようにするためには多職種連携が必要です。

🔑 Keyword

▷多職種連携　▷多職種カンファレンス　▷公的医療保険　▷公的介護保険
▷退院支援

はじめに

　　　疾病や疾病の悪化で入院してきた患者に対し私たちは回復を促す援助を行います。それと同時に退院後の日常生活に目を向けなければなりません。退院後の日常生活は生活環境に加え、患者を取り囲む家族の状況なども含まれます。退院後の日常生活に問題を抱えたまま退院した場合、再入院や新たな健康問題が発生することが懸念されます。

　　　まずはじめに、患者情報と入院までの経過を示します。

DATA

■ 患者：看護花子さん　年齢：80歳　性別：女性　身長：155cm　体重：58kg
■ 職業：専業主婦(会社に勤めたことはない)
■ 主病名：右大腿骨転子部骨折
■ 既往歴：高血圧、高脂血症、糖尿病
■ 日常生活自立度：日常生活は自立しており要支援は受けていない

■ 家族歴：

・87歳の夫と2人暮らし。花子さんが家事全般を行っています。夫は83歳のときに脳梗塞を患い、左半身麻痺があるが、伝え歩きで室内歩行は可能です。この時点で要支援2の要介護認定を受けてからは週3回デイケアに通っています。今回、妻が入院しているため夫はショートステイを利用しています。子どもは3名、長男（既婚）、次男（独身）、三男（既婚）がいます。長男、次男が建築業である家業を継ぎ、三男は公立学校の教員です。子どもはそれぞれ車で30分以内の場所に住んでいます。次男はほぼ毎日実家に来て、両親のサポートを行っています。長男と三男の嫁はそれぞれ仕事に就いています。

【経過（入院時情報）】

3月1日に自宅玄関で転倒し、右大腿骨転子部骨折診断で入院となっています。大腿骨転子部骨折に対しては人工骨頭置換術が行われ、手術は無事に終了し術後合併症もなく経過は良好です。入院期間は3週間を予定しています。

【場面1：退院後の不安】

術後1週間が経過し、平行棒での歩行も順調に進み自宅退院の目途も立ち始めています。ここ数日、口数が普段よりも少なく、活気がないと担当理学療法士が気にしていました。本日、リハビリ終了後に病室に戻ってきた花子さんを担当看護師の佐藤が訪室すると、涙ぐみながら退院後の不安を話しはじめました。

● 花子さん

「夫はショートステイを利用していますが、私が自宅に帰ったら面倒を見られるかどうか心配なんです」

「ここ最近では食事を食べたことも忘れるくらい物忘れが激しくなり、目を離せないくらいになってきています」

「普段は私が買い物に行き、家事はすべて私がしていたのです」

「杖歩行での買い物や、すべての家事を私1人でできるかがとても心配です」

● 看護師 佐藤

「それは心配ですね」

「旦那さんの状況も確認し、主治医の先生や担当の理学療法士、医療ソーシャルワーカーとカンファレンスして、花子さんが安心して自宅に帰れるように調整します」

Step1　事象の気づき

　　　場面1における患者が抱える問題を身体的、社会的問題として優先順位を付けて整理して考えてみましょう。

Thinking Time!

MEMO

_____

_____

_____

_____

Answer!

1)身体的問題

- ●骨折後の歩行障害がある
- ●加齢に伴う筋力低下により再度転倒するリスクがある
- ●退院後の家事全般をこなす身体能力に不安がある

　右大腿骨転子部骨折の手術は無事に終了しました。現在、平行棒での歩行がリハビリテーションとして行われています。加齢による筋力低下もあるため担当理学療法士は退院時、杖歩行がゴールと考えています。

　杖歩行でも外出は可能です。しかし買い物など、荷物がある場合には安定した歩行は困難です。また屋内でも階段の昇降や炊事、洗濯などの家事全般に支障をきたします。杖歩行は通常の歩行に比べ不安定な歩行となります。さらに加齢に伴う筋力低下も重なり、再度転倒するリスクが高まります。再度転倒し骨折した場合、杖歩行もできなくなる可能性があります。つまり、骨折前の身体機能ではないことに花子さんは不安を抱えています。

2)社会的問題

- ●脳梗塞後で認知機能の低下がある夫と2人暮らし
- ●次男のサポートはあるが、仕事をしているため限られたサポートである
- ●長男・三男の嫁は仕事をしているためサポートを受けられない
- ●介護保険など社会資源が十分に活用されていない

　入院前は夫と2人で暮らしていました。夫は脳梗塞発症後で左半身麻痺があります。さらに認知機能の低下が進行しているようです。しかし、このような状態でも日常生活は支障なく送ることができていました。これは花子さんが夫を介護できる力が十分に備わっていたためです。

　今回の入院をきっかけに夫を介護する力は低下しています。子どもたちのサポートとしてこれまで同様次男のサポートを受けることはできるものの、日中は仕事をしているため限られたサポートとなってしまいます。長男と三男の嫁も仕事に就いており、それぞれ家庭があるため十分なサポートを期待することができません。社会的資源の活用状況は、夫が介護保険の要支援2を受け、デイサービスを週3回利用しています。花子さん自身は介護保険を利用していません。また、夫は認知機能の低下を認めることから要支援2以上の要介護認定を受けられる可能性があります。

Step2　データ収集・整理と情報変換

1 患者の問題が解決されない場合に想定される事態

患者の問題が解決されない場合に想定される事態を整理してみましょう。

Thinking Time!

MEMO

_____

_____

_____

Answer!

1)身体的問題

● 不安を抱えたままリハビリテーションが進まない

● 車椅子または寝たきりの生活になる可能性がある

● 生命予後が短くなる

退院後の不安に担当の理学療法士が気づき、担当看護師にも具体的な不安を訴えています。不安を抱えたままではリハビリに対する意欲も低下します。

リハビリに対する意欲低下は、骨折からの回復の妨げとなります。現在、杖歩行が退院時のゴールに設定されていますが、杖歩行まで到達せず車椅子による移動がゴールとなる可能性もあります。車椅子での生活は杖歩行に比べ、さらに活動範囲の制限が大きくなります。不安が原因の意欲低下は精神的なダメージに直結します。最悪なケースを想定すると、精神的なダメージによるうつ病や認知症の発症も考えられます。不安による意欲低下は身体的にはADLの低下、精神的には活動意欲の低下につながり、進行すれば寝たきり状態や認知機能の低下など生命予後を短くする可能性があります。

2)社会的問題

● 自宅退院が困難となり施設への入所となる

● 妻の入所に伴い夫も施設への入所となる

● 夫婦ふたりで自宅生活ができなくなる

● 生活の質(QOL)が著しく低下する

社会的問題は身体的問題とも深く関連しています。身体的に自宅での生活が困難になると、療養施設での生活を余儀なくされます。花子さんが自宅に戻れないということは、夫の介護者もいなくなるということです。つまり、夫婦2人で自宅生活ができないことになります。長年一緒に自宅で生活してきた夫婦が施設に入所するということは、ご高齢の夫婦にとっては生活の質(QOL)が著しく低下します。

2 患者の抱える問題への対処

患者の抱える問題への対処について考えてみましょう。

Thinking Time!

MEMO

_____

_____

_____

_____

Answer!

1) 身体的問題

● **リハビリテーションに意欲が持てるようなメンタルサポート**

● **家事代行などの社会的資源の活用**

花子さんは退院後の日常生活に不安を抱えています。そのため退院後の日常生活に対する不安を可能な限り軽減する必要があります。入院前は買い物や家事全般、夫の介護を花子さんが行ってきました。これらを花子さん以外の力で実施できる環境を整えることが必要となります。具体的には、社会資源を活用し他者のサポートで身体機能の低下を補います。退院後の生活で心配していることを1つひとつ洗い出し、解決または負担軽減方法を花子さんとともに考えます。具体的な退院後の生活がイメージできることが不安の軽減やリハビリへの意欲向上につながると考えます。

2) 社会的問題

● **医療保険・介護保険の有効な活用**

花子さん夫婦の公的医療保険は国民健康保険で自己負担は1割です。介護保険に関しては夫のみ要支援2が認定されています。

公的医療保険は何かしらの疾病で病院や診療所を受診または入院した場合に適応となります。受診や入院で行われる検査や治療、薬剤処方などにかかった費用を負担するのが公的医療保険です。例えば外来で検査や治療、使用した薬剤等の費用の合計が50,000円だとします。国民健康保険に加入していて自己負担1割であれば5,000円を病院に支払います。

一方、介護保険について詳細は後述しますが、医療保険とは異なり65歳以上で介護が必要な状況であれば要介護認定の審査を受けることができます。審査の結果、要支援または要介護が認定され、各レベルに応じた支給限度額が異なります。要支援1よりも2、要介護1よりも2とレベルが上がるに連れて支給限度額が高くなります。支給限度額が高くなればそれに応じた介護サービスを受けることができます。花子さんの夫は要支援2が認定されています。はじめに要支援の認定を受けた後に状況が変化していればさらに手厚いサービスの受けられる認定への区分変更も可能です。また花子さん

自身も骨折を機にADLが低下しています。そのため、新規で介護認定を申請することで要支援1または2が認定される可能性があります。

3 問題解決に必要な情報

問題解決に必要な情報を整理してみましょう。

Thinking Time!

MEMO

_____

_____

_____

_____

Answer!

1)患者の家族歴の詳細

87歳の夫と2人暮らしで、花子さんが家事全般を行っています。夫は83歳のときに脳梗塞を発症し左半身麻痺があります。3年前に要支援2の介護認定を受け、週3回デイケアに通っています。今回、花子さんが入院しているためショートステイを利用しています。子どもは3名、長男(既婚)、次男(独身)、三男(既婚)。長男、次男が家業(建築業)を継ぎ、三男は公立学校の教員をしています。

2)退院後の患者サポート体制

子どもはそれぞれ車で30分以内の場所に住んでいます。次男はほぼ毎日実家に来て、両親のサポートを行っています。長男と三男の嫁は就業しており、サポートを受けられる可能性は低いです。

3)退院後に利用できる社会資源

花子さんは骨折により手術を受け、退院後のADLの低下が予測されます。日常生活の身の回りのことはほとんど自分で行うことができても、一部に介助が必要とされる状態であれば要支援1または要支援2を認定されます。

要支援の認定を受けると予防給付サービスを受けることができます。予防給付サービスは居宅サービス、通所サービス、短期入所サービス、その他杖や車椅子、介護ベッドなどの福祉用具の貸与を受けられるサービスなどがあります。花子さんは自宅での療養になるので居宅サービスを受けることになります。居宅サービスは訪問介護、訪問入浴介護、訪問看護、訪問リハビリテーションなどのサービスを受けることができます。

花子さんは杖歩行が退院時のゴールとなっています。杖については福祉用具貸与のサービスを利用することができます。自宅の清掃や洗濯、日用品の買い物、薬の受け取り、食事の調理などは訪問介護における生活援助としてサービスを受けることができます。

花子さんの夫はすでに要支援2が認定されており、週3回のデイサービスを利用しています。花子さんの話では認知機能の低下が進んでいるようです。認知症が診断されれば要支援から要介護に認定が変わります。要支援よりも要介護のほうが受けられるサービスの幅が広くなり、花子さんの負担軽減にもつながります。

4)経済的な状況

　　経済的状況として、自宅は持ち家で住宅ローンは完済しています。夫婦の毎月の年金支給額は2人合わせて約120,000円です。これに加え家賃収入が毎月150,000円あり、預貯金が約2千万円あります。その他、借金などの負債はないため経済的なゆとりが十分にある世帯と捉えることができます。

【場面2：多職種カンファレンス・1回目】
本事例に関する多職種カンファレンスの様子を示します。メンバーは、主治医 前田、担当看護師 佐藤、病棟看護師長、担当理学療法士です。

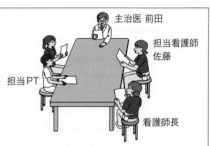

- **担当看護師 佐藤**

「それでは看護花子さんの退院に向けたカンファレンスを始めます」

「私は看護花子さんの担当看護師の佐藤です。よろしくお願いします」

「まずはじめに、花子さんの現在の病状について、主治医の前田先生よろしくお願いします」

- **主治医 前田**

「花子さんは、3月1日に自宅玄関で転倒し大腿骨転子部骨折で入院となっています」

「3月3日に人工骨頭置換術を行い術後の経過は良好で、3月8日からは平行棒での歩行も始まっています」

- **担当理学療法士**

「リハビリは順調です」「このまま行けば、来週あたり杖歩行は可能だと思います」「ただちょっと気になることがあります」

「ここ最近少し元気がなくて、話を聴くと、自宅に帰ると認知症を持っている旦那さんとの生活が心配だと話していました」

- **担当看護師 佐藤**

「そうなんです」

「旦那さんは現在ショートステイを利用しているようですが、花子さんが帰ったら旦那さんの面倒はすべて花子さんがみることになるようです」

- **病棟看護師長**

「それでは次回カンファレンスまでに病棟担当の医療ソーシャルワーカーさんに花子さ

んや旦那さん、ご家族やご自宅のことも含め調査してもらってから、再度カンファレンスを開きましょう」

4 MSWへの情報提供、調査依頼

医療ソーシャルワーカー（MSW）への情報提供や調査依頼について考えましょう。

MEMO

_____

_____

_____

_____

医療ソーシャルワーカーは英語でMedical Social Workerといい、その頭文字から略したMSWと臨床では言うことがあります（以下MSW）。MSWは社会福祉士や精神保健福祉士の国家資格を持ち保険医療機関で働く職種を指しますが、各協会や団体が認定する資格もあり、医療相談員と呼称される場合もあります。MSWや医療相談員は社会福祉の立場から、患者や家族の抱える心理的、社会的、経済的問題を解決または調整することで社会復帰をサポートしています。

1）患者世帯の経済的状況

自宅は持ち家で住宅ローンは完済しています。花子さんはこれまで会社務めはなく、専業主婦でした。夫は自営業を営み現在は働いていません。夫婦合わせて毎月120,000円の年金支給があります。それ以外にアパートを経営していて家賃収入が毎月150,000円あります。その他、預貯金額が約2千万円あります。

2）加入している公的保険・民間保険等

加入している公的保険は国民健康保険で自己負担は1割の世帯になっています。自己負担の割合はその世帯の経済状況により異なります。現役世代並みの収入があれば自己負担は3割となります。加入している民間保険については終身生命保険に加入しています。大腿骨転子部骨折は特定損傷給付特約で100,000円が給付されます。この給付で国民健康保険の1割自己負担分と、国民健康保険では支払われない入院費用の差額ベッド代や食事療養費などの自己負担分を支払うことができます。つまり、国民健康保険と民間保険の両方で今回の入院で支払うお金は発生しません。

3）夫婦の介護保険

　夫は4年前に脳梗塞を発症し、その際、要介護認定を受け要支援2が認定されています。その後、認知機能の低下を認めていることから区分変更申請が必要と考えられます。区分変更申請は、認定を受けた時点から状況が悪化するなどの変化があった場合に申請します。花子さんはこれまで日常生活は自立しており、介護保険は使用していませんでした。今回の骨折を機にADLが低下しているため、新規で介護認定を申請することで要支援1または2が認定される可能性があります。

4）家族の状況

　3名の子どもたちはそれぞれ車で30分以内の場所に住んでいます。3名とも平日は仕事をしています。長男と三男は用事があるときに実家を訪れます。独身の次男は仕事の合間や、仕事が終わった後には両親の状況を見に、ほぼ毎日実家に来ています。長男と三男の嫁はそれぞれ平日の日中は仕事をしています。花子さんのサポートを期待できるのは次男ですが、日中は仕事をしていることもありサポートは限られたものになります。仕事が休みの祝祭日などは家族のサポートを期待できるかもしれませんが、平日はそれぞれ仕事をしているため、休日のサポートもあまり期待できない状況です。

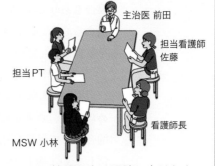

【場面3：多職種カンファレンス・2回目】
前回のカンファレンスにMSWが加わり、2回目のカンファレンスが行われました。

● 担当看護師 佐藤
「前回、花子さんの退院についてカンファレンスを持ちました」
「今回はMSWの小林さんが調査してくれましたので、その結果も含め退院に向けたカンファレンスを開催したいと思います」
「それでは小林さん、情報共有をお願いします」

● MSW 小林
「MSWの小林です。よろしくお願いします」
「まずは花子さんの医療保険についての情報です」
「もともと自立されており介護認定などはないため公的医療保険、国民健康保険の1割負担になります」「もともと旦那さんは大工を自営業されていて、花子さんは専業主婦でした」
「年金受給額は2人合わせ12万円程です」
「しかし家賃収入が月に15万円、年収にすると144万円あります」

「持ち家のローンも完済しており、貯金に関して伺ったところ十分な蓄えはあり経済的な心配はないようです」

- 担当看護師 佐藤

「花子さんは経済的な心配は話していませんでした」

「脳梗塞をされ左片麻痺がある旦那さんの心配をされています」

「ここ最近では食事を食べたことも忘れるくらい物忘れが激しくなり、目を離せない状態だそうです」

「杖歩行となった自分が今まで通りに面倒を見られるか心配していました」

- 主治医 前田

「高齢な夫婦で老々介護になるから2人とも施設に入ることとかできないのかな?」

- 担当看護師 佐藤

「花子さんは旦那さんの面倒を自分で見なければ心配と話していました」

「50年以上ずっと寄り添ってきた夫婦なので、自分が元気な限りは夫の面倒を見たいと話していました」

- 看護師長

「花子さんは杖を使用していても日常生活は何とかできるのではないでしょうか」「理学療法士さんからはいかがでしょうか?」

- 担当理学療法士

「今のところのゴールは杖歩行です」

「しかし退院後にリハビリが進み、杖歩行から自立歩行できる方もいます」

「その一方で、また転倒して骨折でもしたら次はなかなか杖歩行も難しいかもしれません」

- 主治医 前田

「老々介護で認知症の疑いが強い旦那さんですよね」

「この夫婦が2人で生活することは無理でしょうね」

- MSW 小林

「旦那さんが要介護認定を受けたのが4年前で、そのときに要支援2でした」

「花子さんのお話を聴くと、4年前には認知機能の低下はほとんどなかったようです」

「認知症をきちんと評価して認知症が診断されれば要介護1に認定されます」

- 担当理学療法士

「花子さん自身もご高齢で、今回の骨折をきっかけに要介護認定を受けられる可能性があると思いますがいかがでしょうか」

- MSW 小林

「確かにそうですね。夫婦で要支援・要介護認定を受けていればさまざまなサービスが受けられる可能性が広がりますね」

- **担当看護師 佐藤**

「それでは旦那さんの現在の状況確認や花子さんの要介護認定の申請などについて小林さん、引き続き手続きを進めていただけますか?」
- **MSW 小林**

「はい。市役所の担当者と連絡を取り、要介護認定(**表1**)の区分変更申請について手続きを進めていきます」

「花子さんについてもリハビリのゴールが見えてきて、そろそろ退院の目途も立っているので入院中に新規の要介護認定申請を行ってみます」

4 公的医療保険制度(表1)

　　　　患者が病院などで検査や治療、薬剤処方等の医療サービスを受けたとき医療費が発生します。この医療費を一部負担するのが公的医療保険です。例えば外来で行われた検査や治療、薬剤処方費用の合計が50,000円だとします。国民健康保険に加入していて自己負担1割であれば5,000円を病院に支払います。残りの45,000円が公的医療保険で支払われる仕組みです。公的医療保険は職業や年齢、収入によって加入する医療保険の種類や支払う保険料が異なります。例えば会社員ならば健康保険組合や協会けんぽに加入します。自営業者は主に国民健康保険に加入します。会社員や自営業者の扶養者である家族は被扶養者として保険料を支払うことなく健康保険を利用することができます。

表1 公的医療保険と公的介護保険制度の違い

	医療保険	介護保険
加入対象者	国民全員に加入義務あり	40歳以上に加入義務
目的	加入者の医療費負担軽減	加入者の介護費負担軽減
利用条件	特になし	医師による要支援・要介護認定が必要
保険の種類	健康保険(協会けんぽなど) 共済組合等 国民健康保険 後期高齢者医療保険 75歳以上 65～74歳一定の障害条件下	要支援1・2 要介護1・2・3・4・5 要支援や要介護の段階により支給される限度額が異なる。 支給は現金ではなく現物支給
その他	年齢により1～3割の自己負担の割合が異なる	第1号被保険者(65歳以上) 第2号被保険者(40歳以上65歳未満の医療保険加入者) 加齢に伴う16種類の特定疾病が対象

5 公的介護保険制度（表1）

　高齢者の暮らしを社会全体で支える仕組みが介護保険制度です。制度の運営主体は各市町村です。40歳以上になると介護保険に加入し保険料を支払います。支払われた保険料や税金を財源として介護が必要な人へ介護費用を給付するのが介護保険制度です。介護保険の加入者は65歳以上の第1号被保険者と40〜64歳までの第2号被保険者に分類されています。第2号被保険者とは老化が原因とされる16種類の特定疾患が対象となります。

6 介護保険要介護・要支援認定申請

　65歳以上になると介護保険被保険者証が住民票のある市町村から発行されます。要支援または要介護の支援を希望した場合、市町村の窓口に介護保険要介護・要支援認定申請書を提出します。その後市町村はケアマネージャー（認定調査員）を自宅または病院に派遣し一次判定を行います。それと並行してかかりつけの主治医がいれば医学的な見地からの意見書を作成してもらいます。もし主治医がいなければ新たに主治医を作る、または市町村が指定する医師のところへ受診し意見書を作成してもらいます。次に一次判定の結果と主治医の意見書を介護認定審査会が二次判定を行い、要支援1から2または要介護1から5が決定され被保険者証が送付されてきます。

7 要支援・要介護支給限度額とプラン作成

　介護保険の支給限度額は要支援1から要介護5まで介護度が重いほど支給限度額が高くなります。

　支給限度額は単位で決まり、単位は地域により若干異なりますが1単位10〜11.4円です。支給限度額内のサービスを受けた場合、所得に応じ1から3割の自己負担があります。支給限度額を超えたサービスを受けた場合は限度額を超えた分に関しては自己負担になります。通常、介護度に応じた支給限度額の範囲内で要支援であれば地域包括支援センターが介護予防プランを、要介護であればケアマネージャーがケアプランを作成します。

8 新規要介護認定と区分変更申請

　新規要介護認定を受けた後の有効期限は6か月です。6か月後に要介護認定の更新を行い、次の更新は原則12か月後となります。この12か月は原則であり、申請者の状態が安定または不安定などによって介護認定審査会の判断により3〜48か月の範囲内で有効期限が変更されることがあります。

　例えば、はじめの要介護認定で要支援2となった後に認知症を発症したケースを考えてみます。認知症を発症したことにより少なからず介護度は上がることが想定されます。認知症の疑いや診断があるケースでは要介護1の

```
新規要介護認定
    ↓
有効期間は6か月
    ↓
認定の更新
    ↓
3か月〜36か月(最長48か月) ──→ 状態変化   ←認知症発症
    ↓                            ↓
認定の更新                    区分変更申請
                                 ↓
                              要介護1
```

図1 新規要介護認定と区分変更申請

認定を受けることができます。認知症のような状態の変化があった場合には介護認定審査会に区分変更申請を行います。区分変更申請については担当のケアマネージャーや地域包括支援センターに相談して申請を進めます(**図1**)。

【場面4：要介護認定審査の結果と退院調整カンファレンス】
前回カンファレンスのメンバーに訪問看護師を加えて
退院調整カンファレンスが行われました。

主治医 前田
担当看護師 佐藤
担当PT
看護師長
MSW 小林
訪問看護師

● **MSW 小林**
「はじめに前回のカンファレンス後に申請した花子さんと、太郎さん(夫)についての介護認定審査会の結果を報告します」
「花子さんは今回新規の要介護認定審査で要支援2となりました」
「太郎さんについては要介護認定の区分変更申請で要支援2から要介護1になりました」
「前回の申請時には認知症はなかったようですが、今回、長谷川式認知症スケール(HDS-R)18点の認知症を診断されています」「さらに、日常生活では排泄や入浴など部分的な介助が必要と判断されました」
「ご夫婦の現状から自宅での生活を送るうえで必要なサービスなどを花子さんと次男さんとも相談しました」
「その結果、訪問看護を利用することになり、本日は訪問看護ステーションの看護師さんにお越しいただいています」
● **訪問看護師 田中**
「訪問看護ステーションの田中です。よろしくお願いします」
「私たちの訪問看護ステーションは24時間対応可能で、理学療法士も所属しています」

「花子さんは要支援2で、地域包括支援センターの担当者が作成した介護予防プランで介護予防訪問リハビリテーションが利用できることになりました」

● 担当理学療法士

「現在行っているリハビリ内容と目標ゴールなどについてはリハビリのサマリーに記載し、訪問リハビリ担当PTさんと連携します」

● 訪問看護師　田中

「太郎さんに関しては週3回のデイケアを継続し、それ以外の日は毎日1時間程度の訪問介護を利用できるよう、担当のケアマネージャーさんがケアプランを作成してくれました」

「訪問介護については入浴や車椅子への移動などの身体介助と家事や買い物などをサポートする生活援助を組み合わせています」

「食事についてですが、栄養バランスの取れた食事を月～金曜日の昼食と夕食を1食300円で届けてくれる生活援助型配食サービスの利用を花子さんにはお勧めしています」

「このサービスは高齢者の安否確認を行い、在宅生活を支援する市町村のサービスです」

「先日、家屋調査に同行しましたが、長男・次男さんとお話しして玄関周囲の手すりや室内の手すり、段差について介護保険の住宅改修費用の範囲内で改修工事をすることになりました」

「長男、次男さんが大工なので、自分たちで行うと言っていました」

● 担当看護師　佐藤

「では次回、ご本人とご家族も含めた退院カンファレンスを開催しましょう」

【場面5：花子さん、次男を含めた退院時カンファレンス】
前回のメンバーにご本人、またご家族として次男が参加
してカンファレンスが行われました。

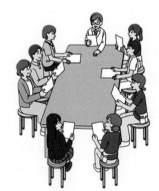

● 担当看護師　佐藤

「今回のカンファレンスは花子さんと次男さんに参加
してもらいます」「退院後の生活に関して、さまざまな
準備を進めてきましたのでその確認や共有と新たな
問題がないかどうかを確認していきます」

● ＭＳＷ　小林

「前回カンファレンスでも報告しましたが、花子さんは要支援2で訪問リハビリを週2回受けられることになりました」

「太郎さんについては要介護2となり、週3回のデイケアを継続しながら、それ以外の日は入浴や車椅子への移動などの身体介助と家事や買い物などをサポートする生活援助を受けられます」

「また、食事については昼と夕食を1食300円で届けてくれる生活援助型配食サービスの利用を依頼しています」

「自宅の改修工事も終了しているので、あとは退院を待つだけとなります」

- 担当看護師 佐藤

「花子さん、次男さんの方から何か質問などはありませんか」

- 花子

「私が骨折してしまい、いろいろな方々に迷惑をかけてしまい本当にすみません」「いろいろ手続きをしていただいて、いろいろなサービスを受けられることでお家に帰れそうだと思えるようになりました」

- 次男

「私も皆さんのおかげでいろいろな支援を受けられることがわかり、助かっています」「週末などは私がお弁当を買っていくなど、できることをしていこうと思います」

- 訪問看護師 田中

「自宅に帰っても頑張りすぎて転んだりしないように、慎重にリハビリに取り組んでくださいね」

「訪問看護でお伺いするときは、心配事や不安などありましたら遠慮なくお話しください」

- 担当看護師 佐藤

「それでは退院の準備が整いましたので、これでカンファレンスを終わりにします」「ありがとうございました」

事例の振り返り

1 患者背景と情報収集の振り返り

担当看護師として患者の背景をどのように捉えるべきか、どのような情報を得る必要があったか再度考えてみましょう。

Thinking Time!

MEMO

_____

_____

_____

_____
_____

2 退院調整の振り返り

退院を見据えた看護を提供する場合、どのような情報を把握しどのような調整が必要であったのか振り返ってみましょう。

Thinking Time!

MEMO

_____
_____
_____
_____

Answer!

1)患者の家族歴の詳細(患者サポート体制)

患者を支える家族や親族、その他キーパーソンとなる人物の存在を確認します。それぞれどの程度のサポートが可能であるかを把握します。

2)退院後に利用できる社会資源

公的医療保険は活用されているケースが多いですが、介護保険は市町村の窓口に申請していないケースもあるため確認が必要です。また民間の医療・介護保険に加入している場合、入院費用の負担や給付金が支給されますが申請が必要です。

3)患者の経済的な状況

収入がどれくらいあるのか、年金受給額、預貯金や借金など患者の経済状況を把握します。通常、MSWや医療事務員が詳細を把握することが多いですが、看護師としてもある程度の経済状況については知っておくべきです。

4)不安となる身体的な要因

入院している現在、退院時、退院後の身体状況としての不安の有無を把握します。身体的な不安があればそれをサポートするリハビリや補助具の準備、家屋修繕などを調整します。

5)家族、周囲の関係者への調査

患者が不安と感じていることをすべて看護師などの医療従事者に話していることもありますが、不安を表に出さない患者もいます。その場合、家族や周囲の関係者に話を伺うと患者や家族の不安を理解できるときがあります。

3 多職種カンファレンスのポイント

担当看護師として多職種カンファレンスが円滑に進むようにするためのポイントを考えてみましょう。

Thinking Time!

MEMO

_____

_____

_____

_____

Answer!

1)多職種が連携することによる医療の質向上が目的

　カンファレンスには目的があります。その目的を事前に共有してからカンファレンスに臨むことが重要です。カンファレンスを開催してから新たな問題や課題が見つかることもありますが、多職種が連携しながら問題や課題解決に挑むことが医療の質向上につながります。

2)事前に情報提供や情報共有を行ってからカンファレンスを開く

　それぞれの参加者が事前に情報収集を行ってからカンファレンスに参加します。集まった参加者は情報の共有と問題点を明確にし、それぞれの職種の立場から問題解決の方向を導き出します。

3)開催時間に遅れない

　多忙な業務の合間にカンファレンスが開催されることが多いのが現状です。これは参加する他の職種も同様です。どの職種が欠けてもカンファレンスに支障をきたします。そのため、カンファレンスに参加できるよう時間管理が重要です。

4)患者や家族の希望を可能な限り叶えることを原則とする

　カンファレンスで多職種が話し合いをしているとときどき、患者や家族の希望が優先されず、医療従事者の希望が優先されてしまうことがあります。患者や家族の希望を可能な限り叶えることを参加者が共通した認識としてカンファレンスを進めることが重要です。

5)職種の立場や役割・意見を尊重する(否定しない)

　多職種が集まりカンファレンスを行うと、職種間の意見の相違や対立が起こることがあります。職種間での立場や役割は異なることを理解し、相手を否定せず、お互いを尊重した姿勢が必要です。

6)関連する多職種の意見を引き出す

　カンファレンスに参加していても意見を述べない参加者もいます。「○○さんはどのように思いますか」「○○さんの意見はいかがですか」など意見を促す工夫をすることが、よいカンファレンスの開催につながります。

4 退院を見据えた看護の提供

　　　　退院を見据えた看護を提供する場合、どのような情報を把握しどのような調整が必要であったのか振り返ってみましょう。

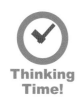

Thinking Time!

MEMO

_____

_____

_____

_____

Answer!

　花子さんが退院した後の生活についてです。自宅の改修工事が行われました。玄関や室内に手すりが取り付けられ、段差の改修工事も行われバリアフリーとなっています。花子さんは新規で介護保険を申請し、要支援2となり、訪問リハビリを週2回受けています。太郎さんの介護保険は要支援2から要介護1へ区分変更申請が受理されました。これにより週3回のデイケアに加え、週4回の訪問介護が開始されました。訪問介護の内容は身体介助と家事代行があり、夫婦の家事代行をヘルパーが行っています。食事については平日の昼食と夕食は生活援助型配食サービスを利用しています。また土日祝祭日の昼食と夕食は子どもたちがサポートしてくれています。花子さんは社会的資源を活用することで充実した日常生活を送ることができています。

おわりに

　本項で解説した社会資源の活用については、主にMSWなどの専門職が関わる領域です。しかし私たち看護師も十分に理解しながら、活用されていない資源があれば活用できるように調整しなければなりません。公的医療・介護保険や民間保険の仕組みについても知識がなければ十分に活用できないこともあります。看護の役割として療養上の世話、つまり日常生活援助があります。入院しているときの日常生活援助のみが看護師の役割ではなく、退院した後の日常生活にも目を向けなければなりません。

（清水孝宏）

学生への応援メッセージ

　　学生の皆さんは、将来どのような看護師になりたいという将来像はお持ちでしょうか。私は学生のころ、将来像は固まっていませんでした。臨床に出てから少しずつ固まり、救急看護を経てクリティカルケア看護の領域へ進みました。どの領域にも共通していますが、患者や家族が満足するケアを提供することが私たちに課せられた重要な役割です。

9 ▷ 事例⑨　チーム医療②

医療チームとのかかわり
栄養サポートチーム・呼吸サポートチーム

講義動画

 Summary

　事例を2つ紹介します。はじめの事例は術後の患者です。入院前からサルコペニアがあり、手術をきっかけに低栄養に陥り、栄養サポートチームが介入しています。2つ目の事例は呼吸不全で人工呼吸器を装着した患者です。ICU退室後に人工呼吸器の離脱を進めていくうえで、呼吸サポートチームの力を借りて人工呼吸器を離脱しています。チーム医療は有効な医療リソースとしての期待が寄せられています。

Keyword

▷チーム医療　▷栄養サポートチーム　▷呼吸サポートチーム　▷多職種連携

はじめに

　　　　近年、チーム医療の促進が推進され、栄養サポートチームや呼吸サポートチームの活動が診療報酬として算定できるようになっています。1人の患者に対し多職種が関わることでさまざまな角度から介入することができます。その結果、状態悪化の予防や、早期回復への援助へとつながります。本項ではチーム医療の有効な活用とその実際について紹介します。

事例1　栄養サポートチームとのかかわり

1 患者情報

DATA
■ 患者：看護一郎さん、76歳男性、身長170cm、体重53kg
■ 職業：無職（年金生活）
■ 主病名：穿孔性腹膜炎
■ ADL：普段は家の中で過ごすことが多く、外出することは少ない

■ 既往歴：Ⅱ型糖尿病（66歳より）、高血圧（60歳より）

　　　　　　35年前に胆石手術（開腹術）

■ 内服：グリメピリド1mg 1回2錠 1日2回、アムロジピン3mg 1回1錠、

　　　　ランソプラゾール1回30mg1日1回

■ 嗜好品：喫煙 20本/日　（20歳～）　アルコール：2合/日

【経過】

・38℃の発熱と腹部膨満、嘔吐あり、悪寒戦慄を認め立ち上がるのも困難な状態で救急車要請。

・強い腹痛と腹部膨満、筋性防御あり。腹部X線画像、腹部CT画像にて遊離ガス像（Free Air）を認める。腹膜炎の診断で緊急開腹術が行われた。最終診断は虫垂炎からの穿孔性腹膜炎であった。

・術後3日間 ICUで過ごしたが、大きなトラブルはなく、術後4日目に外科病棟に転棟となった。

・本日朝から食事（三分粥）が開始となったが、半分ほどの摂取状況であった。

・病棟転棟に伴いベッドサイドでの離床が開始となり、術後5日目には午前、午後にリハビリ室での平行棒での歩行訓練が開始となった。

・術後7日目には平行棒での訓練から自立歩行訓練が開始となり、歩行距離も延ばし、術後8日目には階段の上り下りも開始となった。

・この日の午前中のリハビリ時に、いつもよりも活気がない一郎さんに担当PTが気付いていた。

・午後のリハビリもやはり活気がなく、平行棒での歩行訓練中に尻もちをつき、座り込んでしまった。

・名前を呼びかけるとすぐに返事があるが、きつそうな表情をしており、すぐにベッドに臥床させた。

・バイタルサイン：体温36.4℃、脈拍88回/分（不整脈なし）、血圧 128/62mmHg、呼吸回数22回/分、SpO_2 98%（室内気）、JCS Ⅰ-1

・ベッドに臥床させた後、顔色は回復したが倦怠感が強い様子で、そのまま病棟へ車椅子で戻った。

・担当PTは、主治医と担当看護師へリハビリ室で起きた一連の事実を報告した。

1 場面1：理学療法士からの報告

●担当理学療法士T

「本日午後のリハビリ中に座り込むように尻もちを付き、床に座ったまま立ち上がれなくなってしまいました」

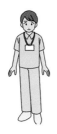

「バイタルサインは体温36.4℃、脈拍88回/分(不整脈なし)、血圧128/62mmHg、呼吸回数22回/分、SpO₂ 98%(室内気)、JCS I−1でした」

「意識障害や麻痺、めまいなどはありませんでしたが、倦怠感が強かったため、そのまま車椅子で病棟に戻ってきました」

●主治医M

「先ほど診察しましたが、とくに気になるような所見はなかったのでそのまま経過観察の指示を出しています」

●担当看護師S

「先生、念のため頭部CTや採血は必要ないでしょうか? もしかしたら何かしらの原因があるのかもしれないので……」

●主治医M

「意識障害や麻痺、めまいなどの症状がなければ頭部CTは必要ないです」

「念のため採血をしておきましょう。採血の指示を出すので採血をお願いします」

●担当看護師S

「はい。採血しておきます」

採血結果

WBC 4,600/μL	RBC 457/μL	Hb 14.5g/dL	Ht 40.2%
Plt 130,000/μL	APTT 27.4秒	T.P 4.5g/dL	Alb 2.3g/dL
Tbil 0.4mg/dL	AST 18U/L	ALT 26U/L	γ-GTP 43U/L
LDH 605U/L	ALP 89U/L	CK 76U/L	BUN 18mg/dL
Cre 0.36mg/dL	Na 136mEq/L	K 3.8mEq/L	Cl 97mEq/L
BS 168mg/dL	CRP 4.4mg/dL		

2 場面2：経過と検査結果からの考察

ここまでの経過と採血結果から、どのような状態が考えられるでしょうか?

MEMO

_____

_____

_____

_____

●主治医M

「採血結果は貧血もないし、電解質の異常もありませんね」

「術後なのでCRPがまだ少し高いけれど、問題になるレベルではありません」

「LDHも高いけど、これも手術の影響と考えたほうがよさそうです」

「Albが2.3と低いのも炎症の影響だから、そのうち上がってくるから様子を見るしかありませんね」

●担当理学療法士Ｔ

「採血結果では尻もちをつくような原因はないということですね」

「それでは明日からのリハビリも継続して、筋力回復できるように頑張っていきます」

●担当看護師Ｓ

「ちょっと気になるのが、食事摂取量が少ない日が続いています」

「全量食べることがなく、だいたい半分から6割程度の食事摂取量です」

「下痢をしているのも食事摂取量に関連しているかもしれません」

「入院前体重が減っているのも気になります」

●主治医Ｍ

「体重減少は術後の影響でしょうね。そのうち戻りますよ」

「もう少し食事を取ってくれないかな……。点滴をしないといけないほどではないですが」

●担当看護師Ｓ

「食べられない原因が何かないか話を聴いていきますが、管理栄養士さんや栄養サポートチームにも相談してもいいですか？」

●主治医Ｍ

「そうですね。栄養サポートチームに相談してもらっていいですよ」

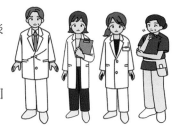

●担当看護師Ｓ

「承知しました。栄養サポートチームに回診の依頼をしておきます」

③ 栄養サポートチームの初回回診

　　栄養サポートチーム(NST)による回診が行われ、追加の採血検査と身体計測が実施されました。その結果を以下に示します。

　　プレアルブミン16.28mg/dL (正常：22.0 ～ 40.0 mg/dL)、血中リン(P) 1.8mg/dL(正常：2.5 ～ 4.5mg/dL)、Mg(マグネシウム)1.5mg/dL(正常値：1.8 ～ 2.6mg/dL)、CHE (コリンエステラーゼ) 154U/L (正常：234 ～ 493U/L)、TLC (総リンパ球数) 850/μL (栄養障害軽度：1500 ～ 1800/μL 中等度：900 ～ 1500/μL 重度：900/μL以下)、TC (総コレステロール) 99mg/dL (正常値：120 ～ 220mg/dL)

　　下腿周囲長28cm (30cm以下で脂肪量・筋肉量低下)、上腕周囲長18cm (30cm以下で脂肪量・筋肉量低下)、握力左 22kg・右23kg

NST回診時の採血の結果をどのように解釈するか考えてみましょう。

Thinking
Time!

MEMO

_____

_____

_____

_____

Answer!　栄養サポートチームからのコメントを以下に示します。

1) NST 医師

　急性の腹膜炎で緊急手術となり腹膜炎と手術による侵襲(炎症)の影響で
TP (総タンパク)やAlb、プレアルブミンが低下しています。Alb、TLC、TC
の値から算出する栄養状態を表すコニュートスコア(CONUT値)は11点な
ので高度異常に該当します。SARC-F日本語版による問診や、測定した握力
(左22kg・右23kg)の結果を含めると、加齢によるサルコペニアの診断基準
に当てはまります。もともとサルコペニアがあった状態に今回の侵襲による
栄養障害が加わっての低栄養状態と考えます。

　現在リハビリを進めていますが、筋肉量や筋力低下があるため、リハビリ
による過負荷が懸念されます。そのためリハビリについてはご本人の疲労状
況を確認しながらゆっくり筋力をつけるようなトレーニングから開始するこ
とをお勧めします。なお、筋肉量の評価として血性クレアチニン(Cre)の値
が参考になることがあり、現在、Cre 0.36mg/dL (基準値0.61 ～ 1.04mg/
dL)と低値なのでやはり筋肉量は少ないと評価することができます。

2) NST 管理栄養士

　入院前、身長170cm、体重53kg、BMI 18.3、主観的・包括的アセスメ
ント(SGA)を測定した結果、高度の栄養不良という評価結果です。

　必要カロリーを体重×25 ～ 30Kcal/kgで計算すると1,575 ～ 1,890Kcal
必要となりますが、現在、食事摂取量も5 ～ 6割と少なく900 ～ 1,000Kcal
程度の摂取量となっています。採血結果では低リン血症と低マグネシウム血
症を認めます。経口補助食品を追加し、リンや亜鉛を補給します。また、食
事の嗜好を伺いながら食事内容を調整します。

3) NST 薬剤師

　術後から排便は毎日あるようですが、下痢が1日2 ～ 3回続いています。
整腸剤の処方がないので以下の処方をご検討ください。

　ミヤBM細粒3g 3回/日、ビオフェルミンR®錠 1錠×3回/日

　また、逆流性食道炎に対しランソプラゾール1回30mg1日1回が処方さ
れています。ランソプラゾールの副作用として頻度は不明ですが、下痢が報

告されています。NST回診患者でランソプラゾールの中止で下痢が改善した
症例が多いため、逆流性食道炎の症状がないようでしたら中止または休薬を
ご検討ください。

4 場面3：NST回診後のカンファレンス

●担当看護師S

「NSTの回診が昨日ありました」

「一緒にカンファレンスに参加しましたが、NSTの先生や管理栄養士さん、
薬剤師さんたちからたくさんコメントをいただきました」

「コメントはカルテに記載されています」

●主治医M

「なるほど。NSTの見解としては加齢に伴うサルコペニアや腹膜炎や手術
の影響で低栄養となり、筋肉量や筋力低下があるのでリハビリによる負荷
は注意が必要ということですね」

●担当理学療法士T

「では、もう少し焦らずに栄養補給しながら、室内歩行と下肢の筋力をつ
けるためのトレーニングメニューに変更してみます」

●担当看護師S

「管理栄養士さんが栄養補助食品や患者さんの好みに合ったメニューを調
整してくれると言っていました」

「下痢に対しては薬剤師さんが処方について提案されていました」

●主治医M

「そうでしたね。逆流性食道炎の症状はないのでランソプラゾールを中止
し、ミヤBM細粒とビオフェルミンR®錠を処方しますね」

5 採血結果と患者の状況

1週間が経過した後の採血結果

WBC 4,320/μL　　RBC 475/μL　　Hb 15.0g/dL　　Ht 40.3%

Plt 132,000/μL　　APTT 26.4秒　　T.P 5.5g/dL　　Alb 2.9g/dL

Tbil 0.4mg/dL　　AST 16U/L　　ALT 24U/L　　γ-GTP 33U/L

LDH 540U/L　　ALP 88U/L　　CK 75U/L　　BUN 17mg/dL

Cre 0.46mg/dL　　Na 138mEq/L　　K 3.6mEq/L　　Cl 96mEq/L

BS 145mg/dL　　CRP 0.4mg/dL

プレアルブミン23.12mg/dL（正常：22.0〜40.0mg/dL）、血中リン（P）
2.5mg/dL（正常：2.5〜4.5mg/dL）、Mg（マグネシウム）1.9mg/dL（正常値：
1.8〜2.6mg/dL）、CHE（コリンエステラーゼ）184U/L（正常：234〜
493U/L）、TLC（総リンパ球数）1200/μL（栄養障害軽度：1500〜1800/μL

中等度：900 ～ 1500/μL 重度：900/μL 以下）、TC（総コレステロール）
118mg/dL（正常値：120 ～ 220mg/dL）

患者の状況
・食事摂取量は毎食約8割摂取できるようになってきた。
・下痢も改善し、現在は軟便から普通便に変化している。
・リハビリ内容の変更により倦怠感はなくなり、表情も明るくなっている。

　現在の患者の状況をどのようにとらえることができますか？ 患者が改善
傾向である根拠について考えてみましょう。また、患者の状態が悪化した場
合はどのような状況になるのかを考えてみましょう。

Thinking
Time!

MEMO
_____
_____
_____
_____

6 NST 2回目の回診

　栄養サポートチームからのコメントを以下に示します。
1) NST 医師
　栄養に関連する検査データとして、プレアルブミン16.28→23.12、
Alb2.3→2.9、コニュートスコア（CONUT値）9点→7点へと改善傾向です。
炎症所見であるCRPも4.4→0.4へ低下していることも影響していると考え
ます。今後リハビリを強化していく段階で、現在の食事内容ではタンパク摂
取量が少ないため高たんぱく食への切り替えをご検討ください。
2) NST 管理栄養士
　食事摂取量については前回5～6割程度でした。その後食事内容について
患者さんに聴き取りし、味付けを少し濃くしたところ摂取量が増えはじめ約
8割は摂取できるようになっています。排便についても、先週は下痢をして
いたため食事を食べるのを少し控えめにしていたとお話されていました。下
痢の改善も食事摂取量が増えた要因と考えます。現在の食事でのタンパク摂
取量は0.8g/ kg /日なので、リハビリによる筋量増加を目的に1.2g/ kg /日へ
の高たんぱく食を提案します。
3) NST 薬剤師
　ランソプラゾールの中止と2種類の整腸剤（ミヤBM細粒・ビオフェルミン

R®)にて下痢は改善しています。引き続き、整腸剤については処方の継続をお願いします。

7 場面4：病棟カンファレンス

●担当看護師S

「看護一郎さん、食事摂取量も増加し、表情も明るくなりましたね」

「下痢も改善しているのでよかったです」

●主治医M

「NSTに見てもらってよかったですね」

「ランソプラゾールの副作用の下痢は実際に起こることを知りましたし、整腸剤の処方は確かに抜けていました……」

「幸い炎症も改善してきているので採血結果もよくなっていますね」

●担当理学療法士T

「リハビリの内容も、筋力をつけてから持久力をアップするようなメニューに移ろうと思います」

「来週あたりから歩行距離を延ばしながら、階段の昇降を開始します」

その後の経過

リハビリは順調に進み、入院期間が1か月目に自宅へ退院となりました。

この事例はどのような問題があり、NSTが介入することでどのような効果があったか考えてみましょう。

Thinking Time!

MEMO

_____

_____

_____

_____

Answer!

看護太郎さんは76歳と高齢で、入院前の日常生活においては外出することもなく、室内で過ごすことがほとんどです。このことから下肢の筋力低下は入院前からあったと推察されます。身長170cm、体重53kgでBMIは18.3、下腿周囲長28cm、上腕周囲長18cmとともに基準値以下であり、握力も左22kg・右23kgという事実から、本邦におけるサルコペニアの診断基準に該当します。

今回、腹膜炎と開腹手術を受けており、この両方が自分自身の身体の脂肪やタンパク質をエネルギーとして消費する異化亢進を引き起こしています。異化により失われた脂肪やタンパク質の影響で体重減少や筋量、筋力減少を

認めています。もともとの運動能力の低下に加え異化による筋量、筋力減少がリハビリにも影響していたと考えられます。

　リハビリへの影響として、運動過負荷による倦怠感の持続が例として挙げられます。運動過負荷状態がそのまま続いていけば転倒による骨折のリスクや、疲労蓄積による免疫力の低下から感染症に罹患するリスクも高まると考えられます。本事例は栄養サポートチーム(NST)が介入して栄養状態が改善し、その後のリハビリも順調に進み自宅退院となっています。

NSTが介入した内容

- 血液検査による栄養評価　・身体計測による栄養評価
- 必要カロリー計算と実際の摂取カロリーの提示
- 栄養障害、低栄養状態におけるリハビリ過負荷の指摘
- 管理栄養士による食事の嗜好聴き取りによる味付けの調整と栄養補助食品追加
- 薬剤師による下痢の副作用がある内服の中止と整腸剤追加のコメント

事例2　呼吸サポートチームとのかかわり

1 患者情報

DATA
■ 患者：看護次郎さん、74歳、男性、身長159cm、体重53kg
■ 職業：無職(年金生活)
■ ADL：普段は屋内で過ごすことが多く、ときどき家の周囲を歩くのみ
■ 主病名：重症肺炎、慢性心不全の急性増悪
■ 既往歴：高血圧(60歳より)
■ 内服：アムロジピン3mg 1回1錠
■ 嗜好品：喫煙 20本/日(20歳〜70歳まで)、アルコール：なし

【経過】

- 1週間前からの食欲低下と呼吸困難、両下肢の浮腫を自覚していた。
- 昨夜、夜中に呼吸困難が増強し救急車にて救急外来受診となった。
- 呼吸数42回/分、SpO_2 85%、体温38.9℃、胸部X線画像では両側浸潤影と両肺の胸水貯留、心肥大認める。
- 酸素投与15L/分リザーバーマスク使用もSpO_2 90%以上に上昇しないため気管挿管、人工呼吸管理となり、ICU入室となった。

- ICU入室後、酸素濃度は40％にまで下げられ肺炎球菌性肺炎が疑われ、スルバクタムナトリウムの投与が開始となった。
- 心不全に対しては利尿薬の使用にて胸水は改善している。
- その後、人工呼吸器からの離脱を進めると頻呼吸と努力呼吸、頻脈が続き、なかなか人工呼吸器からの離脱が進まない。
- 入院第10病日目に人工呼吸管理の長期化が予測されたため、気管切開が行われた。その翌日にICUを退室し一般内科病棟へ転棟した。
- 現在、リハビリはベッド上で関節可動域訓練のみ継続している。
- 食事は経腸栄養で1,000Kcal/日、鎮静薬（プロポフォール）、鎮痛薬（フェンタニル）の投与がICUより継続されている。

1 場面1：一般内科病棟にて

●病棟看護師M

「昨日ICUから転棟してきた患者さんですが、人工呼吸器からの離脱が進まずに気管切開になり、今後、病棟で人工呼吸器の離脱を検討しているようです」「ICUに比べて病棟は看護師の人数も少ないし、集中治療の専門医もいないので、どのように人工呼吸器からの離脱を進めてよいのかがわかりません」

●主治医S

「私も普段人工呼吸器を使用する機会が少ないので、取り扱いにはあまり慣れていないのですよ」

「ICUの医師に人工呼吸器の離脱をお願いしてみようかな……」

「ICUの医師も重症患者さんをたくさん診ているから忙しいかな……」

●病棟看護師M

「先生、呼吸サポートチーム(RST)に相談してもいいですか？」

「呼吸サポートチームは人工呼吸器管理に慣れたチームで医師、看護師、臨床工学技士、理学療法士に加え、うちの病院では管理栄養士さんや歯科衛生士さんもチームにいるようです」

●主治医S

「そうですね。ぜひ依頼してください。何をどのようにして人工呼吸器の離脱を進めるかアドバイスをもらいましょう」

●病棟看護師M

「では、さっそくRSTに依頼しますね」

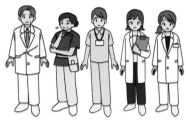

RSTへの依頼内容

- ●看護次郎さん、74歳男性、身長159cm、体重53kg
- ●ADL：車椅子
- ●主病名：重症肺炎、慢性心不全の急性増悪
- ●既往歴：高血圧（60歳より）
- ●内服：アムロジピン3mg 1回1錠
- ●嗜好品：喫煙20本/日（20歳〜70歳まで）、アルコール：なし
- ●経過

　「呼吸困難を主訴に来院し重症肺炎、慢性心不全の増悪にて救急外来で気管挿管、人工呼吸管理となりICUに10日間入院していた患者さんです。人工呼吸器からの離脱が進まず気管切開となり現在、鎮静と鎮痛が継続されたまま一般内科病棟に転棟してきました。人工呼吸器からの離脱を進めるためのアドバイスをいただけると幸いです」

　RSTに依頼がされ、RSTにより採血検査と胸部CT検査がオーダーされました。

採血結果

WBC 8,600/μL	RBC 357/μL	Hb 13.5g/dL	Ht 39.2%
Plt 120,000/μL	T.P 4.66g/dL	Alb 2.4g/dL	BUN 22mg/dL
Cre 0.84mg/dL	Na 138mEq/L	K 2.8mEq/L	Cl 96mEq/L
CRP 7.4mg/dL			

血液ガス分析

pH 7.42　PaO$_2$ 88mmHg　pCO$_2$ 35mmHg　HCO$_3^-$ 24mmHg
BE ＋1（酸素濃度30%）

プレアルブミン14mg/dL（正常：22.0〜40.0 mg/dL）、CHE（コリンエステラーゼ）124U/L（正常：234〜493U/L）、TLC（総リンパ球数）822/μL（栄養障害軽度：1500〜1800/μL 中等度：900〜1500/μL 重度：900/μL以下）、TC（総コレステロール）89mg/dL（正常値：120〜220mg/dL）

　現在ある情報から、人工呼吸器からの離脱が進まない原因について考えてみましょう。

MEMO

_____

_____

_____

_____

Thinking
Time!

2 RST初回回診

　採血結果を見ながらRST回診前のカンファレンスが行われました。RSTチームのコメントを以下に示します。

●RST医師

「RSTに依頼が来ている一般内科病棟の看護さんですが、人工呼吸器からの離脱が進まないということですね」

「ICUでの経過などを確認すると一時、離脱を進めたようですが頻呼吸や努力呼吸、頻脈になって断念したようですね」「現在も鎮静と鎮痛が継続され、あまり覚醒させていないような印象ですね」

●RST看護師

「胸部CTでは両側の背側無気肺がしっかりありますね」

「これは胸水の影響というよりは分泌物の貯留でしょうかね」

●RST医師

「そうですね、心不全のコントロールはできているようです」

「まだWBC（白血球）やCRPなどの炎症所見が高いですが、徐々に改善してきているので覚醒させていかないといけませんね」

「血液ガス分析では二酸化炭素の貯留はないですし、酸素濃度30％でPaO$_2$ 88ということは酸素化も結構いいですね」

●RST理学療法士

「覚醒させてリハビリを進めることが、無気肺の改善や人工呼吸器の離脱につながると思います」

「覚醒させても大丈夫な状況かどうかも含めRST回診で確認しましょう」

RST回診

●RST医師

「RST回診に来ました。どなたが受け持ちの看護師ですか？」

●病棟看護師M

「私が受け持ち看護師のMです」

「看護さんは昨日、この病棟に転棟してきました」

「現在、鎮静と鎮痛がされていてほとんど起きない状況です」「鎮静薬や鎮痛薬の調整については指示がないので、そのままになっています」

●RST看護師

「入院前のADLは活発に外に出ることはないようですが、それほど大きな問題もなさそうですね」

●RST医師

「採血の結果では少し炎症反応が高いようですが、徐々に改善してきています」「胸部CTでは背中側の肺が潰れているような無気肺がありますね」

「まずは覚醒させて、座位や立位などのリハビリを進めることが大切ですね」

●RST理学療法士

「リハビリを進めるうえでまずは鎮静薬と鎮痛薬を減量または中止し、そのうえで呼吸状態を観察してみたいですね」

●病棟看護師M

「わかりました。主治医の先生とも相談し、鎮静薬と鎮痛薬の調整をしてみます」

RST回診後のカルテ記載

看護次郎さんのRST回診（初回）

気管切開後、人工呼吸器離脱が進まない状況で、採血および胸部CT検査を実施し回診しました。採血では炎症所見があるものの改善傾向のようです。胸部CT画像では両背側の無気肺を認めます。血液ガス分析ではP/F比293と酸素化も良好で二酸化炭素の貯留も認めません。

鎮静と鎮痛が継続されており体動が少ないことが両背側の無気肺の原因の可能性があります。鎮静薬と鎮痛薬を減量または終了し覚醒を促す必要があります。覚醒に伴い頻呼吸や努力呼吸、頻脈を認めるようでしたら再度鎮静と鎮痛を開始してください。その後も1日1回は鎮静薬と鎮痛薬を減量または終了して数日様子を見てください。鎮静薬と鎮痛薬を終了後にバイタルサイン含め問題がなければ終日、鎮静薬と鎮痛薬を終了してください。

同時に行った栄養評価の採血では、TP（総タンパク）やAlb、プレアルブミンが低下しています。ALb、TLC、TCの値から算出する栄養状態を表すコニュートスコア（CONUT値）は11点なので高度異常に該当します。RST管理栄養士より現在1,000Kcalの経腸栄養を1,500Kcalに増量の提案がありますのでご検討ください。また人工呼吸器の設定についてはRST医師と臨床工学技士、看護師にて調整し、人工呼吸器からの離脱を進めていきます。口腔の乾燥と汚染がありますので、歯科衛生士によるケアを実施します。

3 場面2：一般内科病棟にて

●病棟看護師M

「昨日RSTの回診があり、コメントがカルテに記載されています」

「鎮静・鎮痛薬の投与量を減らしながら覚醒させていきましょうと言っていました」

「寝かせていることが背中側の無気肺の原因のようで、これが改善してくれば人工呼吸器からの離脱も進むかもしれないと言っていました」

●主治医S

「今朝から鎮静・鎮痛薬を減量して様子を見ていますが、とくに変わりな

いので午後には中止してみましょう」

「指示しておきますが、体の動きが激しければ再開してください」

●病棟看護師M

「看護さん、目が覚めてここはどこかわからないかもしれませんね」

「そのとき不安にならないよう、家族の面会を調整してもいいですか?」

●主治医S

「そうですね、面会を制限する理由はないので傍にいてもらいましょう」

「それから、リハビリについては理学療法士さんに任せています」

「栄養については、アドバイスにあるように1,000Kcalから1,500Kcalに増量の指示を出しています」

「人工呼吸器の離脱についてはRSTの医師と臨床工学技士、看護師で調整するようなので、何かあれば私にも教えてください」

「どのように人工呼吸器から離脱を進めるか私も勉強します」

●病棟看護師M

「来週もRSTの回診がありますが、人工呼吸器の離脱に向け調整していきます」

4 その後の経過

　RST回診後に連日の鎮静・鎮痛薬の調整が行われ、3日目には鎮静・鎮痛薬が終了しました。家族の面会があると理解している様子で、筆談でコミュニケーションが取れるようになっています。理学療法士によるベッドサイドのリハビリも進み、座位から立位、そして車椅子への移動も人工呼吸器を装着したままで行われるまでに進んでいます。

5 RST回診2回目(1週間後)

●RST理学療法士

「鎮静・鎮痛薬を終了してからリハビリも進み現在、車椅子への移動も可能です」

●RST医師

「移動している前後のバイタルサインの変化や努力呼吸はありますか?」

●RST理学療法士

「いえ、とくに変化なく、そろそろ人工呼吸器の離脱ができそうな印象です」

●RST臨床工学技士

「人工呼吸器の設定についてもRSTの医師と調整しながら、すでにほぼ自発呼吸に近い設定に変更してきています」

●病棟看護師M

「ご本人は、これそろそろ取れないのと筆談しています」

「かなりしっかりされています」

●RST医師

「それでは人工呼吸器を本日の回診時に外してみて、離脱を図ってみましょう」「しばらく付いて見ていますが、私たちが離れて頻呼吸や努力呼吸、SpO₂の低下や頻脈などがあれば、再度人工呼吸器を装着しますので連絡ください」

●病棟看護師M

「承知しました。症状などがあれば連絡します」

「いろいろアドバイスやサポートをありがとうございます」

6 その後の経過

RST回診時に人工呼吸器から離脱した後は再度人工呼吸器を装着することもなく、無事に人工呼吸器からの離脱に成功しています。

RSTが介入することで人工呼吸器からの離脱ができましたが、その要因について振り返ってみましょう。

Thinking Time!

MEMO

_____

_____

_____

_____

Answer!

看護さんは重症肺炎と慢性心不全の急性増悪で気管挿管され、人工呼吸器を装着した状態でICUに入室となっています。その後、鎮静・鎮痛薬が継続されたままで人工呼吸器の離脱を図り、頻呼吸と努力呼吸、頻脈を認め人工呼吸器からの離脱を断念し、長期人工呼吸管理を要することから気管切開しています。その後、一般内科病棟へ転棟し、RSTへ人工呼吸器からの離脱についてのコンサルテーションがありました。RST回診では以下のことを提案し、それらが実施されています。

1)採血検査の実施

炎症反応の確認と血液ガス分析による呼吸状態の評価、栄養評価採血による栄養状態の評価を実施しています。その結果、炎症反応は改善傾向で、酸素化や二酸化炭素の貯留はないと評価、栄養状態については異常が指摘されました。

2)胸部CT検査による評価

背側無気肺を確認し、無気肺改善のための治療戦略が立てられました。

3)鎮静・鎮痛薬の減量または中止による覚醒の促進

覚醒を促進することで咳嗽力も改善し、分泌物の移動も可能になりました。また覚醒することで自身の身体を支えることも可能となり、リハビリも進み、無気肺が改善しています。

4)理学療法士によるリハビリの推進

理学療法士が積極的に関わることで患者は覚醒し、座位、立位、車椅子移動が可能となり無気肺が改善しました。

5)栄養の調整

栄養評価の採血(CONUTスコア)では11点と異常を確認し、1,000Kcalの栄養投与が1,500Kcalに増量されました。

6)人工呼吸器の設定変更

人工呼吸器からの離脱では機器が呼吸を送る割合を減らし、患者の自発呼吸に近づけて離脱を図ります。このような設定変更を行い、人工呼吸器の離脱を実施しています。

7)歯科衛生士による口腔ケアの実施

人工呼吸管理中の口腔汚染は、人工呼吸器を装着している患者の新たな肺炎のリスクとなります。歯科衛生士が専門的な口腔ケアを実施することで肺炎を予防し、人工呼吸器装着期間を短縮できる可能性があります。

これらの結果、RSTの2回目の回診時に人工呼吸器の離脱を行い、それ以降、人工呼吸器を装着することなく経過しています。

おわりに

栄養サポートチームと呼吸サポートチームの実際のかかわりやその効果について解説しました。多職種からなるチームがかかわることで多角的に患者をとらえることができ、提供する医療の質やレベルの向上が図れます。チーム医療はかかわる職種の責任も生まれてくるため、互いのレベルアップにもつながります。チーム医療は今後ますます発展・進化する領域です。

(清水孝宏)

学生への応援メッセージ

筆者がチーム医療に携わりはじめたのが2010年でした。この時期に診療報酬でチーム医療が評価されました。はじめは慣れないチーム医療の介入に医師や看護師もとまどっていたことを思い出します。皆さんが臨床に携わるころには、チーム医療が当たり前の存在になっているのだと思います。

索引

かんごがくせい
看護学生のための
りんしょうはんだん　　ひつよう　　りんしょうすいろん
臨床判断に必要な臨床推論

発　行	2023年3月10日　第1版第1刷発行
監　修	みちまたゆきひろ 道又元裕
発行者	兼久隆史
発行所	ヴェクソンインターナショナル株式会社 〒101-0054 東京都千代田区神田錦町3-15　NTF竹橋ビル8階 TEL 03-6272-8408　FAX 03-6272-8409 https://www.vexon-intnl.com/
印刷所	文化堂印刷株式会社

©MICHIMATA Yukihiro
Published by VEXON-INTERNATIONAL Inc.
Printed in Japan
ISBN978-4-910689-01-2　C3047